HOLISTIC INTEGRATIVE MEDICINE
THEORY & PRACTICE

整合医学
——理论与实践⑧

主　编　樊代明

编　者　（按姓氏笔画排序）

王　平	王　辰	王　杰	王　姝	王　琦	王　蕾
王陇德	王晓武	尤莉莉	毛欣欣	付小兵	边育红
邢婉丽	刘　冉	刘　辉	许鹏程	李　玲	杨宝峰
吴欣娟	邱贵兴	何　平	宋鹏坤	张　坚	张　妍
张　玢	张　勇	张伯礼	陈红梅	陈君石	郎景和
孟庆跃	赵　宇	赵一秀	赵文华	宣　敏	袁蓓蓓
徐　进	郭　义	郭建军	梁海海	程　京	程　振
程　彪	廖　艳	谭先杰			

世界图书出版公司

西安北京上海广州

图书在版编目(CIP)数据

整合医学：理论与实践. ⑧/樊代明主编. — 西安:世界图书出版西安有限公司, 2021.4
ISBN 978 - 7 - 5192 - 8485 - 5

Ⅰ. ①整…　Ⅱ. ①樊…　Ⅲ. ①医学 – 研究　Ⅳ. ①R

中国版本图书馆 CIP 数据核字(2021)第 057382 号

书　　名	**整合医学——理论与实践⑧**
	Zhenghe Yixue　Lilun Yu Shijian
主　　编	樊代明
责任编辑	岳姝婷
装帧设计	新纪元文化传播
出版发行	**世界图书出版西安有限公司**
地　　址	西安市锦业路1号都市之门C座
邮　　编	710065
电　　话	029 – 87214941　029 – 87233647(市场营销部)
	029 – 87234767(总编室)
网　　址	http://www.wpcxa.com
邮　　箱	xast@ wpcxa.com
经　　销	全国各地新华书店
印　　刷	西安雁展印务有限公司
开　　本	787mm × 1092mm　1/16
印　　张	15
字　　数	300 千字
版次印次	2021 年 4 月第 1 版　2021 年 4 月第 1 次印刷
国际书号	ISBN 978 – 7 – 5192 – 8485 – 5
定　　价	98.00 元

医学投稿　xastyx@163.com ‖ 029 – 87279745　029 – 87284035

序言 HOLISTIC INTEGRATIVE MEDICINE
—— Preface

　　整体整合医学（简称"整合医学"）的概念由中国学者提出不足 10 年，已经得到国内同行的广泛认可和国际同行的高度关注。特别是经历了这场新冠肺炎疫情后，引起了人类的深刻反思，也再次提醒我们，要保障人类健康，医学向微观的深化研究固然无可厚非，但医学实践向宏观的整合更势在必行。

　　医学的整合是一个系统工程，整合不是混合，不是结合，更不是简单的组合。整合的结果是要实现"一加一大于二"，要"青出于蓝而胜于蓝"。因此，整合需要明智的思维和高超的艺术，需要批判的勇气和求新的热忱。整合不仅要选好加数，而且要当好加号，以便取得最大的和。如果是选好乘数当好乘号，最后取得了最大的积，那则是上乘的整合。

　　为了让整合医学的理念逐步落地，尽快地为人民健康造福，中国工程院设立了《整合医学战略研究（2035）》重大咨询项目，组成了以 10 余位院士领衔和近百位专家参加的研究团队，并分成 9 个专题，即基础医学与临床医学的整合、医学与药学的整合、医学与营养的整合、医学与工程的整合、医学与预防的整合、中医与西医的整合、医学与运动的整合、医学与人文的整合、医学与养生的整合等，各专题组从相关领域国内外进展、目前存在的问题及今后整合的建议分别开展研究，提出了大量真知灼见。综合组在此基础上将 9 个专题组的成果加以提练、整合，形成了《整合医学发展战略（2035）》的建议报告，已上报国家相关部门作为决策参考。

在此，我们将各专题组详细的研究成果汇集成这本《整合医学——理论与实践》第 8 卷，并提供给同道参考，敬请批评和指正。

樊代明

2020 年 12 月

目录 HOLISTIC INTEGRATIVE MEDICINE
Contents

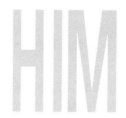

基础医学与临床医学的整合

◎付小兵　程彪　王晓武　宣敏　许鹏程

医学教育是医学发展的重要组成部分。传统的医学教育模式注重独立学科的完整性，缺少学科之间的交流与合作。整合医学（HIM）的概念在这样一个大背景下应运而生。樊代明院士在《整合医学初探》中提出：医学离不开整合，构建更为系统全面、更符合医学发展规律和治疗与预防机制的医学实践体系，将成为新时代医学发展的必由之路。对此，我们拜访了国内几所知名医学院校，对基础与临床的整合现状和改革实施成效进行了分析、梳理，旨在为医学教改的未来发展提供参考。

一、基础医学与临床医学的发展现状

基础医学与临床医学的发展经历了传统医学、实验医学及现代医学等几个重要时期，传统医学理念一直影响着医学教育发展，并指导着大部分医学院校的教学模式。但是，随着新时代发展，无论是医学诊断、治疗，还是理念、技术都发生了巨大变化，加之目前相对紧张的医患关系，传统医学教育模式逐步显示出脱离社会发展趋势的弊端和局限性。

传统医学教育模式的特点是重理论、轻实践，强调理论知识面及量的掌握，缺乏归纳和整合，回顾之前的医学教育历程，其存在的问题大致可归为 6 个方面：①教学多以学科为中心，缺少学科之间的联系和交流，同时单方面注重理论知识的灌输，忽视了实践技能培训的重要性；②教学多采用大班制模式，以"教师为中心"，学生参与度低，无法有效地调动学生的积极性，从而使学生对医学知识的掌握多为被动"填鸭"式；③以生物医学知识教学为主要内容，教育模式单一，忽视了医疗与社会的关联性、整体性，重点强调疾病发展的规律和治疗手段，忽视疾病预防的重要性和社会性；④"重病轻人"的教育理念，不仅违背"以人为本"的治疗本质，也极易促使医学生形成部分化、孤立化治疗思维，即将疾病视为单一的器官病变，将症状视为特定疾病的表现形式，缺乏整体观和大局观，从而无法做出准确的判断和施治；⑤"填鸭"式的教育理念，使学习医学知识枯燥乏味，不利于学生知识实际运用能力的提高，大量医学知识和临床实用经验的短时间迅速积累，使学生有"快速超车"的错觉，大大增加了职业优越感，但职业使命感并无明显提升，这两者的不同步不利于培养和建立健康的医患关系；⑥专科化的服务模式增加了深度，减少了广度。纵向培养了医学生的学科独立性，却导致医学知识的掌握及应用片面化，缺乏集预防、治疗、康复等为一体的整合思维。

传统医学教育模式的单一化，导致了重理论轻实践、重疾病轻患者、重治疗轻预防的弊端。医学生实践能力不足及整合医学知识体系的缺失使传统医学改革迫在眉睫，形成生理 – 心理 – 社会相整合的现代教育模式是当代医学发展的必然趋势。

二、基础医学与临床医学整合的必要性

医学教育是医学发展的重要组成部分。随着医学发展，传统医学教育模式逐步显示出脱离社会发展趋势的弊端和局限性，其单一化特点导致重理论轻实践，重疾病轻患者、重治疗轻预防的教育弊端的形成。

2012 年，樊院士提出了"医学发展离不开整合"，并在《整合医学纵论》中，再次强调医学整合是解决现实问题的根本方法。整合医学的提出，正是破解目前我国乃至世界复杂变化局面的理论与实践创新，将以贯彻大卫生、大健康观念，实现从以疾病为中心向以人民健康为中心的转变，促进健康中国建设。整合医学实践的本质是落实大健康布局，旨在汲取各学科的发展优势，制定出符合患者整体利益的新时代诊疗模式，逐步形成多学科交叉整合的医学体系。因此，基础医学与临床医学的整合是推动医学教育发展的必经之路。

三、如何开展基础医学与临床医学的整合

过去一年多时间，我们实地调研和考察了几所国内较早开展整合医学改革的医学院校，包括哈尔滨医科大学、吉林大学白求恩医学部、中国医科大学及四川大学华西医院。针对医学教学改革，不同院校制定了符合自身办学特色的教改策略。

（一）"院院合一"的管理制度

在我们的调研工作中，"院院合一"的组织架构模式被多次提及。四川大学华西临床医学院/华西医院遵循这一办学理念，在尊重医学教育特殊性和整体性的基础上，实行"两块牌子、一套班子"的管理机制，实现了医学院与医院和谐统一发展。此外，华西医院还建立了我国首家医院管理研究所，以教学医院为载体，

形成医教研一体化平台，这无疑是资源整合的有利举措。此外，哈尔滨医科大学也在这一领域做出了大胆尝试，他们通过培养具有教学管理经验的临床学科带头人，提升附属医院的教学意识。

不同院校根据自身的发展需求制定了不同整合方式的办学机制，但其宗旨和目的相同，且成效可观。

（二）"早临床，多临床，反复临床"的教学理念

参与调研的各所院校都指出了临床实践的重要性，他们认为无法在实践中灵活运用理论知识是目前医学生的主要问题所在，而"早临床，多临床，反复临床"是引导医学生更好地适应医学实战环境的"法宝"。各所院校在整合的初期都开展了教学模式改革，强调以"学生为中心"的教学理念，切实提高了学生的积极性和参与度，成为整合医学改革的重要形式。

1. 实施小班教学模式

以问题为基础的学习（PBL）教学是由加拿大麦克马斯特大学首次提出，它以学生为主体，密切结合现实问题，模拟临床工作的真实环境，将基础医学和临床实践有机整合，借助课堂学习培养学生的临床整合思维。PBL教学多以小组讲座的形式开展，以临床实践为基础，由多学科教师团队共同制定案例和知识框架，学生基于某个具体病例的诊疗问题展开讨论，并借助自学及文献查阅的方式收集相关知识。

以团队为基础的学习（TBL）教学则是基于PBL教学模式提出的一种新型学习模式，强调以团队为基础的学习。TBL教学以7名学生为小组形成一个有机的学习团队，以团队练习与讨论为教学形式，利用团队资源培养学生的自主学习和解决问题的能力，其特别之处在于采取形成性评价体系，融合了个人及团队预习测验和学生互评等多个版块的成绩。

目前，PBL教学和TBL教学已在医学院校中大力开展，参与调研的几所院校也已先后实施了这类教学改革。调研结果显示其改革成效显著，一方面提升了学生灵活运用知识的能力，培养了学生的横向思维，充分调动了学生的积极性，实现了以"学生为中心"的教学目的。另一方面，将素质教育渗透于学生的日常生活和学习，有利于良好沟通能力和"以人为本"临床诊疗思维的养成。

2. 开展实践活动，渗透临床思维

大力开展实践活动，以趣味性和竞技性调动学生的学习积极性，是贯彻"早临床，多临床，反复临床"理念的必要措施。基于这一目的，中国医科大学、四川大学华西医院等参与调研的医学院校都制定了一系列特色性课外活动，比如在入学初期即开展临床见习及实习活动，举办各类技能操作比赛等。这些具体措施一定程度上提高了学生的积极性及职业荣誉感，值得借鉴和推广。

（三）学科建设的有机整合

尽管参与调研的几所院校的整合措施存在形式上的差异，但其中心思想都是一致的，他们都强调多学科、多专业整合，现有医疗卫生资源共享，是实现基础与临床整合的关键。

1. 教学课程整合

课程整合的目的是减少学科间的内容重复，为学生自主学习提供时间保障。各所院校都先后开展了课程整合改革，在经历了改革失败及结合实际的调整与尝试后，目前的措施都取得了一定的成效。

四川大学华西医院率先在医学院和医院开展课程整合，提出了"矩阵式结构"理念，逐步淡化打破内、外科之间的界限，并设立以器官系统为基础，训练综合诊断能力为导向的多门整合课程，加强学科之间的交叉整合，在医疗及科研中体现出重要价值；中国医科大学通过整合相似或相通课程的教材，开设了多门基础与临床整合课程，例如，影像学与人体解剖学的整合，病原生物学与感染学的整合等；哈尔滨医科大学特色化地将课程系统分为生物学和基础学两大模块，实施器官系统整合式教学模式，开设整合课程并在各个系统中回顾性加入影像学及检验学的相关知识，适时地编写整合性相关教材；吉林大学白求恩医学部采取摒弃大整合，从生理和病理两个角度开展"小整合"模式，将生命科学与疾病治疗循序渐进地渗透到授课和学习中。

2. 医院建设整合

随着医学发展，越来越细化的医院分科使学科间的交流日益减少，无法满足现代医疗服务的客观需求。樊代明院士曾强调肝肾整合、肝肠整合及肝肺整合的重要性，可见医院建设也是基础与临床整合的必备环节。

四川大学华西医院在此基础上改构了附属医院的设置，将门诊科室按照器官系统分区布局，例如，肾脏内科和泌尿外科整合、心血管内科和胸心血管外科及心电图检查整合、病理学教研室与病理科整合等，将相同系统的内科病房与外科病房同层设立，建立整合病房和多学科诊疗团队，拉近空间距离的同时方便患者的就诊，也促使医护人员的临床知识储备系统化。

（四）基础医学与临床医学整合改革的对策和建议

结合调研院校的整合经验，不难发现医学整合之路并非是一蹴而就，它需要各个领域的协调与合作，包括基础医学与临床医学的求同存异，教学机构与医疗机构的相互支持等。然而，如何有效引导基础医学与临床医学的有机整合，培养医学生综合分析问题的能力和疾病诊疗的大家思维，对于医学教育改革仍是一项艰巨的挑战。

1. 办学组织架构的调整

所谓"院院合一"，就是赋予医学院与附属医院双重办学管理的资格，将医学院与附属医院的教学与行政管理、学科建设及科研与医疗等全面整合。基于不同院校的整合经验，不难发现基础与临床的整合必须是基础教学与临床实践的整合，改革需遵循这一理念，实施医教研三位一体"院院合一"相互整合的组织构架模式。

2. 新型教学模式的建立

（1）整合现有教学模式

无论是 PBL 教学还是 TBL 教学，都是将理论与实践整合统一的小班教学模式，这类教学模式改变了传统的灌输式教学，有利于培养和提升学生自主学习和解决问题的综合素质，符合整合医学的核心价值。将多种新型教学模式整合，协调"教"与"学"两大教学主体的均衡发展，对提升教学质量是不可或缺的。这其中除了 PBL 和 TBL 教学外，还应有机融入以讲授为主体的传统学习（LBL）、以案例为基础的学习（CBL）及以资源为基础的学习（RBL）。与此同时，在临床实习工作中，还应建立多学科协作组诊疗模式（MDT），并适时结合案例分析法（CAM），在疾病的定期讨论过程中，逐步加深医学生对临床治疗的认识，提高对疾病的整体把握度。值得注意的是，要避免重复的案例学习，不断完善和更新优质的教学病例至关重要。

此外，开展各类实践活动等措施应与小班教学相结合，以此形成更为完善的教学质量保证体系，在提升课堂有趣性的同时，也从不同角度评价授课教师的教学质量。

（2）引入数字化教学

随着科学技术的不断进步，计算机软、硬件技术，VR 及 3D 技术等的不断优化，医学教育正朝着信息化、网络化和数字化的时代迈进，将高科技技术整合到医学教学，建立远程医学教育培训模式也势在必行，已成为医学教育改革的发展方向之一。

结合地域特色及医疗环境发展需求，新疆医科大学第一附属医院研发的"联网互动整合医学体系（CIIM）"，就是依托于远程网络技术服务平台，结合云计算、移动互联网，以及支撑医疗咨询、科研合作等多种功能而实现的电子化医学应用体系，是医疗协同和医院间资源共享整合化的体现。

（3）改进考评制度

目前，我国医学院校的学生评价体系仍存在弊端，临床医学生花费大量时间学习临床相关理论课程，忽视基础知识在疾病发生、发展的重要性，理论与实践的分离现象导致其无法适应高强度的临床工作。

整合医学改革强调对学生素养的全面培养，评价体系改革是关键。学生评价体系应着重强调其全面性、多元性和实用性，加强过程考核与反馈，建立多样化的评价目标和评价方法，既要注重成绩考核，也要强调医学实践和疾病发生的重要性。在考题制定层面应强调"从临床问题出发，解决基础问题"，避免发生基础理论与临床实际问题相互独立的现象。

此外，调研组的专家教授也针对研究生考试制度提出了看法，目前的研究生考试与医学实习时间重叠，学生往往以考试为由迟到甚至缺席实习工作，导致实习工作无法顺利开展，这对于临床实践能力的提升非常不利。研究生考试无疑是医学考核的重要组成成分，是医学生自我价值的体现。实习与考研无法兼顾的两难困境是实习任务实施困难的原因之一，研究生考试制度的革新或许能推进实习工作的有效开展，充分发挥实习对培养优秀临床医生的作用。

（4）建立资源共享平台

医学发展日新月异，医学资源查阅是医务工作者获取前沿技术手段的重要途径。医学资源是培养学生自主学习的根基，包括精品课程、科研论文和专家论著等。网络精品课程是对理论知识的巩固和拓展，科研文献则是了解国内外医学最新进展的有效途径，专家论著可以纵向拓展特定领域的知识储备。当前，医学资源获取的局限性和半公开性，导致知识传递受限。

在我国，在校生可以依赖于校园网，共享学校图书馆购买的各类资源，一旦离开校园，资源获取便存在诸多阻碍，仍缺乏自主学习的大环境。2020 年初新型冠状病毒肺炎疫情期间，多个医学资源平台免费开放了文献查阅等功能，这一措施或许可以成为推动制度改革的契机。在大数据背景推动下，教学模式的创新无疑是医学整合改革的时代发展特点。此外，借助数据挖掘技术，开设大型开放式网络课程（MOOC），利用广泛普及的多媒体与网络资源，将国内外顶尖研究和教学课程引入医学院校的日常教学中，实现教学资源的有机共享，不仅有利于学生知识水平的全面提升，也是缓解师资压力的有利举措。

制定合理的资源共享方案、优化网络自学环境、改善资源共享现状，是推动医学整合改革的有力保障。

3. 以器官 - 系统为中心的学科整合

当前，我国医学学科建设与发展正面临新的挑战。传统的学科划分仅强调独立学科的系统性和完整性，而整合的本质是解决医学教学存在的专科细化、专业分化及医学知识碎片化带来的问题，逐步实现向器官、系统为中心的课程转变，这也是多所院校整合改革的核心内容。

除此之外，医学整合强调将基础知识理论和临床实践经验有机整合，形成符合社会发展的新型知识体系，这其中涉及心理、社会、环境等多个领域。因此，应强调医学边缘学科对医学整合的重要性，以及建立医学学科与其他领域学科的联系，包括材料学、生物信息学等，应当把健康和疾病问题与心理和社会问题相关联，逐步形成"生物 - 心理 - 社会"的整合医学模式。

4. 师资质量的提升

随着医学整合改革的发展，教师团队同样面临着巨大的挑战，师资力量的强化非常必要。在整合医学背景下，应促使师资力量评价精准化，包括师资条件与配置、教学管理和评价等，从而构建全面完善的教师系统。

（1）提高师资力量

课程与学科整合强调知识框架的广度和深度，以器官为中心的整合关注学科的交叉和衔接，是基础知识与临床实践的有机整合，要求师资团队具备较强的综合能力和丰富的教学经验，无形中增加了教师备课的压力。针对这一问题，适当借鉴国内外成功的教学案例，包括临床医生参与基础教学和病案讨论及试题制定等。形成完善的教师培养计划非常必要，其目的在于打破传统授课思维，在课堂中引入多样化的教学形式。

此外，完善教学管理制度是师资保障的必要条件。以整合课程为基础设立相应的教学模块，打破传统教研室之间的独立性，加强学科与学院间的沟通与合作，有利于师资力量的进一步提升。

（2）纯化教师背景

所谓"隔行如隔山"，医学是专业性非常强的学科之一。然而，医学院校存在非医学背景毕业人员从事医学核心教学的情况，这也是现阶段全国各类医学院校的共性问题。因此，限定入职条件，纯化教育背景，进而培养具有医学教学热情、综合素质过硬的医学教师团队是整合的关键点之一。

5. 和谐就医环境的构建

根据卫健委的统计数据，医患纠纷等恶性事件正在逐年增加，这导致医患关系日趋紧张，医患之间信任缺失。因此，构建和谐医患关系是整合之路必须面对的挑战，也是医学生真正参与医院实习工作的保障之一。

医患关系不和谐存在的原因是多方面的，包括对医生不切实际的期望，互联网背景下信息不一致性导致的消极印象及患者对决策权力的渴求等。因此，从医生和患者两个角度共同努力，才能更好地缓和紧张的医患关系。一是借鉴国外的一些有力措施，采取协议签署制度与患者建立信任，使患者了解实习医生的存在意义；二是提升非医疗技术服务质量，包括医生的职业道德与态度，挂号方式与就诊时间及医患沟通等；三是提高医患双方的法律意识，利用法律法规有效维护医患双方的权利，从而降低恶性事件的发生率。

医患关系的解决是一个需要多方配合的问题，医生和患者需摆正自己的身份和态度，加强沟通。如何借鉴国外的成功经验切实解决实习工作的瓶颈问题，也是我们进行基础与临床整合改革需要思考的内容。

参考文献

［1］舒放，郭伟. 改革传统医学教育模式培养高素质"应用型"人才的研究进展［J］. 中国医药导报，2012，9（29）：145 – 146.

［2］李竞. 以器官系统为基础的医学课程整合研究与实践［D］. 重庆：第三军医大学，2015.

［3］樊代明. 整合医学初探［J］. 中华消化病与影像杂志（电子版），2013，3（1）：27 – 35.

［4］樊代明．整合医学纵论［J］．重庆医学，2014，43（29）：3841－3849.

［5］李迪诺，王蕾．临床教学中 PBL 教学模式与传统教学模式的应用［J］．中国继续医学教育，2020，12（9）：18－20.

［6］万腾，张郡，刘钦毅，等．以临床实践基础的 PBL 教学改革，培养高素质医学人才［J］．现代医学与健康研究电子杂志，2018，2（1）：191.

［7］董蜜兰，李静．TBL 在高等医学教育中的应用进展分析［J］．现代医药卫生，2019，35（17）：2717－2720.

［8］符强．TBL 教学方法在医学课程中的应用［J］．科技创新导报，2019，16（24）：208－209.

［9］卢传坚，吕玉波，舒彤，等．创新"院院合一"模式培养现代中医临床人才［N］．中国中医药报，2013－03－07（3865）.

［10］赵良平，王莉，古小松．不同教学方法在医学教育中的应用研究［J］．医学信息，2019，32（19）：32－34.

［11］李龙浩，蒋娟，岳渝娟，等．MDT 联合 CAM 教学模式在恶性肿瘤实习教学中的应用［J］．现代医药卫生，2020，36（7）：1092－1094.

［12］李勇，修燕，王萌，等．联网互动整合医学体系的初步实践与思考［J］．中国医院，2015，19（5）：51－53.

［13］刘波．基于 MOOC 平台的高校自主学习课程探讨［J］．现代盐化工，2020，47（1）：64－65.

［14］袁静，肖松舒，蒋小艳，等．基于大数据技术的卓越医师培养计划模式及意义［J］．医学教育研究与实践，2019，27（2）：200－202.

［15］刘陶源，王沛．信息一致性和决策权力对医生刻板印象表达的影响［J］．中国临床心理学杂志，2020，2：413－417.

［16］王梦圆，陆雅文，黄晓光．三甲医院门诊患者非医疗技术服务满意度及影响因素分析［J］．卫生软科学，2020，34（4）：40－46.

［17］曾雪梅，王子岳．"生物—心理—社会"医学模式的临床应用［J］．心理技术与应用，2014（11）：36－38.

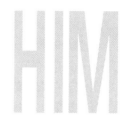

医学与药学的整合

◎杨宝峰　张勇　张妍　梁海海　赵一秀

随着人民生活水平从小康向富裕过渡，以及大家健康意识的增强，人们更加追求生活质量、关注身体健康及生命安全。习近平总书记在 2016 年全国卫生与健康大会上指出："没有全民健康，就没有全面小康"。人民健康是民族昌盛和国家富强的重要标志，是中华民族伟大复兴的有力后盾。会议提出的"健康中国"战略已正式列入国家的"十三五"规划，体现了我国"发展为了人民，发展成果由人民共享"的发展理念。同时，十九大报告也指出，要实施"健康中国"战略，完善国民健康政策，为人民群众提供全方位、全周期的健康服务。在此时代背景下，医药卫生事业处于优先发展的战略位置。樊代明院士提出的"整合医学"为当前医药卫生界存在的诸多难题提供了解决方案，也为实施"健康中国"战略提供了强有力的支持。"整合医学"已成为我国医学界的热点，并逐渐取得广泛共识。药学为医学实现治病救人目的的手段及工具，我们应全力推进整合医学事业在我国的大力发展，建立适合中国国情的、基于医学－药学整合的临床诊疗体系、临床用药途径、新药研发策略、传统药物创新、药学学科建设及药学人才培养模式。因此，本书将系统阐明医学－药学整合的理念及内涵，根据当前各领域医学－药学整合的现状提出未来医学－药学整合发展战略，加快推进我国医学与药学的整合、发展与实践。

医学与药学的整合，是现代药学随着人类对复杂性疾病认识的日益深刻而提出的学科发展变革，是药学发展的必然趋势。医学与药学的整合涉及临床药物实践、新药研发、传统医药创新、药学学科建设及人才培养等诸多领域。推进医学－药学整合的临床药物实践，应推进个体化药物治疗方案的实施、药物合理应用、系统开展并完善药物服务工作；推进医学－药学整合的创新药物研发，应创新整合药物设计思路、开发适应整合药物的药物评价体系、建立适应整合药物的新药评审政策；推进现代药学与传统药学的整合，应建立并完善国际认可的传统医药研究、应用标准与规范，充分发挥传统医药防治重大疑难疾病及养生保健中的重要作用，积极开发符合临床及市场需求的现代中药产品，开发应用先进技术和设备，培养具有较强竞争力的中医药企业；推进基于医学－整合的药品安全监管，应推进基于医学－药学整合的药品安全监测、药品质量控制及药品合理使用；推进整合药学教育及人才培养，应着力培养高质量的、具有临床实践能力的临床药学人才及高水平的、具有综合创新能力的药学专业人才。

医学与药学的整合是现代药学理论及实践的根本性变革，是未来药学发展的必然趋势。将整合理念融合、渗透至临床药物实践、创新药物研发、传统医药创新、药品安全监管、药学学科建设及人才培养等各领域，融合药学各相关学科的理论与实践，以构建促进人类健康、完善医疗体系的新型药学理论和实践体系。

一、医学－药学整合的重要性

医学与药学的整合，是指在整合思维的指导下，在医学各相关学科的基础上，以人为本，以提高临床药学服务质量、创新药物研发体系、推进中医药现代化、培养高质量药学人才、加强药品安全监管为核心，通过融汇药学相关学科的理论与实践，打通学科壁垒，构建更符合人类健康需求的新型药学理论和实践体系。医学与药学的整合，应是对医学与药学各相关领域的理论和实践进行有机整合。这种整合与药学学科的细化、专业的细分、技术的精细并不矛盾，而是在学科、专业、技术的"精"与"细"的发展趋势中回归整体；这种整合也并非医学与药学各专业的简单加和，而是各领域、各层次的持续交融和深化，是系统的整合、认识的整合、思维的整合。医学－药学整合具有重要作用：

首先，医学－药学整合是使药物有效防治疾病的需要。人的机体时刻发生着变化，疾病的病因也随之改变，它们之间互相干扰、互相协调，使疾病的发生与发展变得异常复杂。因此，疾病的高度复杂性和动态性对药物的预防和治疗提出了更高的要求。药物治疗方案要根据特定人群制定，需参考每个人、每个发病阶段、每个发病机制，因人、因时、因地调整药物治疗思路和方案。因此，医学－药学的整合是使药物更加有效地发挥预防、诊断、治疗疾病的需要。

第二，医学－药学的整合是创新药物研发的理论依据。目前我国药物创新遭遇瓶颈期，新药研发力量薄弱，造成原研药物占比小、仿制药物占比大。新药研发是一项需要长期投入的系统工程，涉及的专业知识密集、技术含量高，需多学科高度综合。在新药研发过程中，研究人员除掌握药物设计、合成工艺外，还需掌握相关药物的专利、行政保护、药理、药剂等各学科知识。因此，需要各学科密切配合，共同完成新药的设计、合成、制备、筛选、临床前及临床药效学研究、药物代谢动力学研究、质量控制等重要工作。此外，科研的突破点往往是交叉学科，多学科的交叉整合实现了各学科之间的交流和良性互动，从而加速学科发展，尤其是基于医学的创新药物研发。因此，医学与药学的整合，为创新药物的研发提供了理论依据。

第三，医学－药学的整合是药物临床实践的基本准则。医药科学的快速发展，一方面为疾病治疗提供了更多的途径和方法，另一方面也因药物的不合理使用导致了药源性疾病发生率的迅速升高。当前，世界医药发展趋势已从"以药品为中心"慢慢过渡到"以患者为中心，以合理用药为目的"。但我国大部分地区仍处于"以药品为中心，保障药品供应"这一初级阶段，临床药学发展相对滞后。因此，需要建立以人为本的药物临床实践体系，从实质上改变当前药学界长期以来"重药物，轻患者"的现象，把培养人才的教育重心从药物转移到临床应用上。

第四，医学－药学的整合是人们健康生活的重要保障。健康是每个人的立身之本，也是国家的立国之基，是全面建成小康社会的重要基础，也是人类社会发展与进步的永续追求。中共中央国务院印发的《"健康中国2030"规划纲要》明确将"共建共享、全民健康"作为健康中国发展的基本路径和根本目的。中共十九大报告指出"中国特色社会主义进入新时代，我国社会的主要矛盾已经转化为人民日益增长的美好生活需要和不平衡不充分的发展之间的矛盾"。从药学的角度来看，药学还处于不平衡不充分的发展阶段，远远不能满足人民的健康生活需要。医学－药学的整合契合了"健康中国"的国家战略，从药物临床应用、创新药物研发、药物监督管理、中医药结合、药学学科建设、药学人才培养等多方面入手，全面推进医学与药学的整合，可为人民日益增长的美好生活需要提供坚实的健康支撑。

二、基于医学－药学整合的临床药物实践

（一）临床上医－药分离的原因与弊端

1. 药物不合理应用现象普遍

药物的不合理应用、药源性疾病、药疗事故的发生，与医生的临床药理水平及落后的临床药学服务有关。临床药师并未充分参与药物治疗过程，且未对药物治疗过程进行必须的研究、指导、监测。随着药品种类的不断增加，药物的不合理应用现象日益严峻。如今，药物不良反应已成为除了癌症、心脏病、脑卒中外的第四大致死原因。据世界卫生组织报道，不合理用药者占总用药者的12%～32%，其中约有5%的患者因严重的不良反应而死亡；用药不当引起的死亡约占所有死亡人数的1/3；我国药物不良反应监察中心的研究数据显示，我国每年5000万住院患者中，约有250万人是由于不合理用药出现的药品不良反应而入院；对于医疗事故进行分析的数据表明，因用药不当造成的医疗事故约占40%；对药源性疾病事件的回顾性分析显示，药源性疾病的发生率随着所使用的药物种类的增多而增高；听力残疾约占我国残疾人总数的1/3，而60%～80%的听力残疾是由于用药不当引起的药物性耳聋，大多是由于抗生素的不合理应用所致。国家食品药品

监督管理总局药品评价中心的调查数据显示，儿童水样腹泻的药物治疗中，合理用药者仅占54%；儿童肺炎的药物治疗中，合理用药者仅占12.3%，其中最多、最常见的为抗生素的不合理应用，据统计，每年由于滥用抗生素引起的耐药菌感染可造成上百亿元的经济损失。由此可见，不合理用药不仅严重影响患者的身体健康，也造成了严重的医疗负担和经济损失。

2. 药物治疗效果的个体差异较大

药物有效性的个体化差异是药物临床应用时极为常见的现象。如何在疾病治疗中用对药、用准药、用好药，已成为临床用药实践中亟须解决的重要问题。因此，推进个体化、差异化用药理念，促进临床安全、有效、经济的药物治疗已成为全球公共医疗卫生的重要问题。大量的生物医学研究表明，药物效应的个体差异受遗传因素与环境因素共同影响，其中遗传因素对于药物作用的个体差异具有决定性影响。机体内药物代谢酶、药物转运蛋白、药物作用的受体及其他药物靶标的遗传多态性与药物效应、毒性的个体差异密切相关，是引起药物效应个体化差异的根本原因。基因不同，则机体内相关功能蛋白的表达水平不同，导致机体对特定药物的敏感性及代谢能力均不同，直接影响药物疗效及药物毒副作用的强弱。个体化治疗的主要任务即是在合适的时间为合适的患者选择合适的药物。因此，对于不同的患者，确定遗传因素与药物效应个体化差异之间的关系，将为患者的个体化合理用药提供强有力的科学依据，如帮助患者选择合适的药物及其剂量，以提高治疗效果；避免使用昂贵的药物，以减轻患者经济负担；避免选择易引起患者过敏的药物，以减少或者避免药物不良反应的发生。

3. 药学服务体系不健全

随着社会的经济迅速发展、物质及文化水平的迅速提高，人们对生命及生活质量的期望值越来越高；然而，人口老龄化问题的加剧及环境污染问题的日益凸显，使各类慢性疾病的患病率逐渐上升，导致越来越多的人群长期依赖于多种药物的治疗与日常保健。与此同时，药物种类的层出不穷使用药的复杂性越来越高，因此，如何更安全、有效、经济地使用药物成为被大家广泛关注的问题。在我国，临床执业医师拥有药品处方权，执业医师的药学知识素养决定着患者的用药是否准确、合理。执业医师获取药物知识的途径主要包括查阅药学书籍、期刊及药品说明书。而我国的大多数药品说明书没有明确的药理、毒理、药代动力学、药物相互作用的研究数据及资料，这为药物的准确、合理应用埋下了隐患。20世纪90年代，美国学者Hepler与Strand提出药学服务概念，并指出药学服务的内涵是指药师围绕着改善和提高人类生存质量这一理想目标，运用药学专业知识向公众（包括医护人员、患者及家属）提供直接的、负责任的、与药物治疗有关的各项活动和服务。药学服务有助于患者安全、有效、经济地使用药物，在改善患者自身生活质量、促进人类健康、打造健康中国中发挥着巨大作用。

然而，我国药学服务的发展仍处于较为落后的初级阶段，有许多问题亟须解决：

首先，药学服务的需求不断增加。随着人们生活水平的不断提高、自我保健意识不断增强，患者对药学服务的需求也迅速增多。近年来，对我国居民合理用药情况的调研数据显示，我国大部分居民科学用药知识匮乏，不合理用药现象普遍。患者普遍关心的是药品疗效，而对药品不良反应、药品安全性关注甚少，安全用药能力有待提高。这就要求药师能够提供直接、便捷、有效的药学服务，以使居民能够安全、合理、经济用药，满足公众对于药学服务的需求，减少由于不合理用药而引起的药源性疾病的发生。

第二，药学服务模式较为落后。在我国医院药学的各种岗位中，药品调剂岗位约占 65.4%，药品采购供应管理岗位约占 7%，医院制剂岗位约占 11%，药品质量监控、管理岗位约占 7.5%，临床药学、科研、教育及药学信息岗位共同约占 6%。我国社区药学服务仍以处方调配为主要工作，社区药房药师根据医生处方调配药品。由此可见，我国药学人员的主要工作仍是保障药品供应的初级阶段，工作内容为药品采购、药品调配、药物制剂等。在传统医疗模式的束缚下，药师在医疗实践中的地位常常被忽视，药学工作的技术内涵被淡化。此外，患者与药师交流机会甚少，患者除可从药品说明书获得简单用药信息外，用药咨询等服务常常由医生、护士承担，然而医生或护士对于用药知识的认识有限，不可能全面掌握药物的作用特点，特别是一些新药的药理作用及毒副作用等。一系列问题导致了药学服务道路的漫长性与艰难性，如何提升药学服务的质量，让药学服务更能满足医院的发展要求，满足患者的需要，为患者提供更多的优质药学服务，是目前医院药学服务所面临的亟待解决的问题。

第三，药学服务缺乏标准及规范。当前社区药学服务多处于自发组织的状态，缺乏统一的政策性规范，且不同地区的药学服务发展不均衡，甚至有的地区尚未开展最基本的药学服务。因此，目前缺乏规范性、系统性的药学服务标准，以明确药学服务应开展什么项目、提供什么服务内容、采用何种方式进行、服务质量该如何评价等。只有建立完善的药学服务标准、科学的药学服务评价体系、系统的药学服务机制、培训高质量的药学服务人才队伍，才能促进药学服务的系统及长期发展，为人民提供更可靠的健康保障。

第四，药学服务对象不够明确。随着我国人口老龄化问题的日趋严峻，高血压、糖尿病、心血管疾病的发病率逐年增加，老年患者及多发慢性疾病患者的人数越来越多，许多老年及多发慢性疾病患者需要长期服用多种治疗药物。然而，这些患者中大部分对自身疾病状态及治疗药物的相关知识并不了解，有时甚至根据自己的主观感觉随意调整药物的种类、剂量；还有一些患者由于经济问题或节省意识，甚至服用过期药物，引起巨大的健康风险。除此之外，儿童由于机体免疫力较低、肝肾代谢、排泄药物的功能较弱，在服用药物时也需要格外注意药物的种类、剂量及服用方法。因此，这些患者需要更精准、更细致的药学服务，以保证药物的合理应用。然而,不充分的药学服务还无法满足这些患者的个体需求。

第五,药师队伍发展缓慢。药师作为药学服务工作的主体,决定着我国药学服务工作的发展速度、发展前景、服务质量。在药学服务中,高水平的药师通过参与临床药物治疗实践,可为医生确定治疗用药的决策提供建议和意见。医生和药师的合作,可在提高药物治疗水平及药学服务质量上发挥重要作用。然而,较为缓慢的临床药学学科建设和人才培养制约了临床药学服务的发展。目前,药师工作虽然获得了医药卫生领域的认同,但由于传统药学工作模式的束缚,临床药师的工作没有得到同行的普遍认可;药学专业人员知识结构的不合理、临床实践经验及诊疗知识的不足等一系列问题,导致药师不能很好胜任指导临床用药的重要工作;大多数药师缺乏继续教育意识,且机会有限,因此不能更好地进行药学专业知识与实践技能的更新与积累,知识层次及服务能力难以满足公众对药学服务的需求;国家执业药师制度与医疗卫生机构药师制度协调不够,监管问题严重,且没有保障药师权利与义务相关的法律法规颁布,临床药师的权利、义务、法律责任不明确,导致临床药学工作开展缓慢、技术含量高、专业知识性强的项目未能广泛、深入推进。

第六,社区药师数量严重短缺。中国的社区药房严重缺乏具有执业资格的药师。截至 2010 年,全国社区药房数量达到近 388 000 家;而同年的调查显示,我国执业药师人数约为 18 万人。以我国社区药房平均可容纳 3532 位居民计算,即相当于每位执业药师负责的社区居民人数约为 7380 人,这一比例远高于美国、加拿大和其他发达国家。在农村地区,由于医院、社区药房资源有限、人手不足,这种短缺情况更为严重。医疗体制改革以来,政府鼓励建立社区药房,完善初级医疗保障体系,对执业药师的需求也逐渐增加。然而,与此同时,对社区药房执业药师的薪资尚未引起关注。目前,并没有有关社区药师薪资的官方数据。陕西省西安市的一项调查表明,社区药师的平均工资约为 21.5 元/小时,远低于医院药师的 74.2 元/小时。第 4 次中国全国卫生保健调查显示,中国的自我用药普及率高达 70% 以上。在中国,自我用药最常见原因是人们认为自己足够了解自己,尤其是自我感知的疾病状态、经济状况、受教育程度与自我服药的可能性均呈正相关。这些数据进一步加强了社区药房中药师在自我药物治疗时应提供服务保护患者免受药物相关问题的影响。然而在社区药房,患者无须为药师配给他们的药物支付医疗服务费用。因此,缺少薪资报酬进一步降低了药师提供高质量配药服务和医疗咨询服务的意愿。

(二)推进医-药整合的临床用药实践的建议

国内现用药品数量巨大,存在临床药物治疗经验化、尝试化、随意化的严峻问题。此外,中国人口众多,优质医疗资源有限,很难从根本上解决看病难、看病贵的问题。新疾病的不断发展和变化进一步提高了人们对医生及药师在临床用药方面的要求,以符合安全合理用药的原则。整合药学为临床治疗中的药物应用提供了更为合理的思维方式和实践准则。在临床实践中，整合药学的主旨是医学和药理学的整合。患者作为一个独立的、不断变化的个体，综合评估疾病治疗过程中患者的性别、年龄、身体基本状况、疾病特点、疾病进展和预后等因素，应相应地调整选药、用药及治疗手段，即治病的同时更要治人；从药物的角度来讲，药物除了对应的药理作用及适应证，还影响机体其他器官，因此在选择某种药物时，也应充分评估患者的整体状态。基于此，应建立"患者-疾病-药物"的整体治疗思路，而非"症状-靶点-药物"的用药原则，以提升临床治疗中药物应用的有效性及安全性。因此，以整体观、整合观的思维指导临床用药将为患者提供更具有针对性的医疗服务。

1. 推进医-药整合的个体化药物治疗方案

最佳的个体化药物治疗方案的制定，需要我们深入理解药物药理学与患者病理生理学之间的相互作用关系。药物发挥药理学作用涉及靶标的暴露、药物与靶标的结合及靶标的激活，而这些过程均受药物对靶标作用的特异性及患者对药物的敏感性的调控。如何在细胞、组织、器官、全身水平调控药物药理学功能与机体病理生理生化网络的相互作用，将最终决定患者的治疗结果。

（1）精准诊断有助于选择更具个体化的治疗药物

精准诊断是个体化药物治疗的关键。个体化医疗中的先进技术提供了可从患者血液、细胞中收集大量功能数据的工具，将这些数据恰当地整合至综合的多元化疾病模型中，可增强临床治疗中识别突变信息的能力，为药物的选择提供更精确的依据，并将为患者带来更好的预后。其中，基因检测对于个体化治疗的重要性日益体现。目前，基因测序已成为疾病预防、诊断、治疗中最重要的科技突破，可实现对疾病的预测、预防、预警等功能。人体内总共约有3万多个基因，除外伤及某些常见的外在因素导致的疾病外，疾病的发病原因大多与基因异常有关。基因的变化会引起相应的蛋白质或酶的功能变化，从而诱发细胞、组织、器官功能异常，引起疾病。新一代基因测序技术（NGS）为癌症、心血管疾病、肾病、糖尿病等复杂性疾病的遗传学筛查与诊断提供了更精准的途径，同时，也为药物的靶向治疗提供了更精确的依据。分析全基因组表达模式不仅可确定癌症的诱发因素，预测潜在的治疗靶点，还可监测该诱发因子对治疗药物的反应。血液肿瘤领域的最新研究表明，NGS技术提供了检测免疫系统生物标记物以诊断白血病、分析T细胞抗原受体的分析方法。利用NGS测序技术对急性髓系白血病及正常细胞的配对基因进行了全基因组测序以识别基因突变，并通过追踪克隆结构及肿瘤进化情况，为选择靶向治疗药物提供指导。此外，将全基因组测序、外显子测序与转录谱分析相结合的整合基因检测策略，在4例肿瘤患者中准确地识别出了基因组的改变，且这些改变提示使用已经批准上市或正在临床试验的药物作为靶向药物治疗特定患者具有潜在效果及更好的预后。单细胞质谱流式术（CyTOF）可更精细地区分和描述细胞表型，可对癌细胞进行深层表型分析，比传统的流式细胞术具有更全面的诊断、分析、监测能力，广泛用于生物标志物的检测、有效药物的筛选及用药后的免疫监测等过程。金属同位素标记技术与激光消融成像技术相整合，并通过免疫组化技术大大提高了空间分辨率，增强细胞表型特征的诊断能力，可准确地描述肿瘤状态及肿瘤细胞异质性，有助于肿瘤细胞与治疗药物达到最大限度的匹配，以最大限度地抑制肿瘤生长、延长患者生存时间。

药物基因组学，即采用基因多态性预测药物反应的个体差异，如患者药物代谢速度的快慢、对药物有无应答等，已被越来越多地应用于提供个体化药物信息。然而，患者的基因型并不能代表患者基因的功能表型，也不能提供关于患者当前病理生理状态的相关信息。药物代谢组学是研究药物药理学与患者病理生理学之间相互作用的一门学科，属于代谢组学的分支学科，通过对内源性代谢物的检测，提供了对个体当前代谢状态的直接解读，因此在揭示药物代谢动力学及药效学的个体间差异方面更有优势。目前，药物代谢组学的研究主要涉及内源性代谢产物的鉴定，用于预测个体的药物效应动力学特征；内源性代谢产物及代谢途径的识别，用于预测个体的药代动力学特征；鉴定患者内源性代谢物的生物标志物，用于检测个体疾病进程及药物治疗效果。

（2）制定"以患者为中心"的个体化整合用药指导

个体化整合治疗的快速发展，为疾病治疗提供了更精准的途径和方法。药物应用的有效性、针对性、合理性是目前个体化药物治疗实践中需要解决的首要问题。个体化药物治疗实践应符合"以患者为中心"的指导原则。然而，"以患者为中心"的临床用药实践，是一个涉及方面广、需要逐步完善、持之以恒去解决的长远工程。个体化治疗不仅高度重视为患者选择最合适的药物、最合适的时间点、最合适的剂量，还需要通过复杂、先进的方法在疾病早期就识别出患者尚未表现出的病理症状，以便尽早提供具有针对性的预防措施，以逆转病理变化和疾病进程。"药物－基因谱－疾病谱"的分子匹配将为疾病治疗及效果评价提供新的标准。总之，预测性、预防性及个体化的药物治疗是提高针对性医疗服务质量及医疗保健水平的主要目标。

以肿瘤的治疗为例，以单克隆抗体构成的常规靶向治疗已成为肿瘤个体化治疗中不可或缺的重要部分，大大减少了化疗药物由于特异性较差而引起的不适反应，提高了患者的生存质量。肿瘤靶向治疗从根本上改变了肿瘤药物治疗实践，可通过"药物－肿瘤特定诱发基因"匹配的方式为肿瘤的个体化治疗提供新策略。迄今为止，约有 50 种化合物可用于特定类型、特定诱发基因的肿瘤的治疗，还有 10 种药物正在进行肿瘤靶向治疗的临床试验评估。靶向治疗之所以有效，部分原因是解决了肿瘤发病中单个基因突变的问题。然而，特定情况下，靶向治疗方式也并非有效，可能原因是在肿瘤细胞中基因突变的种类会显著增加。因此，"以患者为中心"的靶向治疗药物应考虑不同患者肿瘤发生的复杂性与肿瘤细胞的异质性。根据个体差异采用整合治疗策略，以协同解决肿瘤致病基因的复杂性、肿瘤细胞异质性及耐药性等问题。现有数据也表明，个体化整合用药策略可显著提高肿瘤患者的存活率。多种治疗方式或药物可整合应用于肿瘤患者的个体化治疗方案中，如将小分子药物、单克隆抗体药物、免疫疗法、双特异性抗体等进行针对性的、合理的整合应用，以便患者取得更好的治疗效果。基于更加精细的肿瘤特性可进一步精确靶向药物的联合靶标，为制定整合给药方案提供更准确的依据，给肿瘤的治疗带来新契机。

个体化整合治疗的主要解决方案旨在将药物的作用与机体病理状态两个复杂系统之间进行最佳匹配，包括患者的疾病特征及对药物的反应特征。为了提高治疗效果，匹配过程必须尽量增加适配药物的范围，这也提高了进行匹配的难度。应对这种困难的策略之一是构建一个标准化的算法和系统，使这些复杂的数据集变为标准化，并根据患者自身特点进行统计测试，根据系统模式进行最佳匹配。这种方式提供了快速扫描化合物库，并非根据特定患者的疾病特征选择最佳治疗药物。为了使药物–肿瘤的匹配过程更加迅速简便，可从大量公众数据中收集并提取药物反应档案，如在某种药物的干预下全基因组的转录变化概况、高通量肿瘤细胞系筛选中编制的药物基因特征数据库与药物敏感性数据库。这些药物反应谱与患者的肿瘤特异性分子谱进行匹配，以生成推荐治疗药物列表。再将这些建议与现有的关于该疾病的公共数据（如全基因组关联研究目录 GWAS catalog）、疾病特异性转录谱（如 Array Express、Gene Expression Omnibus）及基因信息（ENCODE）相整合，为疾病的治疗提供更加详尽的背景及基础。医生在为患者开具治疗药物时，应优先考虑所匹配的最佳药物。随着先进分子技术和测序成本的降低，单个细胞的深入分析、肿瘤细胞 DNA 的定量和分析及治疗药物谱和疾病谱的分子匹配将为肿瘤等疾病的个体化整合治疗提供新的参考标准。

（3）基于基因的整合靶向药物策略

以化学药物及单克隆抗体构成的常规靶向癌症治疗，已成为肿瘤治疗中不可或缺的重要部分。肿瘤靶向治疗从根本上改变了肿瘤药物治疗实践，可通过药物–肿瘤诱发基因匹配的方式为肿瘤的个体化整合治疗提供新策略。迄今为止，约有 50 种化合物可应用于特定类型特定诱发基因的肿瘤的治疗，还有 10 种药物正在进行肿瘤靶向治疗的临床试验评估。靶向治疗之所以有效，部分原因是解决了肿瘤发病中单个基因突变的问题，而基因突变也是肿瘤发生的主要诱因。然而，特定情况下，靶向治疗方式并非有效，可能原因是肿瘤细胞中基因突变会显著增加。这些突变可通过以下方式促进肿瘤生长：①破坏靶蛋白结构，破坏药物与靶蛋白的结合而使药物失效，从而使癌细胞得以存活和生长；②激活其他信号通路或修改基因表达模式以补偿药物诱导的靶蛋白功能缺失。因此，肿瘤的个体化治疗应采用整合治疗策略，以协同解决肿瘤发生的复杂性与肿瘤细胞耐药性。而现有数据表明，整合医疗可显著提高肿瘤患者的存活率。多种治疗方式应整合应用于治疗方案中，如小分子药物、单克隆抗体药物、免疫疗法、双特异性抗体及合成生物学等，进行多种方法联合应用，以便患者取得实质性的治疗效果。临床数据也证实了这一观点，如整合应用抗 CD20 抗体（利妥昔单抗）及 CD47 抗体可使人非霍奇金淋巴瘤移植小鼠的淋巴瘤完全消除；采用抗 CTLA4 抗体联合靶向二抗以阻断联合刺激可进一步增强肿瘤消除。基于更加精细的肿瘤特性可改良精确靶向药物的联合靶标，有利于肿瘤患者的治疗和预后。

2. 推进医－药整合的药物合理应用

由于人口老龄化加剧、多发慢性病发病率的增加，药物的整合应用变得越来越普遍。尽管对患有复杂疾病的患者进行正确的整合药物治疗可以改善患者预后，影响疾病进展、生活质量和预期寿命，但多药物整合治疗可大幅度增加药物不良反应发生风险，某些药物不良反应的严重程度足以导致患者入院甚至死亡。基于医药－整合的药物合理应用应以疾病的临床表现为基础，用药应做到有章可循、有据可依。因此，临床药学人员应严格审查患者的整合用药方案，确保整合药物的使用应在有明确的适应证时，并且应明确告知患者其治疗方式可能产生的益处和副作用，加强药物的合理应用，提高患者对药物合理应用的认识。

（1）建立健全合理用药的临床指导准则

合理用药的前提是要建立健全合理用药的临床指导及科学依据，明确什么是合理用药、如何用药才是合理用药、如何评价药物的应用是否合理；其次，应建立健全合理用药的监管标准和机制，明确合理用药由谁监管、怎样才能有效监督医护人员严格遵守合理用药原则；第三，应建立健全合理用药知识体系，如何持续收集、总结和凝练合理用药知识、如何将零碎的合理用药知识整合为系统的临床实践与规范；最后，建立健全合理用药人员教育培训制度，如何培训用药人员、如何评价医护人员的治疗行为、如何更好地落实合理用药。在整合医疗保健系统中，需要尽快建立此类实践标准及指导原则，以作为合理用药的专业实践基准。

（2）多发疾病患者的整合用药

药物联合应用的目标是改善患有多种慢性疾病人群的预后、减少急性并发症风险、提高生活质量。然而，对于体弱、年老的多发性疾病患者，联合用药会增加药物的潜在风险。因此，优化药物的整合应用，减少因不适当或不必要的药物给患者带来的健康风险，已成为医疗卫生人员首要关注的问题。基于医药的整合用药并非单纯的联合用药，而是针对自身疾病较为复杂的患者，根据现有的确切临床证据采取的优化药物治疗方案，而不是在患者未获得药物预期效果的情况下仍坚持使用多种药物。

首先，在确定多发疾病患者的整合用药方案时，需要考虑多发性疾病的一切相关因素，如联合治疗方式的益处、是否存在药物相互作用、药物不良反应风险如何、是否存在过度治疗等。主要包括：①患者的基本健康状况如何，采用何种治疗药物，这两者如何相互作用，如何影响疾病预后；②该患者的个人需求、健康重点、治疗偏好、生活方式、生活目标等；③目前健康状况下，采用该治疗药物潜在的益处及可能发生的风险；④可承担的治疗药物的经济负担，超出预期的不良反应等。医生及药师在多发疾病患者的用药管理和指导过程中应考虑所采用的这些药物对患者可能产生的利弊，综合分析药物治疗效应，预测药物治疗可能带来的结局；同时，对患者进行用药监护，及时进行相关的阶段性用药后检查，以及时评价处方治疗效果，并根据监测及检查结果对处方进行进一步的更改和完善。

第二，医疗卫生系统和专业协会应制定用于管理多发疾病患者的药物治疗指南，以指导多发疾病患者的整合用药。医疗机构应有适当的系统来定期监护患者的用药，药师、护师和医师助理等医护人员可以帮助医生承担监护患者用药的责任，促进这种监护方式顺利开展的同时，支持医生留有更多时间来专注于患有复杂疾病的患者。

第三，改善社区医疗环境、增强初级卫生保健实践，可显著降低药物整合应用的风险，改善慢性病、多发病及老年患者对多药物的适当联合应用。调查显示，初级卫生保健的干预使不良反应发生风险较高的联合用药处方减少了37%，并显著降低与药物使用不当相关的紧急住院率。

（3）加强整合药物治疗的医患交流

评估整合药物治疗的风险和收益是整合药物治疗监护的重要内容，也是"个体化药物治疗"的基本要求。整合用药患者中，药物副作用的发生风险较高。这是由于整合用药患者通常会长期服用多种药物，但多数患者在疾病治疗时并不知晓其长期服用药物的副作用；医生开具新处方时，通常也不会向患者传达与药物副作用有关的重要信息。因此，应增强、改善整合药物治疗的医患交流。在开具处方时，执业医师或药师应对药物的基本信息、使用方法、注意事项等基本常识告知患者。反过来，对患者的用药教育又可以改善对医生的用药指导。针对慢性疾病患者，应及时记录、管理、评估其使用药物的副作用，鼓励患者自行向医生讲述药物副作用。最近几十年中，医疗保健已逐渐从对疾病的应对性变为预测性、预防性、个体化及参与式的用药护理。这种新的医疗保健方式最终将为患者和医生提供针对每个人独特的健康状况的相关信息，这些信息为进行个体化药物治疗提供参考。此外，应鼓励患者与具有其类似状况的其他患者沟通交流，并从其他患者的经验中学习自我药物管理。

电子病历的迅速发展和广泛使用，使医疗人员对患者的监护更加直接有效，特别是在多药物处方的医疗过程中。通过电子病历，医药卫生人员可以确定药物不良反应和并发症发生风险较高的患者。此外，智能手机普及和发展改善了患者与医疗保健专业人员之间的沟通，增进了人们对其病情和治疗方案的了解，并保持对患者用药变化的记录及追踪。从长远来看，诸如人工智能和临床决策支持系统的引入及发展也有可能改善处方形式、提高处方质量并最大限度地降低整合药物应用的风险。

（4）医疗机构水平的相互协调

医疗机构之间的相互协调，是确保患者在急诊入院时或出院后能够建立与初级保健团队（家庭、社区）的联系，以快速沟通疾病进展、药物使用情况，分析疾病变化及其发生原因。在这一环节，医疗机构之间需要更好的协作，以制定更安全的入院、出院措施，降低药物相关风险。及时、有效的协调可以减少与药物相关疾病的发生率。可参考的建议包括：药师应积极参与患者入院/出院交接过程，详细告知患者、家庭成员和护理人员用药注意事项及相关信息，确保患方明确随后的药物治疗方案；在药物治疗的过程中，需要亲自或通过电话进行药物治疗情况的随访，以确保高风险患者的药物治疗状况及后续安排；进行药物核对，验证患者药物清单，及时进行药物的添加、停用或更改；确保将患者详细信息及时传递给相关医生、初级保健团队、家属或其护理人员，并确保在后续的药物治疗中有明确的安排。

3. 系统开展并完善药学服务工作

药学服务，是指药师提供"以患者为中心"的用药服务，以改善药物的合理使用，并最终提高患者的药物治疗效果及生活质量。在当今快速变化的医疗体系中，医院及社区药房的药学工作人员具有了新的角色，即除了传统的配药和销售药物的作用，还有责任为患者提供药物作用合理、适合患者疾病症状、价格适中的药物。20世纪90年代之前，药师在社区药房中的作用主要为药物的供应和分发、批量复合、一些行政监督管理职能。20世纪90年代中期，药学服务作为一种实践理念被引入中国。药学实践引入临床药学和药学护理后，鼓励药师参与药物治疗实践活动，提供药物信息、患者用药咨询等相关专业服务。自2002年《医疗机构药房管理暂行条例》出台以来，临床药学领域迅速发展，政府要求所有医院制定临床药学项目计划，并承担帮助社区药房中建立药物护理服务的责任，以促进药物合理使用。2006年1月，卫生部（现卫健委）开展了为期1年的临床药学服务培训计划，针对性地指导药师的临床药学实践。但是，迄今为止，中国尚未建立起适用于临床药师的标准工作模式。可能的原因是由于临床药师制度的建立时间还比较短，大部分医疗机构临床药师的试点培训才刚刚完成，临床药学服务经验积累尚未丰富。虽然中国医院药房实施药物服务护理的规模正在逐渐扩大，然而药学服务作为药学实践的重要组成部分，其正常有序地开展面临诸多挑战，其中包括药师相关法律法规及药学服务实践标准的缺失、临床药师数量短缺且专业技能不足、药学服务奖励系统的缺失，以及公众对药师的认知、认可状况不佳等。因此，药学服务的开展需要解决以下重要问题。

首先，制定并完善药师相关法律法规。我国有两种类型的药师资格制度。一种是专业资格体系，在该体系中，通过国家执业药师资格考试的药师可获得执业药师资格证书，在省级监管机构注册后，可在生产、分发或使用药品的机构中工作。申请执业药师资格考试的最低资格是获得药学或相关学科专业（如医学、化学、生物学或护理学）中专以上学历。同时，不同药师根据学历差异，还需要相应时长的工作经验。目前，具有药学相关学科中专、大专、学士、硕士学位的人可以分别在获得 7、5、3 和 1 年的工作经验后申请执业药师资格考试，而具有博士学位的药学人员则不需要工作经验即可参加执业药师的资格考试。国家市场监督管理总局与人力资源和社会保障部是负责监管执业药师资格考试、执业药师注册及继续教育的理事机构。另一种药师资格认证系统是一个专门服务于医疗机构、受卫健委监督和管理的认证系统。在该系统中，根据教育背景、工作经验和专业技能将药师分为不同级别：主任药师、副主任药师、主管药师、药师及助理药师。近年来，经过不断的修正及改革，我国的药师制度不断完善。自 1994 年颁布《执业药师资格认证制度》的暂行规定，并于 1999 年经人事部和国家药品监督管理总局对其进行修订之后，中国的执业药师人数从 2003 年的 98 310 名增加到 2010 年的 185 692 名。随着药师在患者护理中的作用日益重要，有必要进一步在法律中规定药师的法律和专业义务。但是，我国目前还没有制定任何药师相关法律法规规定药师必须提供药学护理等服务的义务和责任，这大大阻碍了药师提供临床药学和药学护理服务的意愿及服务技能的提高。因此，应制定并完善中国药师相关的法律法规，明确规定提供针对患者个人的药物护理服务是药师必须承担的主要职责之一，以确保所有公民都能在专业人员的指导下合理使用药物。

第二，制定并完善我国药学服务实践标准。目前，我国药学服务的发展尚处于初级阶段，因此制定药学服务实践标准是提高药师药学服务意识、推进药学服务实践的重要一步。政府、管理部门、制药单位、高校、医疗机构、社区药房及其他医疗保健单位应共同努力，制定并完善我国的药学服务实践标准，以保证医疗机构和社区初级卫生保健机构中的药学服务实践顺利开展，提高药学服务质量。此外，卫生部门需定期开展培训项目，以确保所有药师均严格执行药学服务实践标准，贯彻落实药物护理实践、提高药学服务水平。

第三，建设高水平药师队伍。卫生部（现卫健委）于 2011 年 2 月发布的《长期医疗卫生人员发展计划（2011—2020 年)》中提出，预计到 2015 年，我国的药师人数将达到 55 万，到 2020 年将达到 85 万，以增加社区药房执业药师覆盖率，降低药师与其所负责的社区居民的比例。在新的政策的指引下，药师将更多地参与并指导药物治疗实践。因此，药师必须重视提高理论知识水平及实践技能，以确保能够提供高质量的药学服务及药物护理。然而，当前执业药师的准入资格太低，很难满足人民日益增强的药学服务的需求。因此，对更多药学技术人员进行继续教育及业务技能培训，以使其更好地履行其职责也至关重要。这将为药师在患者用药咨询与护理中提供更多的知识储备及实践技能，有助于建设高水平的药师队伍，以提供更高质量的药学服务。此外，药师所提供的配药及药品护理服务缺少适当的薪资报酬，这是亟须解决的重要问题。为了增强公众对药师服务价值的认识，并确保药物护理的长期实践，相关部门需要更加关注社区药品服务中药师的合理薪资报酬，以便药师可能通过提供高质量的药品护理服务来增加他们的收入，这将是药师提供高质量药学服务的重要驱动因素。

第四，开展药学咨询服务。目前，药学咨询服务尚处于萌芽阶段，如何基于目前医疗指南的基础开展药学咨询服务仍处于探索阶段，药学咨询服务的具体形式也几乎无参考标准。为提高公众对药师在医疗保健中角色的认识，应广泛开展药师组织的公益服务活动，以提高公众对药师具有参与、指导临床药物实践的重要作用的认识，进一步提高药学服务质量。通过提高药师对中国医疗体系潜在贡献的认识，将提供更多的拓展药学服务的机会，以满足社区居民在药品合理使用方面的巨大需求。目前，药学服务工作已在全国范围内广泛开展，但临床药学的工作实践中尚存在许多问题需要解决，如以保障药品供应为中心的工作模式仍未发生显著改变，临床药师缺乏与临床医生的有效沟通、缺乏对患者合理用药的直接指导，临床药学研究工作开展不足等。整合药学临床实践内容不仅涉及药学专业人员的业务能力，还应包括与不同专业医护人员之间的交流合作、对患者药物治疗过程的参与和监护，以及日常用药的指导和随访等。整合药学临床实践的总体任务应包含符合药物治疗愿景的基本组成部分，即对药物的合理选择、对药物使用过程的关注、以患者为中心的治疗结果。在此过程中，应保证药物的选择应以患者为中心，药物的使用应有理、有据，药物的合用能协调、协作、全面、具有整体性。作为治疗过程的重要参与者，药师应加强与医生、护理人员的交流协作，帮助患者择药，监护和指导患者用药，参与患者用药护理，评估患者的药物治疗效果等。

通过采取一系列措施，包括制定完善中国药师相关法律法规、制定药物护理实践标准，提高药师理论知识水平及实践技能，提高公众对药师医疗角色的认识，提高药师提供药学服务的薪资报酬等，以提升药学服务质量，促进药物的合理应用。

三、基于医－药整合的创新药物研发

随着人们对健康的重视程度不断提高，现有的药物还远不能满足公众对健康的需求，许多慢性疾病仍然缺乏有效的治疗手段，如癌症、心血管疾病、糖尿病及阿尔茨海默病等。因此，创新药物研发不仅标志着国家制药工业的发展水平，而且直接影响疾病的防治手段及医疗水平，对于"全民健康"具有重要的战略意义。目前，我国的新药研发体系存在诸多问题，亟须推进基于医－药整合的新药研发体系。

（一）创新药物研发中医－药分离的原因及弊端

1. 药物研究、开发中的"单一靶点"学说

近十几年来，药物研发几乎均集中于寻找或设计作用于某个单一靶点的高选择性配体药物分子。然而，临床实践表明，对于复杂性疾病，单一靶点的药物很

难达到良好的治疗效果，甚至会引发严重的不良反应。引起这种现象的原因，一方面，可能是由于复杂疾病的病理过程受多因素影响、伴有多组织器官的共同变化、涉及机体相关信号调节网络与多重靶点的改变，单一靶点的药物不可能同时影响或纠正这些系统性的异常而导致药物失效；另一方面，抑制单个靶点的药物往往会引起细胞代谢系统的不稳定，药物与靶点之间的高度亲和使细胞正常的生理功能受到影响，产生严重的毒副作用。基于复杂疾病的整体性、多因素、多表型、动态变化特征，其发病机制的多因素、多途径特点，只有通过对多种分子机制、信号转导途径及调节网络的整合，才能全面、系统地干预复杂疾病的发生、发展过程。

2. 局限的传统药物效应评价方式

药物临床前研究是药物临床研究和后续临床应用的基础。然而，基于细胞或组织培养的离体实验方法无法做到全面评估生物系统中复杂的生理、生化调节过程。因此，以动物模型为主要研究对象的药物临床前研究是进行药效评价时必不可少的阶段，它代表了分子水平的发现与治疗方法的临床实施之间的桥梁。然而，研究数据显示，经动物实验验证为安全和有效的药物中，约有92%在临床试验中由于毒性或无效而被淘汰，且剩余的8%的药物中有一半因引起较为严重的副作用而被撤销许可或限制应用。不适当的动物模型使越来越多进入临床试验的药物以失败而告终，尤其是针对慢性和复杂疾病的药物。这也是转化医学为何进展缓慢、收效甚微的原因。因此，动物模型的有效性对于药物的临床前药效学评价至关重要。现阶段临床前采用的动物模型一般为复杂疾病的简化模型，但简化模型不能整合复杂疾病的所有特性，无法将临床、病理、环境、社会、心理等因素全部设计在内，缺乏病程、年龄、合并症、性别、遗传相似性及环境因素的综合影响。因此，很多药物在以人为对象的临床试验中并未显示出与以动物为对象的临床前实验中相同或相似的作用而宣告失败。此外，也可能会存在一些药物由于在动物实验中未显示出明显疗效而止步于临床前研究，但这些药物未必对人类疾病没有治疗效果。因此，基础研究应进一步改进动物模型对复杂疾病多种病理因素的重现性及适用性，提高基础研究向临床的转化效率，开发更多、更有效的治疗药物。

3. 落后的药品评审政策

当前，我国的新药评审政策存在诸多问题：①申请药品评审的材料质量有待进一步提高。注册申请资料不完善，常导致评审过程需要多次补充完善，严重影响评审效率。②药品评审技术人员严重不足。药品审评中心的人力资本量与审评任务量之间的配比严重失衡，导致急需的新药上市审批时间过长。③药品研发机构和科研人员不能申请新药注册，影响他们对药品创新的积极性。④由于体制内存在的多种障碍，导致我国药品审评速度严重滞后，药品审评任务严重积压，药品审评实践严重超时，远远长于美国、日本及欧盟国家。

（二）推进医－药整合新药研发的建议

1. 创新整合药物设计思路

临床实践是检验药物疗效的最终标准。人体内是由多细胞、多器官、多系统协调运行的。疾病的发生也伴随着多个基因突变、多种蛋白表达异常、多个细胞组织功能失调、多个器官系统运行障碍等一系列环节。纠正一个异常环节，其他的异常环节会代偿性地发挥致病作用。虽然基础医学和生命科学研究的结果发现了大量的可调节疾病进程的分子或蛋白，可作为疾病治疗和药物研发的靶点。但疾病的整体性使单纯靶向于某个分子和蛋白的药物及临床干预措施在疾病的治疗中顾此失彼。因而，有潜力的新药不应是拮抗特定的致病靶标，而是应具有多靶点效应，即可通过干预多靶点纠正机体的整体异常，协调机体各系统使之生理功能协调运转。在基于整合药学的新药设计中，应重视药物设计的原则性转变，即单成分药物向多成分药物的转变、单靶点药物向多靶点及网络调节作用的转变、由注重药物化学成分向注重药物整体效应的转变。

（1）针对复杂疾病的多成分和多靶点药物设计

在过去的整个 20 世纪中，"单体药物特异性激活或抑制某靶标分子"成为设计新型药物的主导思路和主要模式。生物医学试图通过寻找疾病的关键调控分子来阐明疾病的病因，然后将其作为药物的靶标。而在后基因组时代，研究发现许多高发疾病，如糖尿病、心血管疾病、癌症等，是在不同的生理、病理、环境及生活方式等因素的参与下发生、发展的。因此，单靶点、单成分药物对复杂生物调节网络所调控的复杂疾病的疗效不尽如人意。此外，即使已经通过离体细胞或大体动物筛选和验证为有效的单体化合物，也可因人体内各种疾病相关基因、蛋白及其他分子间复杂的相互作用而失去应有的疗效，止步于临床研究。基于此，多靶点和多成分药物的优势凸显，成为药物设计的新策略。多靶点、多组分药物将采用多种元素，针对诱发疾病的多种关键基因和蛋白发挥协同、整合作用，旨在纠正机体整体异常，改善患者预后。多靶点、多组分药物的设计策略主要有 3 种：基于临床实践的经验性药物组合，筛选并优化长期医学实践中已经建立的协同组合药物；筛选传统中药组方活性化合物，通过构建多组分药物的定量构效关系，设计出成分更明确、更有效的多组分药物；基于 DNA 测序、基因组学、蛋白质组学、代谢组学的药物靶标识别和药物作用效果评价，以描述多组分物质的潜在药理机制，鉴定多组分药物的靶标基因及分子标志物是否受到了特异性调控。此外，对特定疾病的分子调控网络的深入分析，也会为设计与之相互作用的多组分药物提供思路。

（2）基于临床疗效的反向药物设计

基于临床疗效的新药设计，即从已有明确临床疗效的组方药物反过来发现新的化合物、新的组分，再重新进行整合、配比，使之药效更确切，物质基础更明确，是中药新药创制的新思路。在过去的新药研发中，普遍的研究思路是确定功能蛋白，从功能蛋白中寻找靶蛋白，根据靶蛋白设计药物，再进行药物体外活性分析、体内活性分析及成药性分析。然而，基于分子靶标设计的单靶点化学药物在大体动物实验及临床试验中具有很大的不确定性，影响因素众多，包括毒性、药物作用特异性等。因此，针对靶蛋白设计的单靶点化学药物的成药性普遍较差。复方中药在临床应用最广泛，有大量的临床实践证据。以这些临床有效的复方药物为基础，反过来研究其药效物质基础、作用机制、安全性等是发现新药或新药组分的重要途径。其中，屠呦呦教授从青蒿中发现青蒿素就是基于临床疗效反向研究药效物质基础的成功范例。基于临床疗效的多靶点中药新药创制有望找到更好、更多的创新药物。

（3）挖掘已有药物的新适应证

对现有或正在研制中的药物的新的药理作用的检测与开发，已逐渐成为新药研究中的另一个重要策略，称为"药物重定位"。药物重定位可大大降低开发新药的风险和成本，缩短药物发现和获得之间的时间差。近年来，各国政府部门、学术机构均大力支持药物重定位这一举措。在 2013 年上市的 84 种药品中，采用药物重定位的药品占比 20%。美国食品药品监督管理局创建了多个公共数据库，并制定了大量的经济激励措施以鼓励罕见疾病的药物重定位的相关研究。基于药物重定位的新药可采用以下 3 种策略：①重新开发已经进入市场多年、安全性已经被广泛认可的常用药物的新适应证；②基于一线临床医生的诊疗经验，开发药物的标外效应及潜在机制；③重新开发临床研究失败的药物的新适应证，包括在临床试验、审批机制中失败的化合物，这些化合物的安全性已经得到验证，但却由于二期临床试验中药效不佳而遭到淘汰。然而，这些药物对其他疾病是否有效仍属未知。因此，可系统整理以上来源的相关药物信息，挖掘依然有重新研究潜力的药物，以便确定该药物是否具有其他药用价值。整体来说，药物重定位是发现新药物及新适应证的重要策略，可为新药研发带来新的机遇。

2. 开发适应整合药学的药物评价体系

（1）开发更先进的动物模型

基础研究应进一步改进动物模型对复杂疾病多种病理因素的重现性及适用性，提高基础研究向临床的转化效率，开发更新的、更先进的疾病动物模型，为治疗药物的研发提供更准确的研究对象。

（2）应用更先进的药效评价技术

将基础科技发现与高度发达的检测工具相结合，使以无创、定量的方式研究药物在体内药效学及药物代谢动力学特征成为可能。此外，某些高分辨率体内成像技术［如显微计算机断层扫描（Micro-CT）、显微正电子发射断层扫描（micro-PET）、显微单光子发射计算机断层扫描（micro-SPET）等］具有重复、无创检测疾病进展、监测机体对治疗药物的反应等功能，可在较长的研究时间范围内提供多个时间点的数据，并可提供分子、细胞到器官及整体水平的信息，使每一只动物可独立完成整个研究过程，而不用以采集数据的需求而中途处死，且每只动物都可作为纵向时间轴的自身对照，降低了生物变异性。高分辨率体内检测技术可广泛应用于药效学验证、检测药物转运蛋白的作用、阐明药物清除途径及导致个体间变异的因素、药物–药物相互作用和遗传多态性，继而为人体内药学代谢动力学及药物效应动力学的研究提供可靠的前期基础。

在筛选某个激酶的抑制剂时，质谱流式细胞技术（CyTOF）可测定主要靶点的动态参数，同时也可测定抑制剂作用于其他激酶的脱靶效应和靶点上下游通路的变化，创建药物的潜在作用图谱，由此可用于更完整的阐明该抑制剂的药理学特征。CyTOF可在有限样本的条件下同时检测40种不同的细胞标记物，包括细胞膜蛋白及胞浆蛋白，以极高的分辨率和精确度表征细胞表型和功能的变化，可用于患者的分级筛选及药物的目标人群；同时，CyTOF还可以进行细胞内多重信号转导通路与深度细胞表型和功能的测定，对单细胞表型、信号通路、功能性标志物的研究具有重要的意义，在药物的转化研究中起到关键作用；此外，CyTOF能加速发现剂量优化的药效学标志物、评估药物安全性的毒理学标志物及疾病严重性及药物治疗功效的生物标志物。

（3）药物代谢动力学、药物效应动力学、药物毒性动力学的整合应用

药物代谢动力学、药物效应动力学、药物毒性动力学整合应用原则对于新药开发至关重要。整合药物代谢动力学、药物效应动力学及药物毒性动力学研究于药品研发的各个阶段，及时做出影响后续药物开发进程的适当、精准的评估，可尽早识别并确定最佳给药方案，可加快药物开发的整体进程。同样重要的是，对于药物作用基于药物代谢动力学/药物效应动力学的意识的增强，有利于建立一种更有意义的药物开发方案，特别是药物剂量方案的确定。通过个体药物代谢动力学、药物效应动力学、药物毒性动力学的整合评估制定个体化的给药策略，可达到最佳治疗效果。

将药物代谢动力学、药物效应动力学、药物毒性动力学整合应用于新药研发的方式，包括：①建立特异的高敏感性的药物代谢活性产物的检测分析方法。采用代谢药理学方式，定性及定量分析主要代谢产物在血液、尿液及其他体液及组织中的含量及代谢通路。②药物代谢动力学及生物液浓度检测。建立药物代谢动力学数据库，检测不同给药剂量下药物或其活性产物在不同时间点的代谢情况，以便选择最佳给药剂量。③确定系统药物浓度与药物的药理学功能、毒性反应之间的数据关系。④长期毒理学研究中进行系统的药物浓度的监测。药物效应的强度和持续时间是评估药品安全性的重要指标，有助于解释意外发生的毒性反应，应在体外研究中确定药物对蛋白质结合的程度及血浆中游离的药物浓度，这一点也与药理作用和毒性密切相关。⑤组织分布。采用放射性标记的药物来确定药物的时间依赖性、持久性，以及药物或其活性代谢产物在各组织的蓄积和分布。

3. 建立适应整合药物的新药评审政策

虽然全球药品市场规模不断扩大，但我国创新药物研发能力仍显不足，仿制

药占比达到96%，缺乏首创药物。而创新药物研发能力强大的大型跨国药企依靠品牌优势和临床必需新药专利权，占据了我国主流用药市场。虽然基因组学、生命科学技术迅猛发展，创新药物的研发仍然需要耗费大量的时间、资金及人力。因此，应从政策层面鼓励原创药物研发，加大对药品研发的各项投入，包括研发经费、技术支持、科研人员，避免由于投入不够或投入不力而延长药物研发周期，影响创新药物的研发。此外，应在政策、资金、人才等多层面鼓励有创新药物研发实力的医药单位和科研人员集中精力开展创新药物研制。在这种鼓励和刺激下，我国的创新药物研制将迎来前所未有的进展。最后，结合我国实际，实现战略、思维转型，努力开展新药创制三步走：①仿创结合，即在国际新药产品基础上开发药效和安全性相似的药物；②在原有有效分子结构基础上进行二次创新，如改构、优化等，使优化后的药物具有其自身独特的优势，这是目前比较切实可行的创新路径，也是国内创新药研发的主流方向；③设计合成全新创新药物。全新创新类药物的研发是我国迈向医药强国的重要途径。

新药研发是一个风险高、技术难、投入多、周期长的行业。新药研发能力是创新型制药行业的核心竞争力。而整合药学为我国的新药研发提供新的思路和策略。将整合药学理念应用于新药研发，促进最坚实的药学基础理论、最前沿的应用科学技术和最有效的临床实践经验在新药研发中的碰撞、交融，可加快更多、更好、有自主知识产权的原创性药物的发现和转化。

四、现代医药－传统医药的整合

随着社会经济的发展、现代科技的进步、生存环境及生活水平的巨大变化，人类医学模式、医疗模式和疾病谱正在发生转变，在现代医学不能充分满足人类防治疾病、维护健康需求的今天，将传统医药的健康观念及医疗实践的有效性与现代医学相整合可提供医疗卫生保健的新模式。目前，世界各国纷纷从法律、标准及市场准入等方面加大了对传统医药的支持与认可。世界卫生组织（WHO）强调应致力于在世界范围内推进传统医药与现代医药的整合。传统医药所蕴含的巨大的医疗科研价值、市场潜力及国际市场需求正不断增加。然而，中医药理论体系的科学内涵尚未被现代社会广泛接受与理解；中医药的安全性、有效性、其研究方式及评价体系的客观性和可重现性尚有待规范；中医药不良反应的监测系统尚不完善，数千年积累的宝贵的中医药知识尚不能进行安全、准确的应用，中医药在防治人类现代疾病、促进健康作用无法充分发挥。为了解决这些问题，应进一步加强传统医药与现代医药的整合、交融，深化现代医学对中医药科学内涵的认识，促进中医药数千年形成的有效防治方法和手段等临床宝贵经验的转化和推广。

（一）现代医药－传统医药分离的原因与弊端

1. 传统医药的科学内涵尚未被现代社会普遍接受及认可

中医药是中华民族数千年与疾病进行斗争的过程中积累的宝贵财富。中医药以专门的视角阐释生命和疾病现象，在长期的实践中形成了抵御疾病、维护健康的有效方法和手段，是目前储存最完整、使用人口最多的传统医药体系。然而，由于思维方式、基础理论、治疗方式的显著差异，传统医药学与现代医药学在诸多方面具有明显不同的特点。中医药的宝贵财富源于我国几千年来的临床实践，然而这些在临床实践中行之有效的辨证论治诊疗方法、中药炮制、中药配伍等理论尚未得到现代社会的科学评价；传统医药的科学内涵尚未被现代社会普遍接受和认可。传统医药与现代医药间缺乏交流整合，构成了现代社会认可、应用中医药的重要障碍。

2. 缺乏普遍认可的中药研究、应用标准及评价体系

与结构明确、质量可控的化学合成药和某些植物药相比，传统中药的安全性、有效性及其研究标准和评价体系更为复杂，因此，中药的安全性、有效性研究及其质量控制、生产工艺、药理毒理、临床评价及产品注册等标准不能完全参照化学合成药及结构明确的植物药。然而，既适应中药自身特点，又被国际社会普遍接受和认可的中药研究标准和评价体系尚未建立。此外，中药的使用在大多数国家既没有法律法规的保证，也没有临床实践指南的指导，因此传统中药未能进入国际医药及保健产品的主流市场，尚未成为维护人类健康的现实有效的卫生资源。

3. 中药产品技术含量偏低，无法满足国际市场需求

尽管近年来我国中医药现代化水平得到持续提升，但中药新产品少、产品科技含量低等问题仍然存在；同时，中医药企业规模小、国际竞争力弱，较难具备国际认可的现代中药生产技术和方法，使中药的应用推荐遭受巨大障碍。此外，中药产品由于无法满足临床诊疗及医药市场需求，中药产品的注册、上市等仍然存在诸多困难。因此，应尽快吸取新的技术和方法，以提升中医药现代化水平，促进更多满足临床需求的中药产品。

（二）推进现代医药 - 传统医药整合的建议

传统医药以整体思维为导向，在理论上具有独特的生理观、病理观、疾病防治观。传统医药重视从人体整体功能判断健康状况和疾病进展、重视个体化辨证论治、重视以人为本。现代药学以系统思维为导向，经过长期的发展、积累形成，是揭示药物与人体、药物与病原生物体相互作用与规律的科学，属于自然与人文相结合的、系统的、非线性的科学。现代药学与传统医药的整合，将传统医药中的以人为本、辨证论治理念融入现代药学中，将促进整合药学在临床诊疗实践中的贯彻实施；传统医学的思维及经验与现代科学技术有效整合，将更加有助于原创性药物的研发，促进中药新药的创制。现代药学与传统医药的整合，不仅仅是现代医学与传统中药或其疗法的共同应用，而是需要采用严格的、科学的方法，找到整合药学的发展将如何从传统医药及现代药学中获得进步，以便更好地解决临床实践中的相关问题，满足医疗需求。

1. 提高公众认知，促进整合医学临床实践

虽然整合医学在临床实践中的认可度大大增加，但仍有一些患者并不认同整合药物治疗的方式。因此，急需加强医生与患者在用药方面的沟通。同时，医生在整合医疗实践中也应加强整合医学相关的理论学习及技能培训，使整合医学理念能够更好地应用到临床实践中，促进中–西药整合医疗的实施与推广。此外，中药作为医疗手段的重要分支，虽被经常使用，却并不作为治病的常规手段。患者大多存在复杂的医疗问题，通常涉及多个器官系统，症状及强度不尽相同，传统的医疗方法无法解决所有问题。因此，应采用多元化治疗的整合医疗方案，包括改变生活方式、替代药物治疗等，并兼顾心理、生理、精神层面的疏导，创建积极的治疗环境。治疗的最终目标不仅仅是解决患者的疾病症状，而是要找到引发疾病的根本原因，以帮助患者达到最佳状态。

2. 建立并完善国际认可的传统医药研究、应用标准与规范

借鉴中国中医药及国际社会传统医药研究标准的经验和不足，参考国际现代医药标准与规范，依据国际社会经济科技发展现状，建立国际社会接受和认可的、适合各国具体情况及传统医药自身特点的研究标准与规范，包括疾病诊断、治疗方法、疗效评价、药理作用及安全性评价、质量控制等内容，促进传统医药在临床医疗、医学教育、药品研发及生产的标准化与规范化。此外，还要制定传统医药的注册指南，推进传统医药的国际认证认可，逐步形成国际性的中医药监督管理及质量保障体系，规范中医药产品的国际市场，保证中医药应用的安全、有效。

（1）建立传统医药临床应用实践指南

目前，越来越多的医生和患者愿意采用以"现代医学与传统医药整合"的理念进行疾病治疗。但在现有的政策法规的规范下，中药药师与西药药师的专业实践范围有所不同，且不被允许跨领域执业。在此过程中，药学专业人员不能充分发挥保证药物合理合用的作用。临床实践已经充分证实，传统医药在某些疾病的治疗中发挥重要作用，但却缺乏循证医学对这种作用的合理阐释；在医疗实践中，缺乏传统医药的用药指导和实践指南，使传统药物的整体应用及发展受到限制。尽管近年来我国的中医药产业得到迅猛发展，但在我国的综合医疗保健系统中，仍缺乏传统中药与常规西药的整合临床应用实践规范和指导原则。因此，整合药学在传统药物与常规西药的整合应用方面存在巨大挑战。所以要规范中、西药整合应用，提供政策性指导，为在临床实践中中药与西药的整合应用提供决策性基础。应建立健全整合药物临床实践指南，以保证整合医疗过程的高效性及高安全性非常必要。具体、有效的临床实践指南不仅为临床实践中整合药物的合理应用提供决策性基础，还会促进两种不同药学体系的信息交流，以便在基础理论及临床实践水平上更全面地促进两种药学体系的统筹融合，推进整合用药实践的完善。

（2）建立传统医药创新研究的标准

创新中药研究的关键，在于其稳定的疗效及研究方法的科学性。中药是我国

具有原创优势的资源，是发展潜力巨大的战略新兴产业。利用现代科学技术挖掘中医药的宝贵财富，是中医药走向现代化的有效途径。首先，在创新中药研发方面，应以思维方式的创新引领中药组方创新。中医药理论强调"理法方药"，所谓"理"，即对疾病发生、发展规律的认识。只有对疾病发展规律有了新的认识，才能有新的干预策略和治疗方法；根据新的干预策略，才能有新的组方和用药选择；在药物组方中，应采用多成分、多靶点药物，重视机体整体功能的调节。因此，基于中医理论及整合思维，将会大大拓宽中药的临床应用范围。此外，中药需要用符合当代研究通则和标准的研究数据以证明其药效，才能让中药在更广泛的领域得到认可。应全面建立从理论创新到药物筛选、药效学研究、安全性评价、制剂、质量控制、临床评价等全套的技术体系。再针对临床医生的临床实践，不断提出新的假说，不断优化组方，提升疗效，从而建立"理论－临床－新药－实验－循证"的创新中药研究模式，在学科前沿找到创新的切入点和突破点，有效实现创新中药转化。

3. 发挥传统医药防治重大疑难疾病及养生保健中的重要作用

传统医药在治疗重大疑难疾病、慢性病及养生保健中具有特色和优势，如精神性疾病、心脑血管疾病、肿瘤、自身免疫性疾病、疟疾、艾滋病等。为了促进传统医药与现代医学体系的整合，应建立常见病、多发病、重大疑难疾病、慢性病及养生保健中的诊疗方法、治疗方案、评价标准的临床研究，建立国际社会认可和接受的中医药临床疗效评价方法和标准并进行推广，不断提高中医药预防疾病和养生保健水平，满足现代人类社会不断增长的卫生医疗保健需求。充分利用现代科学技术成果，研究传统医药在有效预防治疗重大疑难疾病、慢性病及日常养生保健中的作用及作用机理。

4. 积极开发符合临床及市场需求的现代中药产品、先进技术和设备，培养具有较强竞争力的中医药企业

（1）积极开发符合临床及市场需求的现代中药产品

根据临床诊疗及医药市场需求，充分利用积累的中医药资源，结合现代科学技术，借鉴国际通行的医药标准及规范，研究并开发在防治现代人类疑难疾病方面有特色、安全有效、质量可控的中药产品，提高中医药服务人类健康的贡献度。在此过程中，可开展多种模式的创新中药研发，或基于传统中药组方的现代中药研究，以及已上市中药产品的质量、临床疗效和安全性的再评判和二次开发等，开发、生产一批疗效确切、质量标准完善、安全、具有自主知识产权、符合临床及市场需求的现代中药产品。

（2）采用先进研发技术开发传统医药资源

利用中医药庞大的信息资源，结合生物学、化学、信息学等现代科学技术，建立新型的适合中医药的研发技术和方法；针对中药产业链较长、成分复杂、质量控制难度大、生产工艺复杂的特点，有效引进、消化、吸收、集成国际先进技

术和设备，形成具有中药生产特点、国际认可的现代中药生产体系；建立适应中药复杂体系特点的疗效评价、质量控制、安全评估的新标准、新技术和新方法。

（3）培养具有较强竞争力的中医药企业

支持有实力的制药企业在世界范围内建立大型中医药研发、生产、销售集团，培养一批具有较强国际竞争力的中医药企业，增加中医药在医药保健市场的份额，实现中医药知识和资源优势的转化。

五、基于医–药整合的药品安全监管

药品安全是社会关注的重点问题。药品安全的主要任务是尽量减少药品的安全隐患及其对消费者的损害。为保证公众的药品安全，促进我国药品事业的良性发展，推进基于医学–药学整合的药品安全监管，是公众身体健康及生命安全的重要保障。

（一）药品安全监管中医学–药学分离的原因及弊端

药品的不良反应问题、质量问题和不合理用药问题是影响药品安全性的最主要因素，通过对药品研发、生产、应用各个环节进行规范化管理，可部分降低药品安全事件的发生概率及严重性，但药品市场中不良反应事件、假药/劣药事件及不合理用药现象仍然存在。

1. 药品设计缺陷引发药品不良反应

药品召回和缺陷事件报告的数据显示，由于药品设计的固有缺陷导致的药品安全问题的发生率占比较高。由于药品上市前研究的不充分，造成符合药品标准规定的合格药品仍存在着对患者生命健康的风险。药品设计的缺陷常来源于药品的药理作用特性、制剂的适当性及使用方法的正确性。其中，药品的药理作用特性是产生药品不良反应的重要原因。例如，曲妥单抗是一种用于 HER2 阳性乳腺癌和转移性胃癌的靶向治疗药物。然而，曲妥单抗会对心脏产生非预期毒性，该毒性是由于心肌细胞也高表达 HER2 引起的。单克隆抗体药物与心肌细胞的 HER2 结合后诱导心肌细胞自噬。同样，曲妥珠单抗与 HER2 结合后会在肝脏细胞里发生内化，导致微管网络受损，细胞核断裂，产生肿瘤坏死因子 –α，诱导非预期性肝损伤。这些研究揭示了基于曲妥单抗药理作用特点的安全风险，警示对该类型产品进行药品设计方面的监管审查，有助于开发出副作用更小的药物。此外，制剂不当及使用方法不正确也可引起药物不良反应。仍以单克隆抗体药物为例，单克隆抗体药物的临床给药通常是静脉给药时添加 5% 的葡萄糖溶液。而最近的研究证实，当抗体–葡萄糖溶液与人体血浆混合时，单克隆抗体会发生聚集，血浆蛋白发生 pH 依赖性沉淀，导致含抗体药物的不溶性聚集，引起不良反应。因此，有必要根据药物的药理作用特点、理化特性等评估药物设计的合理性，降低药品不良反应损害的发生风险；同时，建立灵敏的药物不良反应监测及报告系统，及时发现上市后药品存在的设计缺陷，降低药品不良反应的发生率及严重性。

2. 药品制造缺陷引起药品质量问题

药品质量问题是指药品质量状况不符合国家药品标准，其本质是药品在生产、储存、运输过程中出现问题导致药品制造缺陷，主要包括以下几种情况：一是按照质量检验不合格的药品；二是《药品管理法》规定的按假药（劣药）论处的药品；三是有制造缺陷的其他药品，主要是虽然不构成假药、劣药、却又存在着一定缺陷的药品。对于药品质量问题，应进一步健全国家药品标准，并对药品的质量进行严格的检验，尽量避免由于药品质量问题给患者造成损失。

3. 药品应用不当导致的不合理用药现象

根据世界卫生组织的定义，合理用药是指患者所使用的药物应适合其临床需求、剂量满足个体需求、持续适当时间且对患者本人及社区成本最低。国家卫健委指出，合理用药是医疗卫生机构药事管理的重要目标，是提高医疗质量、保障医疗安全的必然要求，也是深化医药卫生体制改革、促进健康中国早日实现的重要内容。根据世界卫生组织的调查数据，全球每年约有1/3的患者死于不合理用药而非疾病本身；我国的不合理用药现象严重，全国每年约5000万住院患者中，约有250万人与药物不合理使用有关，其中，约有10万人因不合理用药而死亡。临床中不合理用药的原因有很多，包括用药不对症、剂量不足、超量用药、合并用药、重复用药、高起点用药、违反用药禁忌、使用毒副作用过大的药物及用药方案不合理等。此外，中国非处方药协会公布的《中国非处方药认知度网络调查报告》指出，中国内地约有七成家庭存在自我用药不当问题，不合理用药的发生率约为12%～32%。凭借自我感觉或听信广告宣传而指导用药，不仅做不到对症下药，而且对药物的用量和用法也无法正确把握，很有可能对身体造成严重损害。因此，在不合理用药的发生过程中，医师、药师、护师和患者都是防范不合理用药的重要参与者。要防范不合理用药，需要医师的正确诊断，药师的正确调配药品并对处方实施有效的审核把关，护师正确地执行医嘱并及时监测患者用药以后的反应、配合医师及时调整用药方案，患者遵从正确的医嘱进行治疗、及时向医师或护师陈述用药之后的反应、配合医务人员掌握病情变化适时调整药物治疗方案。

（二）推进医-药整合的药品安全监管的建议

1. 基于医学-药学整合的药品安全监测

（1）进行充分的药品上市前研究

药品不良反应问题的本质是合格药品存在一定的设计缺陷，这种缺陷主要源于药品上市前研究的不充分，没有及时发现药品设计不科学、不合理的方面。因此，应进行充分的药品上市前研究，从根本上降低药品设计缺陷的发生率，减少药品不良反应事件。

（2）建立高灵敏性药品不良反应报告监测系统

药品生产、流通和使用单位均应对其生产、经营、使用的药品所发生的药不良事件进行监测和报告。在医疗机构，通过医师、药师、护师的用药实践及药品经营单位在用药实践中，系统收集和报告药品使用后的反应。根据可疑即报的原则，只要患者是由于使用药品发生的有害反应，即应作为药品不良事件而报告。此外，应鼓励公众对自己的用药情况进行自行监护，及时发现并向相关部门上报药品不良反应。建立高灵敏性药品不良反应报告监测系统，及时、系统、全面地收集、分析药品不良事件的相关资料，有助于及时发现药品存在的、与质量无关的设计缺陷，并对这种缺陷的性质和严重程度作出判断，积极寻求解决对策。

（3）科学的药品标识说明

药品的使用方法和标识说明缺陷是导致药品不良反应发生的不可忽视的原因。通过药品不良反应监测和药品上市后继续研究及再评价，及时修改药品说明书，纠正药品的标识说明缺陷，对于防范药品不良反应发生具有非常重要的意义。首先，药品生产者应针对不同的对象说明不同的药品。对于非处方药来讲，药品生产者说明和警示的对象是药品的使用者；但对于必须在医师、药师等专业人员的监督指导下才能使用的药品，如处方药，说明和警示的对象则应为专业人员。因此，针对处方药物的说明，生产者可以较多地使用专业术语，严谨、详尽地阐释药理作用、作用机制、适应证、药物代谢动力学、不良反应及禁忌证等；而针对非处方药，则应以患者为说明的对象，要求提供的信息通俗易懂。其次，药品生产者应当向患者说明药品的正确使用方法和不当使用的危险，说明药品在正常使用情况下具有的潜在危险。说明警告至少应包括药品危险的性质、危险的程度及潜在危险的严重性，说明警告的文字需要醒目，醒目的程度与需要警示的危险性程度相适应。

2. 基于医学－药学整合的药品质量控制

（1）研究并制定药品质量评估标准

药品质量评估需要制定明确的药品质量标准，以确保产品标识、强度、纯度、质量及效力。因此，严格的、科学的、与临床相关的药品质量标准的开发和评估是药品质量评估的重要技术依据，也是实现药品质量管理的前提。药品标准的科学性和完善程度直接影响上市药品的质量，影响社会公众的用药安全，并在很大程度上决定和影响其他质量管理措施实施的程度和效果。科学完善的药品标准是一切质量管理措施得以实施的前提。医药科学技术和药品监督管理的发展，对药品标准不断提出新的更高要求，要实现药品安全有效、质量可控。然而，现有国家药品标准中，仍有许多药品标准严重落后于生产和监督管理工作的实际，不能有效地反映和控制药品质量。为达到药品质量可控，保证人民群众用药安全有效，迫切需要提高国家药品标准，以提高我国医药产业的国际竞争力，促进医药经济健康发展。

（2）完善药品质量检验体系

药品质量检验是药品质量监督管理中的基本技术手段，在药品质量的监督管理中发挥重要作用。随着医药科技的飞速发展，新药品不断涌现，药品标准和检验方式的不断更新，应建立更加完善的药品质量检验体系，如进一步调整和完善药品检验机构的设置；通过立法明确药品检验机构的职能定位；明确各类药品检验机构的法律定位和开业要求；加强各类药品检验机构的内部管理等。通过不断完善我国的药品检验体系，使各类药检机构向规范化、技能化、合理化发展，以适应新世纪医药卫生事业发展的需要，以利于药检队伍自身的提高，堵住药品生产、经营、使用渠道上质量监督的漏洞，掌握工作的主动权，防患于未然，最大限度地保障人民用药安全。

3. 基于医学 – 药学整合的药品合理使用

药品的研制、生产、流通及应用过程的规范管理可以有效降低药品的设计缺陷和制造缺陷，从而有效控制药品不良反应问题和药品质量问题。但要进一步确保药品使用的安全性，还必须保证药品的合理使用。因此，严格的药品使用管理、防范不合理用药，是药品安全监管的重要方面。因此，需要建立一整套药品使用管理制度来规范医师、药师及其他相关人员的用药活动，保证药品合理使用。

（1）制定并完善国家药物政策，健全各种药品使用管理制度

国家药物政策是国家为医药卫生事业制定的指导性文件。将合理用药写入国家药物政策，包括制定国家基本药物目录、国家处方集、标准治疗指南等，对于促进合理用药具有重要意义。我国需要进一步完善国家基本药物目录和国家处方集，提高遴选基本药物与编写国家标准治疗指南的水平，推动合理用药，并使保证合理用药的国家药物政策体系化。此外，适当的药品使用管理制度和措施是防范和控制不合理用药的重要措施。健全药品使用管理制度，如合理使用处方药物和非处方药物，加强药品广告和宣传标识管理等。通过有的放矢地制定干预措施，从制度层面遏制不合理用药现象的发生，消除导致不合理用药的体制原因，以最大限度地维护患者用药的安全性。

（2）积极建立不合理用药问题的发现与警戒系统

首先，参与用药实践的相关医务人员（医师、药师、护师）对不合理用药等医疗安全问题进行报告，及时发现医疗过程中存在的不合理用药问题，并收集不良用药事件的药品使用信息；其次，管理部门对不合理用药现象进行抽样调查，选取一定量的处方或患者病历资料，分析其中存在的不合理用药问题，并制定控制和防范不合理用药的措施；第三，进行处方事件监测，通过分析药品处方记录的丰富信息，用来发现药品处方记录中存在的不合理用药问题等。

（3）加强医务人员的学习培训，提升业务素质

医师、药师、护师及相关医疗技术人员的业务素质，是保证合理用药的最重要因素。首先，应建立和完善我国医疗卫生职业准入控制制度。虽然我国医师、药师、护师等重要医疗卫生技术人员职业准入制度基本建立，但还不够完善。尤其是我国的执业药师准入控制制度还存在着体制割裂、考试科目不合理等方面的问题，应进一步改革和完善。其次，应加强医疗人员的继续教育。医疗卫生技术人

员知识和技术的老化也是导致不合理用药现象发生的重要原因。通过继续教育使医药卫生技术人员及时更新知识和技术是保证合理用药的重要手段。

六、整合药学教育及人才培养

（一）当前药学教育体系的不足

1. 国内外药学学科发展现状（表1）

美国：美国的药学教育已经经历了半个世纪的探索与发展，目前已形成一套完善的药学专业人才培养体系。美国药学教育的核心是培养为临床医院和社区服务的药学专业人员，临床药师有权处置医生开具的处方，也具有为患者开具处方，指导患者如何正确、合理用药的责任；同时，药师还负责药物调配、分发系统。因此，药师是美国临床医院或社区服务机构中的核心成员。药学院针对药学生的教育要求和临床药师的培养规划，专门设置了 Pharm. D 学位。Pharm. D 模式由南加州大学药学院于 1950 年提出，目前已成为美国临床药师的入行资格。美国药学协会、美国卫生系统药师协会及美国药学院协会均认可临床药师在上岗前必须取得 Pharm. D 学位。Pharm. D 学位课程首先包括 2 年的基础课学习，如化学、数学、物理、生物等课程。完成基础课程的学习并取得足够的学分后，学生可以申请参加药学院 Pharm. D 学位的面试，面试通过的学生可以继续开展为期 4 年的 Pharm. D 学位的专业课程学习。在专业课程学习中，包括大量的临床课程学习及实践，学生在学习临床药学知识的同时，还要在临床各个科室轮转，学习大量的临床知识和技能。经过这 6 年的学习后，学生方可获得 Pharm. D 的专业药学学位。美国的药学院招生要求较高、录取比例较低、竞争激烈。学生只有完成预科课程的学习才能开始 4 年的专业课程学习，从而获得 Pharm. D 学位。美国的 Pharm. D 课程注重各学科之间的交叉，尤其需要掌握生物学、临床医学等相关课程，以问题为导向的教学方法应用广泛，综合实验课程、学术研讨会及导师小组培训制度等培养模式，注重学生自己的动手能力和科研设计能力，同时，通过小组导师的指导，使学生对专业知识具有更深层次的理解和掌握。经过 Pharm. D 培养体系的训练，学生不仅掌握了大量的临床药学知识，还具有一定的科研能力，毕业后经相关专业药学机构认证后，可拿到美国执业药师资格证书。

日本：日本的药学教育体系以学术型人才与药师型人才培养并重。根据培养目标不同，药学本科教育分为 4 年制和 6 年制。6 年制药学教育的主要目标是培养临床药师，负责与临床治疗相关的药学工作。在教育教学过程中，注重培养学生的临床药学理论及实践技能，需完成约 24 周的临床实践活动方可毕业，获得学士学位。获得学士学位的毕业生可直接参加国家执业药师的资格考试（CBT 和 OSCE），通过后即可成为临床执业药师。此外，6 年制的药学本科学生毕业后可直接攻读博士学位。4 年制的药学教育的主要目标是培养药学科学、技术人员。在教育教学过程中，注重培养学生的科学思维、训练学生的实验动手能力，无须参加药房实习，毕业可获得学士学位。获得学士学位的毕业生可直接攻读博士学位，但不能参加国家的执业药师考试。2004 年，日本药学会发起的研究药学课程体系联合会成立，并起草"药学教育核心课程设置模式"和"实践基地与实习培训课程"。新的课程体系的基本目标是把学生培养成为适应社会需求的药师及药学研究人员，建立以学生为导向的药学教育，建立对学生的客观评价标准，重新权衡基础药学与临床药学科目的比重，在实践教学课程及实习期提供更多的实践课程。课程的要求是整合相关领域的知识，使之融入现有的课程中，使药学教育达到知识、态度、技能的平衡。

英国：英国的药学专业人才培养制度与其他国家区别较大，形式多样。英国的药学教育包括本科、硕士和博士。英国的药学学士学位培养主要为科研、技能型人才；硕士学位主要培养临床药学人才，通过参加相关临床药学课程学习和临床医院实习工作，获得临床药学硕士学位后，可参加国家的药师资格考试；药学博士教育主要针对医院的药师开设，是一种在职培养体系，要求学生已经取得临床药学硕士学位并具有注册药师资格后才能申请，培养周期为 4 年，期间需完成药学科研课题的研究及临床技能的培训，培养目标是提高医院在职药师的临床药学实践水平及科研课题的研究能力。

中国：我国药学教育已有一百多年的发展历史，目前药学专业招生规模庞大，招生单位覆盖全国各医科、药科、中医药高校，专业结构设置开始实现多元化发展趋势，形成"高等职业教育 – 本科教育 – 研究生教育 – 继续教育"的完整模式。2010 年底的统计数据显示，中国现有 603 家高等药学教育机构（包括医科大学和医学院等），其中包括 21 个药学相关专业，共提供 700 多门药学相关基础和专业课程，包括基础化学、药物分析学、药物化学、药剂学、药理学等。目前，中国约有 94 所高校提供中医药学课程，对学生进行中医药理论知识的传授和实验技能的培训，包括中医学基础知识、中医药文献资料检索、中药学、中药分析学、中药鉴定学、中药药理学等课程。目前，我国在药学专业接受的教育包括以下 3 个阶段：首先是为期一年的通识教育，包括英语、数学、物理、化学和生物基础科学；然后是为期两年或以上的药学科学教育，包括药理学、药物分析学、药物化学、药剂学、药学管理等课程；最后的阶段将进行半年的实习经验培训，通常在制药企业或医院进行实习，以获得初步的工作经验。大多数药学专业毕业生在毕业后的第一年会在医院或制药企业工作，据统计，药学专业毕业生中，约有 52% 在医院药房工作，21% 在制药行业工作，9% 在批发经销商或社区药房工作。中国的临床药学教育的历史并不短暂，但发展十分曲折。早在 20 世纪 60 年代，我国就提出了临床药剂学的概念；20 世纪 70 年代末，正式提出临床药学的概念，并明确了以患者为中心、以合理用药为目的的药学发展方向；1989 年，四川大学华西药学院开展首个 5 年制临床药学学士学位；自 2008 年起，中国药科大学再次开设临床药学学士学位、理学硕士学位和博士学位（学时 3 ~ 7 年）；截至 2010 年，全国只有

11 所大学提供临床药学 5 年制学士学位，另有 14 所大学具备临床药学硕士和博士授予资格（学时 3~7 年）。然而，临床药学的标准化课程及适合临床药学人才的标准培养模式尚未完全建立。因此，应积极建立统一的、高质量的模式来培养高质量的药学学生及临床药师。

表 1   不同国家药学人才培养模式对比

	美国	日本	英国	中国
课程设置	生物医学课程，药学课程，行为学、社会学及行政管理学课程，药学实践课程	基础课，专业基础课，专业课，实验	基础学科，专业课，药物设计课程及选修课，完成课题后继续学习	基础课，专业基础课，专业课，药学实践课
学制	本科教育（2~4年）+4 年药学教育，毕业生获得药学博士学位	4 年制或 6 年制	4 年本硕连读	3 年专科，4 年本科，3 年硕士 +3 年博士
实践	1 年（44 周）	4 年制无实习，6 年制实习 6 个月	1 年	一般为 3~6 个月
就业方向	药品研究、生产及临床应用	制药公司，化学工业，药房，诊疗所药局	药房，科研，教学，药厂，政府部门	制药企业，药房，教学和科研
培养特点	课程设置化学课程较少，侧重生物学、医学知识，采用学科相互结合的综合性教学，重视实践的重要性	注重人文素质教育融入课程教学	课程设置重点关注患者、药物作用、药物原料、医药产品、医疗系统和专业职责、药学知识扩展六大领域，授课形式以理论、案例、实践教学为主	偏重化学，对临床方面涉及较少

2. 我国药学教育存在的问题

目前来看，我国的药学教育更专注于药物或药品本身，重视药物结构、制剂、质量分析及药物转运系统的控制和调节，而并不是以临床应用及患者为导向的。医疗保健系统的大规模改革及对初级医疗保健重要作用的日益重视，正引导药学专业人员的工作重心转移到更广泛的领域。这种根本性转移促使药师在保证药品提供、分发及配送的同时，必须承担起另一个重要任务，就是药师可以利用自己的专业知识帮助改善患者的健康状况、提高患者的疾病治疗效果及生活质量。这也提示我们，当前药学教育需改革的重点，需将药学教育的中心从药物和药品转移到以人为中心的临床实践中。此外，随着我国医药产业结构的升级，医药产业发展迅速，生物、化学、医学等多学科交叉渗透、综合发展的趋势明显。然而，我国目前药学教育体系培养的药学学生学科综合创新能力较弱，难以满足医药产业创新发展对药学专业人才的需求。因此，亟须培养具有扎实的综合知识理论、较强的实践技能及一定的科研创新能力的新型药学人才，以适应医药科技的迅速发展。

3. 整合药学教育有助于培养"用好药"的药学专业人才

药学专业的不断发展不可避免地需要专业领域扩展及现代化，对新的药学课程和项目的要求是能够培养出更具有实践技能的药学专业人才，这是药学教育适应现代社会发展所必需的。在全球化发展的今天，"药学服务"理念已经得到了世界范围内的认可，药学为医疗卫生与日常保健提供服务已成为国际药学改革的发展趋势。发达国家药学教育已完成"以药品为中心"向"以患者为中心"的理念转型，而我国药学教育还停留在"以药品为中心"层面，落后于社会需求，偏离了药学教育的核心目标和价值。然而，我国适应社会发展需求、培养药学服务型人才的药学教育理念还未完全形成，药师型人才的培养还未成为我国药学高等教育的主流模式，临床药学教育中还存在很多问题，如临床药学生的课程体系仍以化学模式为主，课程设置偏重基础药学，与临床用药实践脱节；学生毕业时所具备的知识和能力不能满足临床实践需求，制约着卫生保健系统中其他参与者对药师价值的认可。整合药学教育将更有助于培养更具有临床实践技能的药学专业人才。因此，对现有药学及药学教育继续开拓与升级创新，构建与疾病相适应、与现有药学相整合的整合药学教育体系十分必要。

4. 整合药学教育有助于培养"做好药"的药学专业人才

目前，我国药学人才培养取得了较为突出的成绩，但仍面临着严峻挑战。首先，我国医药产业开始由仿制为主向创新为主的战略转移，但药学教育课程体系及考核制度陈旧，培养的学生在一定程度上缺乏创新能力；其次，药学教育内容与实际社会医疗卫生需求不相适应，学生缺乏实践能力，导致"重理论轻实践、重知识轻能力"。因此，目前我国药学人才的结构、分布、素质、能力都难以满足现代药学科技创新的发展和大众日益增长的对美好生活的需求，各学科间相容性较差，教学仍以传授知识为主，将理论知识付诸实践的时间和机会较少，学生运用知识的能力、实践技能的培养、发现问题、分析问题、解决问题的能力较弱。整合药学教育将更有助于培养具有综合创新能力的药学专业人才，为药品研发及生产贡献力量。因此，进行整合药学教育可以有机整合药学中相关学科知识和方法，为"做好药"培养更具综合创新能力的药学创新人才。

（二）推进整合药学教育的建议

整合药学学科是将不同药学学科进行战略性整合，形成一个连贯的、凝聚的、整体的课程，以培养出更好的药学学生及更专业的药学从业者。整合药学学科建设的目的，是为了使药学毕业生有能力将其所学的基础知识应用到解决复杂问题的实践中。整合药学教育应不仅仅是各个学科分值的单纯总和，而是分支学科之间的学术理念及应用框架的关系进行适当的整合，使整合之后的学科比其组成部分更具有价值。事实证明，从整合医学课程中培养出来的医学生将成为更好的医护工作者。药学属于应用学科，药学专业教育中最关键的一步是学生能够将课堂上学到的理论付诸实践。然而，许多药学学生无法将这些知识成功转化或应用。而整合课程为基础和专业学习创造了相关性和实践机会，从而使学生能将在不同环境下学到的知识联系起来并付诸实践，更有利于知识的转化。相关研究表明，当学生在一个整合框架内进行学习时，他们会表现出更好的基础知识保留能力、更强的实践能力。相反，非整合的课程可能会在没有背景及前提的情况下进行，由于详细讲授的理论内容没有在合理的时间内得到应用实践，相应的知识保留率降低。因此，整合药学学科的建设是必要的。

1. 培养临床实践能力较强的高质量临床药学人才

（1）优化整合临床药学高等教育课程

将药学教育的重心从药物和药品转移到临床实践中，应进一步重视临床药学教育的建设与发展。临床药学教育应推进实施以临床实践为主，课程教育为辅的临床药学教育模式。因此，应仔细地、战略性地、综合性地考虑不同学科之间的关系，积极吸取发达国家临床药师的人才培养经验，优化整合临床医学与药学课程，使我国药学人才培养由"化学"模式向"化学－生物－医学"模式转换。目前，我国临床药学专业的高等教育仍然沿袭传统药学教育模式，在基础药学课程的基础上，开设为期1年的经缩减的临床医学课程，临床实践课程仅有半年时间，甚至更少。由于临床药学学生缺乏系统的临床医学知识，不具备指导临床用药实践的能力，因此，无法真正参与临床用药实践工作；此外，现有教学体系下培养的临床药学专业学生缺乏将药学与医学的理论知识融会贯通的整合能力，增加了与临床医生进行临床用药实践中的交流的难度，无法胜任指导临床医生用药的工作。因此，在临床药学专业课程的设置中，应全面优化整合临床医学课程（如诊断学、内科学、外科学、妇产科学、儿科学等）、临床药学课程（如临床药理学、药物治疗学、生物药剂学、临床药物动力学等）及其他相关医学课程（如医学伦理学、药事管理学、药物流行病学、心理学、信息学等）。整合过程需注意体现临床药学教育的专业特色及教育目标，将合理用药理念融合于教学中，培养具有扎实的临床医学专业知识、临床药学专业知识、医学人文理论知识，并能够更好地适应临床药师岗位的临床药学人才。

（2）出版临床药学权威教材

目前，我国的临床药学教育处于迅速发展的阶段，但目前的临床药学教材多由临床医学专业或药学专业的教材分流而来，没有一套系统的、专门针对临床药学专业的权威教材，大大影响临床药学的教育质量。临床药学专业教材应注重将药学理论与临床用药实践相整合，高水平的、针对性的临床药学专业教材对于临床药学专业学生系统学习药学基础理论与临床用药实践技能具有重要意义。因此，应组织医学、药学相关领域专家积极编写针对临床药学专业的高等教育教材，使临床药学专业的高等教育有章可循、有据可依，从而培养高水平的临床药学专业人才。

（3）加强临床药学实践

临床药学专业的培养目标是培养高水平的、能够指导临床合理用药的药物治疗学专业人才，而目前我国的临床药学高等教育中，临床用药实践训练的时间仅占总学制的 1/10～1/6。大多数药学院校没有相应的附属医院，进一步增加了开展临床用药实践培训的困难。因此，实践时间的仓促、实践地点的不足使临床用药实践的培训成效甚微，现有临床药学专业高等教育培养出的学生往往无法满足临床诊疗对于药师的实际需求。因此，在临床药学专业的本科教育阶段，应相应延长临床见习及实习时间、增加参与临床用药实践指导的机会。在培养模式上，可借鉴临床医师规范化培训的培养模式，开展针对临床药学专业学生的规范化培训，贯穿"以临床实践为主，以课程教育为辅"的指导原则，使临床药学专业学生可以在高年资临床医生和临床药师的带教指导下，全面了解临床药师岗位特点，学会面对患者，处理各种各样的临床用药问题，在实践中不断整合医学和药学相关知识，成为知识全面、技能扎实的药学专业人才。

（4）积极开展高层次、高质量药师的教育和培训

社会与经济的飞速发展、老龄化人口比例的不断增加对社会医疗保健的需求也随之增加，药师在社会健康保健中的地位也越来越突出，社会价值得到更多的认可。因此，对药师数量和质量的要求也随之提高。与之相应，高等药学教育作为培养高质量、高层次药师的主要机构，其教学体系、培养模式应更加适应社会的发展与需求。高等药学教育发展的日趋完善将大大提高药学服务对社会发展的贡献。高质量、高层次的药师必将成为与医师、护师并肩作战在医疗卫生、健康保健第一线的中坚力量。随着生命科学的飞速发展、生活水平的迅速提高，人们对健康的预期也逐步提高。在疾病治疗及日常保健过程中，保证用药的安全、合理、经济、有效已成为基本要求。培养层次更高、质量更好、专业知识更强的药师应成为现代药学教育的主要目标和发展方向。

（5）培养药学生终生学习理念及药学服务意识

整合药学教育模式应包含人文科学、基础药学与临床药学，讲求人文关怀与沟通技巧，具有把药学生培养成为医疗卫生保健一线工作人员的目标。为了达此目标，需要教育与医疗一线的密切合作，如建立药学网络联盟、举办研讨会、共

同承担科研项目、讨论研究成果等。工作在药房、医院的工作人员应全心全力地指导学生从事临床实践，在培养下一任高质量药师的同时，也可积极主动地促进自身的进步，增强终生学习的意识。

2. 培养综合创新能力较强的高水平药学专业人才

药学研究型创新人才的培养是我国医药领域自主创新的原动力。然而，我国拥有自主知识产权的Ⅰ类新药在所有批准上市的新药中占比极低。因此，鼓励医药领域的自主创新，实施知识产权战略，促进科技成果向现实生产力转化，以创新能力推动医药产业的发展。因此，综合型创新人才的培养是我国医药产业快速前进的推动力和关键。

（1）优化课程体系，夯实学生基础理论知识

为了适应药物研究的新趋势，培养更多具有自主创新能力的综合型药学人才，应全面优化药学专业教育的课程体系。药学人才的创新意识及综合能力的培养，不仅需要扎实的专业基本功，还需要有善于发现医药学新领域的愿望和能力。在人才培养的过程中，应以兼具有扎实的基本理论、系统深入的专业知识、熟练的实验技能、较强的创新能力及发展潜能为基础，整合各学科的理论知识与实践机能，促进学生的个性化发展为培养目标，为培养综合型、创新型的药学专业人才奠定基础。在课程体系的设置中，应注重医、理、文之间的相互渗透及有机整合；注重构建药学基础课程与药学专业课程的优化整合；注重生物医学课程、生命科学课程、医学人文课程与相应实践课程的整合设计；强化外语专业课程的学习；体现药学综合型创新人才的培养目标。

（2）积极开展实践教学，培养学生实践技能

药学是一门实践性、应用性很强的学科，药学实践教学是培养学生专业实践技能的重要途径。随着我国医药产业的迅速发展，对于具有能够解决实际问题的应用型人才的需求越来越大、要求也越来越高。然而，目前我国的药学高等教育中，相关专业课程理论性过强，专业理论学习占比较大，与药学实际工作的具体内容存在较大差距；实践教学内容局限，质量不高，不能充分培养学生的实践能力；高等教育中以考试成绩为主要考核目标的课程设计忽视了对药学学生实践能力的培养；缺少足够的人才培养基地，难以满足学生的实践学习要求。因此，应进一步重视并加强学生实践能力的培养，将"提出问题、分析问题、解决问题"的思维贯穿于教学全过程，把知识置于解决特定问题的具体情境中，使学生更好地将所学理论知识用于实践，以适应社会发展和科技进步的需要。为了增强药学学生的实践能力，建议采取以下措施：①增强设计性实验课程。在传统教学方法中，绝大部分实验课程为演示性、验证性实验，实验操作技能简单化、模式化，较难达到培养学生综合实践能力的要求。因此，应更多地开设设计性、创新性、综合性实验课程，增强学生的参与积极性，培养学生独立分析问题、解决问题的能力。②发挥药学研究科研院所的积极性，建立新药创制平台实践基地，覆盖面

包括候选化合物的筛选、药效学研究、生物制剂技术、药物动力学和药物代谢研究、候选药物临床前药效评价、安全性评价，专利申请、临床批件申请，通过各个平台的衔接与共同协作建设各重要平台或基地，形成连贯、完整的工艺操作技能；并以培养创新型药学人才为目的，确定实践教学体系及内容，鼓励创建以学生为主体的"药物研发实验"。③充分发挥制药企业的积极性，建立制药企业工程培训基地，通过"产学研"相结合，建立制药企业工程实践基地，加强工程能力、工业设计与革新能力，科技成果工程化能力。在研发、生产、销售等不同部门，培训药学应用型人才，增强药学学生的实践能力以保证适应医药研发、生产、管理、流通的社会需要。

(3) 积极开展科研训练，培养科研素养及创新能力

随着人类对健康需求的日益增长，创新药物的研制及创新药物研发人才的需求也随之增长。因此，培养具有较强创新能力及科研素养的药学人才，以满足国家医药卫生事业的发展，是药学高等教育的重要任务。我国目前的药学教育体系对药学学生创新能力的培养和引导不足，对与学科前沿的结合和与边缘学科的交叉不够重视，不利于学生创新意识和综合能力的培养。此外，学生在校期间大部分时间用来学习繁杂的理论知识，课业负担与其他专业学生相比较重，学生常常因忙于完成学业任务而忽视对自身人文素养的提高，忽略了科学思维的训练和运用理论知识解决实际问题能力的培养，缺乏创新的知识底蕴和发展空间。在这样的教学体系下，学校培养的药学人才缺乏批判性思维，对于所学内容，学生不提问、不质疑，也是药学人才缺乏创新性的重要体现。创新意识、创新思维、创新能力是药学学生综合素质的重要体现，对综合型药学人才的培养至关重要。因此，药学高等教育应依据国家对新药研发及创新人才的现实需求，加强对药学学生科研能力及创新能力的培养。首先，应深化课程改革，改变传统教学方式，实施探究式、启发式教学方式，引导学生善于发现问题，激发学生的求知欲，继而激发其潜在的创新思维，引导学生从一个被动的知识接受者慢慢转变为知识的探寻者、发现者与创造者，把对科研的兴趣升华为积极探索、刻骨钻研的动力。第二，营造良好的科研环境。良好的科研环境是支持药学人才进行科研训练的必备条件。应加大高校与科研机构之间的联合培养力度，形成优势互补的联合培养机制，实现学生理论学习与科研训练的有机整合。第三，加大经费支持力度，增加科研创新投入。高质量的创新性药学人才的培养需要充足的经费支持。教育部门应提升药学教育经费的投入，为高层次创新药学人才的培养提供资金保障。最后，应积极开展学术交流活动，为学生探索学术前沿搭载桥梁。

医药科技的快速发展、药学领域发生的新变化要求药学人才培养的理念和模式也相应改革，将以知识为主的课程体系设置转变为融知识、能力和态度等因素为一体的药学教育模式，以适应瞬息万变的信息化和国际化趋势。创新型药学人才及服务型药学人才的导向性分类培养是高等药学教育发展的必然趋势。我们需

要预测新型药学人才培养具有的前瞻性，汇聚相关部门的共同力量，促进整合型药学人才培养的高等药学教育逐步发展壮大。

参考文献

［1］樊代明．整合医学的内涵与外延［J］．医学与哲学，2017，38（1）：7－13．

［2］樊代明．整合医学再探［M］//樊代明．整合医学：理论与实践．西安：世界图书出版有限公司，2016：55－66．

［3］郭姣，陈钢，索蓄斌，等．整合药学－药学教育发展新时代［J］．药学教育，2018，34（3）：1－4．

［4］樊代明．合理用药和用药合理［M］//樊代明．整合医学：理论与实践．西安：世界图书出版有限公司，2016：146－153．

［5］杨宝峰．整合药学之我见［M］//樊代明．整合医学：理论与实践④．西安：世界图书出版有限公司，2018：518－522．

［6］Tian XY，Liu L．Drug discovery enters a new era with multi-target intervention strategy［J］．Chin J Integr Med，2012，18（7）：539－542．

［7］曾洪．我国不合理用药原因分析及对策探讨［J］．中国当代医药，2013，20（35）：20－21．

［8］张茶娣．浅谈我国医院药学服务的现状［J］．临床合理用药，2011，4（10C）：1－2．

［9］邵南齐，马记平，高青，等．社区药学服务的现状分析及对策［J］．中国医药科学，2018，8（24）：251－253．

［10］Fang Y，Yang SM，Zhou ST，et al．Community pharmacy practice in China：past，present and future［J］．Int J Clin Pharm，2013，35：520－528．

［11］Hume AL，Kirwin J，Bieber HL，et al．Improving care transitions：current practice and future opportunities for pharmacists［J］．Pharmacotherapy，2012，32（11）：e326－e337．

［12］曾浔，蒋微琴，尹巍巍，等．基于单细胞质谱流式技术的早期肝癌区域免疫特性的研究［R］．第十三届全国免疫学学术大会，2018．

［13］左晖，郭晓汐，张宽仁．分子靶向药物个体化肿瘤治疗与网络联合进展［J］．中国新药与临床杂志，2015，5：330－335．

［14］Vogelstein B，Papadopoulos N，Velculescu VE，et al．Cancer Genome Landscapes［J］．Science，2013，339（6127）：1546－1558．

［15］Maher B．Exome sequencing takes center stage in cancer profiling［J］．Nature，2009，459（7244）：146－147．

［16］Angelo M，Bendall SC，Finck R，et al．Multiplexed ion beam imaging of human breast tumors［J］．Nat Med，2014，20（4）：436－442．

［17］Molokhia M，Majeed A．Current and future perspectives on the management of polypharmacy［J］．BMC Family Practice，2017，18：70．

［18］Nazar H，Nazar Z，Portlock J，et al．A systematic review of the role of community pharmacies in improving the transition from secondary to primary care［J］．British Journal of Clinical Pharmacology，2015，80（5）：936－948．

［19］Harnett JE，Ung C，Hu H，et al．Advancing the pharmacist's role in promoting the appropriate and safe use of dietary supplements［J］．Complement Ther Med，2019，44：174－181．

［20］Gu S, Pei JF. Chinese herbal medicine meets biological networks of complex diseases：a computational perspective［J］. Evid Based Complement Alternat Med, 2017, 2017：1 – 7.

［21］Seifirad S, Haghpanah V. Inappropriate modeling of chronic and complex disorders：How to reconsider the approach in the context of predictive, preventive and personalized medicine, and translational medicine［J］. EPMA J, 2019, 10：195 – 209.

［22］沙玉申. 对我国药品审评审批制度的观察与思考［J］. 医学与法学, 2016, 8（2）：56 – 61.

［23］Wang Y, Fan XH, Qu HB, et al. Strategies and techniques for multi – component drug design from medicinal herbs and traditional chinese medicine［J］. Curr Top Med Chem, 2012, 12：1356 – 1362.

［24］李学军. 多靶点药物治疗进展［J］. 中国药理通讯, 2009, 26（2）：8 – 9.

［25］王广基. 整合药学大有可为［M］//樊代明. 整合医学：理论与实践④. 西安：世界图书出版有限公司, 2018：529 – 534.

［26］Chong CR, Sullivan DJ. New uses for old drugs［J］. Nature, 2007, 448（7154）：645 – 646.

［27］崔建梅, 尹大力. 药物重新定位策略在新药发现中的应用与进展［J］. 中国药学杂志, 2005, 20：8 – 10.

［28］Boguski MS, Mandl KD, Sukhatme VP. Drug discovery. Repurposing with a difference［J］. Science, 2009, 324（5933）：1394 – 1395.

［29］樊代明. 医药互为师［M］//樊代明. 整合医学：理论与实践. 西安：世界图书出版有限公司, 2016：138 – 145.

［30］Li J, Zheng S, Chen B, et al. A survey of current trends in computational drug repositioning［J］. Brief Bioinform, 2016, 17（1）：2 – 12.

［31］Cunha L, Horvath I, Ferreira S, et al. Preclinicalimaging：an essential ally in modern biosciences［J］. Mol Diagn Ther, 2014, 18：153 – 173.

［32］Gatley SJ, Volkow ND, Wang GJ, et al. PET imaging in clinical drug abuse research［J］. Curr Pharm Des, 2005, 11（25）：3203 – 3219.

［33］陈凯先. 新药创制：趋势、挑战和策略思考［J］. 中国食品药品监管, 2015, 5：24 – 25.

［34］叶祖光. 新药审评工作之管见. 中国新药杂志, 2002, 11（4）：265 – 268.

［35］Yao DN, Hu H, Harnett JE. Integrating traditional Chinese medicines into professional community pharmacy practice in China—Key stakeholder perspectives［J］. European Journal of Integrative Medicine, 2020, 34：101063.

［36］吴以岭. 络病诊治理论及药物开发中的整合医学思维［M］//樊代明. 整合医学：理论与实践. 西安：世界图书出版有限公司, 2018：535 – 540.

［37］李锋. 整合中医药学的发展前途光明［M］//樊代明. 整合医学：理论与实践. 西安：世界图书出版有限公司, 2018：515 – 517.

［38］吴以岭, 常丽萍. "理论 – 临床 – 新药 – 实验 – 循证" 中医药创新发展新模式［R］. 第十四届国际络病学大会, 2018.

［39］Husband AK, Todd A, Fulton J. Integrating science and practice in pharmacy curricula［J］. Am J Pharm Educ, 2014, 78（3）：63.

［40］汤静, 刘皋林. 论临床药学人才培养中课程的优化整合［J］. 药学教育, 2007, 23（6）：19 – 21.

［41］尤启冬, 姚文兵, 席晓宇, 等. 创新型药学人才培养面临的问题及对策研究［J］. 中国工程科学, 2019, 21（2）：79 – 83.

医学与营养学的整合

◎陈君石　赵文华　张坚　王杰　宋鹏坤

一、医学与营养学整合的意义

医学与营养学作为两个学科，从不同的角度研究人类的健康与疾病，但两者目标一致，即预防疾病的发生，控制疾病的发展，保障人类生命全周期的健康。近几十年来，我国居民疾病谱发生巨大变化，已经由传染性疾病向慢性非传染性疾病转变，而现代医学对慢性疾病往往力不从心，甚至束手无策。只有将营养学与医学整合，才能最大程度发挥两者的作用，保障人类的健康发展。

营养学对健康的重要性不言而喻。一方面，营养和众多疾病的发生、治疗和康复十分密切。营养缺乏可以引起相应的疾病，如叶酸缺乏引起胎儿神经管畸形、维生素C缺乏引起坏血病、硒缺乏引起克山病等。营养还在肥胖、心脑血管病、癌症、糖尿病、骨质疏松等慢性病的预防、治疗和康复中发挥十分重要、不可替代的作用。另一方面，要保障人类整个生命周期的健康，良好的营养不可或缺。无论是生命早期1000天（从怀孕至儿童出生后2岁）婴幼儿的生长，儿童青少年的成长发育，还是劳动力人口的生产、生活能力及健康老龄化，在生命的各个时期都需要合理营养予以保障。另外，生命早期的营养状况对成年以后慢性疾病的发生和发展具有重要的影响。所以，均衡的营养是人口长期健康发展的基础。

自2016年以来，我国颁布了多项有关全民健康的重要政策文件，如《"健康中国2030"规划纲要》《国民营养计划（2017—2030年）》《健康中国行动（2019—2030年）》《中华人民共和国基本医疗卫生与健康促进法》等，这一系列重大政策的出台，表明了国家对营养在健康促进的作用高度重视，这为开展医学与营养学的整合提供了最好的政策环境。在当前倡导大医疗、大营养、大健康的前提下，将营养整合到医疗卫生服务的各个环节，包括预防保健、重大疾病治疗、康复、缓和医疗等各个方面，是实现"促进全民健康和建成全面小康"奋斗目标的必经之路，是"健康中国"建设的必然趋势。

二、医学与营养整合的必要性

营养是生命的物质基础，也是治疗疾病和健康长寿的保证。合理均衡的营养可以提供人体预防疾病的能力，减少并发症，促进患者康复。在医学模式发生变化的今天，营养治疗作用越来越重要。科学、合理、及时、均衡的营养治疗，是临床整合治疗的重要组成部分，对提高临床医治水平、恢复机体组织细胞功能起决定性的作用。医学与营养学的整合，可有效提高临床指导的预见性，增强营养在医学诊疗康复中的准确性，实现医疗资源效益的最大化，更好地满足患者的健康需求。

在国外，营养已经作为疾病预防、治疗和康复系统服务的重要组成部分，已融入医疗和卫生服务活动的方方面面。而在我国的医疗卫生体系中，营养的作用一直以来都没有得到足够的重视。在认识上，无论是行政官员，还是医院院长，对营养学与医学整合的认识和重视程度都很低；二是医学教育中营养几乎完全被忽视；三是营养科在医院中得不到重视，营养支持在疾病诊疗中没有发挥应有的作用，导致住院患者出院时的营养不良状况（低体重、贫血等）比入院时更为严重，并增加了医疗费用和影响病床周转率；四是相关学术团体公布的慢性病营养指南或专家共识很难发挥实际作用。特殊人群（如妇幼和老年人群）的健康保障缺少针对性的营养研究和措施，而妇幼和老年营养的研究又往往脱离临床实践。

目前，全国三级医院中设立营养科比例仅为61.4%，且能力参差不齐；二级医院营养科设置比例仅为5%。近一半的住院患者明确存在各类营养问题，但得到营养评价及适当营养支持者不足3%。以肿瘤患者为例，轻、中、重度营养不良的发生率高达80%，中、重度营养不良的发生率高达58%。但是，重度营养不良的肿瘤患者中，无营养治疗率仍然高达55%。全国省级和地市级妇幼保健机构中，仅有49.3%的机构开设了孕期（围生期）营养门诊或提供了营养服务，开设儿童营养与喂养科或提供儿童营养服务的比例为53.3%，有半数的孕产妇和儿童未得到妇幼营养服务。老年人群就医，选择社区或乡镇卫生服务机构的比例达54%，但基层医疗机构几乎均未配置营养专业人员；近60%的大型养老机构在宣传材料中声明有营养师负责食谱制定，且可以提供老年慢病患者所需的特殊膳食，但大多数中小型养老机构并没有配备专业营养师，医疗卫生系统对老年人的膳食营养服务严重缺失。以上情况给医学与营养学的整合带来重大困难。

欧美发达国家一直重视营养在医疗中的作用，营养科作为医院的基本科室，与医疗科室配合开展相应的临床诊疗工作，住院患者（特别是慢性疾病）治疗方案的制定必须有营养师参与。营养科的主要任务，是对需要营养支持的患者提供以医疗膳食为主的营养调整和以肠外、肠内治疗为主的药品制剂进行营养支持。一些欧美国家建立了以营养支持小组为代表的工作模式。随着临床营养学科建设的发展，逐步以完整的营养科室建制取代营养支持小组，有条件的医院还开设了营养病房。

我国患者的营养治疗多数由医疗机构的营养科完成，营养科室的职责及服务内容主要包括营养门诊、医疗膳食，肠内、肠外营养及临床会诊。受历史因素影响，也有外科医生、ICU 医生、药师或护理人员在院内兼职负责患者的营养支持。2016—2018 年由中国医师协会营养医师专委会开展的全国医疗机构营养科建设情况调查结果表明，在 805 家各级医疗机构中，营养医师与床位比约为 1∶500，远低于发达国家。三级医疗机构中主要开展营养门诊 82.6%、医疗膳食 81.4%、临床会诊 67.1% 及肠内营养 64.6%，而肠外营养的服务在二级和三级医疗机构中均较低。目前我国临床营养尚无诊疗科目，无法实施独立医疗操作收费。与营养治疗相关的医疗收费均依托于临床医护来源的疾病医疗收费。肠内、肠外营养治疗只有部分纳入药品模式才能进行医疗收费，并在限制适应证条件下部分纳入医疗保险。发达国家及地区的临床营养从业人员及其临床（社会）作用均通过对住院患者进行营养筛查来指导临床营养治疗。

在营养治疗的服务模式与医保支付方面，发达国家及地区临床营养支持的发展已经非常成熟。营养相关的诊疗服务及产品（特殊医学用途配方食品、肠外营养制剂），只要符合规定，医保均能予以全部或一定比例的报销。如美国，注册营养师提供的营养咨询服务纳入医保报销范围，营养咨询服务涉及的病种及人群主要包括糖尿病患者、肾病患者及最近 3 年内做过肾移植手术的患者。肠内营养也纳入医保报销，并有明确的报销规定。德国通过法定的公立保险和私立保险的方式，可以报销规定条件下的（如正常膳食无法足够供能）肠内营养制剂、特医食品等服务支出。亚洲国家如日本、新加坡、韩国和印度尼西亚，营养管理均进入了医保报销。日本的报销条件包括医生、护士和营养师三方出具医疗文书证明，如确诊为克罗恩病等。韩国则要求营养支持小组出具相应的医疗文书。我国台湾地区实行全民健康保险制度，资金的主要来源是个人所得税、政府补贴及个人缴纳的保险金。2001 年起，为了提高资源的利用效率，控制不断增长的医疗开支费用，台湾地区首次引入绩效支付的管理方式，涵盖治疗中的营养支持，并在 2001 年应用于乳腺癌、糖尿病、结核病、哮喘及宫颈癌 5 个病种中。随着成效的日益显现，绩效支付被推荐进入更多疾病领域中。反观我国，因历史原因长期缺乏临床营养的诊疗科目及医疗服务收费项目，仅在肠外、肠内营养药品制剂存在限制适应证条件的部分医疗保险支付，使患者临床营养救治的需求严重滞后。

三、医学与营养学整合存在的问题

（一）临床医学与营养学整合的问题

营养支持是疾病预防、治疗和康复中的重要手段，也可以改善临床结局、降低医疗费用、提高生活质量。但是，我国临床医生对营养支持的作用普遍认识不足，加之临床营养工作缺乏诊疗科目，缺乏医疗收费体系，营养支持工作长期得不到卫生行政及医院管理者的重视。从国家层面，没有相应政策要求营养服务纳入临床诊疗规范中，也没有相关的考核指标和要求。

在我国，本科临床专业的医学生在 5 年系统化培训中，仅有部分院校将预防医学或卫生学作为必修课程，但营养课程所占课时却不足 1%。国家卫健委的住院医师规范化培养、专科医师培养也无营养学培养项目。在临床医生的继续教育过程中，也没有明确接受营养学相关内容的要求。

由于国家没有设定营养诊疗科目，医院的营业执照中也没有营养相关服务内容，营养治疗的作用与职责无法体现。因缺乏营养服务收费标准，又未纳入医保报销范围，提供的营养诊疗服务无法得到认可，造成营养人才严重流失。

（二）妇幼保健医学与营养学整合存在的问题

我国的妇幼保健体系为促进妇女儿童健康做出了巨大贡献，但由于营养政策落实不到位、营养服务体系不健全、人员缺乏、能力不足，还不能满足妇幼人群对营养服务日益增长的需求，妇幼人群的营养相关疾病，如妊娠期糖尿病、贫血、孕期超重肥胖、婴幼儿肥胖等依然是威胁母子健康的重要问题和巨大挑战。

2015 年国家卫计委（现卫健委）下发了《各级妇幼健康服务机构业务部门设置指南》（国卫办妇幼发〔2015〕59 号），明确列出了科室设置要求和具体职责，但是仅有半数的省级、直辖市市区和地市级妇幼保健机构设置了营养科室或提供了营养服务。整体上，营养科室设置或营养服务距离该指南推荐甚远，没有将国家相关政策落到实处。

妇幼保健机构人员编制总体缺口超过 18 万，更缺乏营养专业人员，主要由保健人员承担营养指导工作。孕前和孕期营养管理主要由保健科和产科承担，仅有一半的妇幼保健机构提供了营养相关服务。孕期接受营养门诊服务平均仅为 1.7 次，而《国家基本公共卫生服务规范》中指出孕期应开展 5 次以上的保健服务并提供营养指导，可见妇幼保健机构提供的孕期营养服务严重不足。儿童的营养服务主要由儿童保健科承担，《国家基本公共卫生服务规范》中指出 1 岁内儿童接受保健服务 5 次，在儿童保健内容多、工作人员不足的情况下，实际儿童接受营养指导仅为 0.5 次，儿童营养指导未得到重视。

仅少部分综合医院、妇产医院和儿童医院建立了营养科并为孕产妇和儿童提供营养门诊服务，大部分医疗机构由保健科人员提供营养咨询服务，缺乏营养专业人员，营养服务能力参差不齐，国家缺乏对医疗机构营养服务的统一规范化管理和营养服务人员统一的制度化培养。

我国孕期糖尿病患病率为 20%，孕期贫血率为 17.2%，孕期体重增长过多占 32.7%，0 ~ 5 岁儿童超重和肥胖率为 11.5%，6 ~ 11 月龄儿童贫血率为 28.5%，12 ~ 24 月龄儿童贫血率为 15.7%，6 月龄内婴儿纯母乳喂养率仅为 20.8%，6 月龄内婴儿基本纯母乳喂养率为 48.3%。妇女儿童营养问题需要得到及时的指导和干预。

（三）老年医学与营养学整合存在的问题

尽管近年来国家先后下发了《国民经济和社会发展"十三五"规划纲要》《国务院关于加快发展养老服务业的若干意见》《关于鼓励民间资本参与养老服务业发展的实施意见》《"十三五"国家老龄事业发展和养老体系建设规划》等多项文件，为各部委、地方政府部门规划、开展老年健康服务指明了方向，但这些政策文件中没有对膳食营养在老龄事业发展中的地位和作用做明确阐述，也没有体现出膳食营养对健康老龄化的重要支撑地位。地方政府在出台涉及老年人生活保障、医疗卫生服务的具体措施、规范文件中也没有关于膳食营养方面的内容和目标。大多数管理者认为"医养整合"就是医疗和日常照护的整合。老年营养工作无法可依，无规可循，不能在老龄健康服务中发挥应有的作用。此外，与欧美、日本等国家相比，我国缺乏长期护理保险，也影响了需要长期照护的老年人在饮食方面得到专业营养支持。此外，与欧美、日本等国家相比，我国缺乏长期护理保险，也影响了需要长期照护的老年人在饮食方面得到专业营养支持。

我国老年医学学科的正规建设刚刚起步，在老年衰弱综合征、肌肉衰减、失能、健康综合评估等方面都在进行探讨，人才、技术力量相对薄弱。而针对多病共存，情况复杂多变老年患者的营养风险筛查、营养支持与改善工作仅在少数几家三甲医院得到开展。绝大多数医疗机构中从事营养工作人员的业务水平有限，难以满足医疗服务的需求。

在养老机构中生活的老年人往往患有慢性疾病，存在较多的营养不良危险因素。但多数养老机构中并没有具备营养知识和技能的专业人员，缺乏为老年人进行营养配餐的能力，无法满足老年人特殊的膳食营养需求。这种情况在康养型的养老机构中表现得更为明显。

在基层卫生服务机构中，由于没有专职营养工作岗位的要求，患者的营养需求多由医护人员负责。但由于他们缺乏系统的营养学知识，多数情况下是照本宣科式地介绍膳食指南原则和一些专病防治指南（如糖尿病、高血压）中涉及膳食营养的内容，却没有开展个体化的膳食状况及营养不良风险评估工作，更谈不上在综合考虑老年人所患疾病、健康状况、饮食习惯、食物资源的基础上给予膳食营养指导。

老年人，特别是空巢、独居、罹患多种疾病及高龄老年人中营养不良问题还很突出，且影响因素复杂。目前我国卫健委主导的财政项目——中国居民营养与健康监测中的老年人群数据主要反映的是居家生活、生活能够自理的较为健康老人的营养状况，没有涉及医疗机构和养老机构中的老年人及失能、半失能老年人的营养信息。民政部门、医疗机构等其他部门现有的与老年人生活、就医、照护相关的调查项目中更没有营养方面的内容。因此，无法分析营养在老年人医疗、康复中的作用和影响，提出最为脆弱人群的膳食营养改善的关键关节面，不能为决策层提供有力的科学依据。尽管社会各界认识到餐食对老年人的健康生活具有重要作用，但对其在控制慢性疾病，维护健康方面的基础性支撑作用依旧认识不足。目前在国家和地方政府发布的涉及养老服务的多项文件中，还看不到对老年人营养改善的政策导向、具体要求，更没有在制度层面提出保障措施。承担绝大部分老年人服务的基层社区和养老机构的负责人更多地认为医养结合就是让老年人看病吃药方便，日常餐饮与疾病的医治、康复并没有什么关系。虽然，在国家卫健委的积极推动下，国务院在 2017 年 6 月发布了《国民营养计划（2017—2030年)》，其中明确提出了老年人营养改善行动，明确了营养改善对维护老年人健康、降低慢性疾病侵害的重要作用，但推动力度有限，还远没有被老年人服务管理者、基层服务人员和老年人所接受。

整体上看，现在老年人营养支持、改善服务能力严重不足，尚未形成规范的工作流程。老年人往往"多病共存"，身体的生理状况、机能差异很大。此外，老年人经济收入、医疗条件、生活状况也有很大不同，情况非常复杂，对医疗卫生服务的需求有很大差异。这就对老年健康服务提出了更高的要求。基层卫生机构的工作人员工作繁忙，受限于自身的理念、知识和技能水平，也无法为老年人提供更为科学、细致、针对性的膳食营养指导。

营养改善的理念要落到实处，需要有良好的食物保障体系。对于老年人，科学合理搭配的餐食和研发适宜的食品是进行营养改善的物质基础。目前，虽然多地政府在积极推动老年餐桌、助餐点等工程，以解决老年人吃饭的问题，但在实际经营中却遭遇诸多困难。对如何推动老年餐产业的发展，如何加入营养健康元素，推广什么样的运营模式都没有明确的答案，缺乏清晰的政策导向，政策、法规层面的支持不足。这在一定程度上延缓了老年营养供餐体系的建立和发展。

我国医护专业人员培养体系中营养课程的内容极为有限，大部分医护人员并不掌握营养学的知识体系，不了解最新进展。在医疗卫生领域有识之士的大力呼吁下，目前多数三级甲等医院设置了临床营养科，从业人员的业务素质和能力有了极大的提升，可以给老年患者提供膳食营养指导，在医疗团队中进行营养支持。然而更多面向基层的二级医院和社区医院还没有条件设立专业营养师岗位，无法从医疗康复的角度为社区生活的老年人提供膳食营养方面的专业指导。在国家医养整合服务政策的引导下，如何将膳食营养指导纳入基层医疗卫生服务中，及时提升基层工作人员在老年人膳食营养改善方面的业务工作能力是面临的一大挑战。

四、医学与营养学整合的策略和建议

在医学与营养学整合过程中，需要落实《"健康中国 2030"规划纲要》《国民营养计划（2017—2030 年)》《健康中国行动（2019—2030 年)》《中华人民共和国基本医疗卫生与健康促进法》，坚持以人为本，发挥营养在疾病预防、治疗和康复中的作用。在《中华人民共和国基本医疗卫生与健康促进法》的实施细则及相关标准制度建设中，将营养服务内容纳入预防、保健、治疗、护理、康复、安宁疗护、突发事件等全方位全周期的医疗卫生服务中。

在省（直辖市/自治区）级、地（市）级医疗机构中，应设置营养科室，并同临床科室一样，承担为患者独立提供营养诊疗服务的职责。在县（区/市）级医疗机构中，有条件的要设置营养科室，条件不足的，保健科要配备2名以上营养专业人员，承担为患者提供营养诊疗服务的职责。在社区及乡镇医疗机构中，要配备至少1名营养专业人员，全科医生要经过营养专业机构培训，并取得营养专业继续教育的认可。社区及乡镇医疗机构应承担为辖区居民提供营养咨询指导及诊疗服务的职责。

对妇幼保健医学与营养学整合，要落实国家《各级妇幼健康服务机构业务部门设置指南》（国卫办妇幼发〔2015〕59号）要求，一是推进儿童营养与喂养科设置，强化孕产妇保健科的营养服务职责；二是在各级妇幼保健机构中配备营养专业人员；三是相关工作人员应经过营养专业机构培训，并取得营养专业继续教育的认可。

对老年医学与营养学整合，需落实《国务院办公厅关于推进养老服务发展的意见》（国办发〔2019〕5号）文件精神，在促进养老服务高质量发展意见中增加营养服务内容，将营养服务融合到医养结合、居家/社区/机构养老、养老服务质量建设及老年人关爱服务等行动中。老年人更加需要整体的，具有人文关怀的医疗卫生服务，而非单病种的医学治疗。因此，在国家大力倡导的医养结合的养老服务体系建设中，应积极转变观念，充分认识营养在老年人医养结合服务体系中的重要作用，在今后制订的老年人服务政策和事业发展规划中阐明营养对于老年人健康生活的基础支撑地位，提出发展方向，明确任务要求。认真落实《国民营养行动计划（2017—2030年）》中有关老年人营养改善行动的要求，积极开展老年人群营养状况监测和评价，并依托国家老年医学研究机构和基层医疗卫生机构，建立老年人群营养筛查与评价制度，规范老年营养服务工作流程。总结各地在老年人餐食保障方面的实践经验，从政府财政支付能力、老年人实际需求、基层社区承受能力、企业经营能力、老年人健康获益等多方面综合考量，制订老年人餐食保障的总体规划，推动老年人营养餐工程的落实。同时，多部委联合出台相关政策和管理规定，鼓励、支持企业研发推出适合老年人的营养食品，让医护人员、老年人有更多的食物选择来调配日常餐食。积极利用通信技术领域的成果，开展"智慧养老"服务，探索基层卫生服务机构、养老机构人员营养健康远程继续教育培训和老年人膳食改善精准指导模式，开展老年营养健康教育、交流，促进营养整合进入医疗和康复健康的新理念、新知识能够进社区、进家庭，不断提升老年人健康素养水平，增强老年人的主动健康的意识和能力，实现社会的健康、积极老龄化。

在医学教育与培训过程中，将营养专业课作为医学院校本科生的必修课程，并将营养学列入医学生毕业前的考核标准，并对医学生毕业前应具备的营养学知识提出基本要求。在国家住院医师规范化培训中，将营养专业知识和实践技能作为培训内容。在医学继续教育中，对营养专业知识与实践技能提出明确要求。总之，要把营养学的教育和培训，作为医学教育和培训中不可分割的一个重要部分，只有这样才能确保将来的医生能够很好地应对 21 世纪的健康需求。

参考文献

[1] 杜光，胡俊波．临床营养支持与治疗学［M］．北京：科学出版社，2016．

[2] 张雅莉，李玉华，谢玉平，等．营养干预对 H 型高血压治疗的作用［J］．中国临床医生杂志，2016，44（8）：47 – 50．

[3] 刘彩云，杜红娣，李薇，等．基于临床护理路径的营养支持对阿尔茨海默病老年住院患者营养状况和生活质量的影响［J］．中华临床营养杂志，2019，（5）：287 – 292．

[4] 李雪梅，石磊，张永胜，等．2019 年西部地区 230 家二级以上医院临床营养科现状调查与分析［J］．检验医学与临床，2020，17（15）：2175 – 2178．

[5] 王佳，赵艳茹．论临床营养科在临床治疗中的作用［J］．肠外与肠内营养，2017，24（6）：326 – 331．

[6] 宋春花，王昆华，郭增清，等．中国常见恶性肿瘤患者营养状况调查［J］．中国科学：生命科学，2020，50．

[7] 王长玲．营养状况对老年住院患者发生医院感染的影响［J］．中国临床医生杂志，2019，47（2）：196 – 198．

[8] 韦军民，樊琳琳，张毓辉，等．中国老年人营养不良对健康和医疗花费的影响［J］．中华老年医学杂志，2017，36（8）：929 – 933．

[9] 陈博，徐阿曼，胡孔旺，等．营养支持干预对有营养风险胃肠恶性肿瘤患者临床结局和成本 – 效果比的影响［J］．肠外与肠内营养，2016，23（2）：78 – 81．

[10] Academy Quality Management Committee. Academy of Nutrition and Dietetics：Revised 2017 Scope of Practice for the Registered Dietitian Nutritionist［J］．J AcadNutr Diet，2018，118（1）：141 – 165．

[11] Hooker RS，Williams JH，Papneja J，et al．Dietetics supply and demand：2010 – 2020［J］．J AcadNutr Diet，2012，112（Suppl 3）：S75 – S91．

[12] 雷振，刘景芳．日本医院营养支持小组制度及对我国临床营养工作的启示［J］．上海医药，2013，34（5）：14 – 17．

[13] 李增宁，许红霞，任雨薇，等．关于加强临床营养教育的若干建议［J］．肿瘤代谢与营养电子杂志，2020，7（1）：27 – 31．

[14] 黄蕾，张继红，邱琛茗，等．心血管内科老年住院患者营养不良和营养风险评估分析［J］．肠外与肠内营养，2011，18（2）：94 – 97．

[15] López Espuela F，Portilla Cuenca JC，Holguín Mohedas M，et al．Nutritional status and the relationship regarding functional status after stroke［J］．Nutr Hosp，2017，34（5）：1353 – 1360．

[16] 中国康复学会心血管病专业委员会，中国营养学会临床营养分会，中华预防医学会慢性病

预防与控制分会，等．心血管疾病营养处方专家共识［J］．中华内科学杂志，2014，53
（2）：151 – 158.

[17] Yu E，Malik VS，Hu FB. Cardiovascular Disease Prevention by Diet Modification［J］．Journal of
the American College of Cardiology，2018，72（8）：914 – 926.

[18] XiaoN，Long Q，Tang X，et al. A community-based approach to non-communicable chronic
disease management within a context of advancing universal health coverage in China：progress and
challenges［J］．BMC Public Health，2014，14（Suppl 2）：S2.

[19] Cuerda C，Muscaritoli M，Donini LM，et al. Nutrition education in medical schools（NEMS）．
An ESPEN position paper［J］．Clinical Nutrition，2019，38（3）：969 – 974.

[20] 王建，易龙，舒晓亮，等．我国临床营养学科的现状与存在问题［J］．中国食物与营养，
2012，18（7）：5 – 9.

[21] 沈秀华，马爱国，杨月欣，等．国内外现行注册营养师制度比较分析［J］．营养学报，
2018，40（5）：493 – 497.

[22] Grammatikopoulou MG，Katsouda A，Lekka K，et al. Is continuing medical education sufficient?
Assessing the clinical nutrition knowledge of medical doctors［J］．Nutrition，2019，57：69 – 73.

[23] 中华医学会．临床诊疗指南：肠外肠内营养学分册（2006 版）［M］．北京：人民卫生出版
社，2008.

[24] 孙仁华，江荣林，黄曼，等．重症患者早期肠内营养临床实践专家共识［J］．中华危重病
急救医学，2018，30（8）：715 – 721.

[25] 杨剑，张明，蒋朱明，等．营养筛查与营养评定：理念、临床实用及误区［J］．中华临床
营养杂志，2017，25（1）：59 – 64.

[26] 王秋梅，陈伟，宋长城，等．MNA 和 NRS2002 对老年住院患者营养评估的比较［J］．中华
老年多器官疾病杂志，2014，13（7）：528 – 531.

[27] 中华医学会肠外肠内营养学分会老年营养支持学组．老年患者肠外肠内营养支持中国专家
共识［J］．中华老年医学杂志，2013，32（9）：913 – 929.

[28] 石汉平，李薇，齐玉梅，等．营养筛查与评估［M］．北京．人民卫生出版社，2014：
35 – 39.

[29] 王杰．中国居民营养与健康状况监测报告之十：2010—2013 年中国孕妇乳母营养与健康状
况［M］．北京：人民卫生出版社，2020.

[30] 贾珊珊，张坚．WS/T 552—2017《老年人营养不良风险评估》标准解读［J］．中国卫生标
准管理，2018，9（9）：1 – 2.

[31] 刘尚昕，于普林．人口老龄化对我国健康保健服务体系的挑战与对策［J］．中华老年医学
杂志 2020，39（3）：255 – 258.

[32] 刘远立，郑忠伟，饶克勤，等．老年健康蓝皮书：中国老年健康研究报告（2018）［M］．
北京：社会科学文献出版社，2019.

[33] 张坚，赵丽云，何丽，等．中国居民营养与健康状况监测报告之十二：2010—2013 年中国
老年人营养与健康状况［M］．北京：人民卫生出版社，2019.

[34] 杨振宇．中国居民营养与健康状况监测报告之九：2010—2013 年中国 0 ~ 5 岁儿童营养与
健康状况［M］．北京：人民卫生出版社，2020.

[35] 丁钢强．2013 年中国 5 岁以下儿童营养与健康状况报告［M］．北京：北京大学医学出版

社，2019.

［36］赵文华．中国居民营养与健康状况监测报告之六：2010—2013 年人群超重肥胖及十年变化［M］．北京：人民卫生出版社，2020.

［37］中华医学会妇产科学分会产科学组．孕前和孕期保健指南（2018）［J］．中华妇产科杂志，2018，53（1）：7－13.

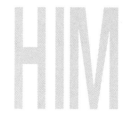

医学与工程学的整合

◎程京 邢婉丽 刘冉 程振 毛欣欣

一、医工整合的背景

（一）医工整合的意义

医学和工程学最初似乎并不密切相关，但在科学发展的过程中，人们发现工程技术与自然科学知识通过医学造福人类，而医学的发展要靠工程技术与自然科学知识的发展，两者相互补充、相互促进、相互融合，形成了紧密的合作关系。医工整合也逐渐演变成强有力的、富有成效的新领域，在这个创新与实践并重的领域，医学与工程碰撞出了耀眼的火花。其中有几项里程碑意义的重要成果，其发明者均获得了诺贝尔奖。

19 世纪 90 年代，科学家对心脏的探索还不够理想，检流计也无法检测到被骨骼与肌肉阻隔的心脏所发出的微弱电流，此时的荷兰生理学家、医生威廉·埃因托芬正致力于攻克准确记录脉搏及心脏搏动的难题。在获得医学博士后，他又转入物理系苦学了一年。1901 年，他利用电磁场原理设计了弦线式检流计，并在 1903 年将其用于心电图测量，准确地记录了心动电流及心音，并制定了心电图的标准测量单位。在运用该设备测量人体不同位置正常心电图变动范围的基础上，他提出了"埃因托芬三角"理论，为心电图的解读与分析奠定了理论基石。因发明心电图测量仪器，他在 1924 年获得诺贝尔生理学或医学奖，成为生物医学工程领域的先行人。

1957 年，科学家阿伦·科马克发明了一种计算 X 射线在人体内辐射特性的方法。在科马克研究的基础上，1972 年工程师高弗雷·纽博尔德·豪斯菲尔德发明了第一台被应用于临床的计算机断层扫描仪（CT）。自伦琴发现 X 线以后，CT 的发明被认为是医学影像领域最伟大的发明，1979 年豪斯菲尔德和科马克也因此获得了诺贝尔生理学或医学奖。

20 世纪 70 年代初，另一种非常重要的生物成像技术——核磁共振成像

（MRI）也取得了重大突破。核磁共振现象是由美国科学家费利克斯·布洛赫和爱德华·珀塞尔在 1946 年发现的，他们因此获得了 1952 年的诺贝尔物理学奖，这一发现为成像技术提供了新的发展方向。从原理落地到实际应用需要科学家们付出无数的热情和努力。1973 年，美国科学家保罗·劳特布尔和英国科学家彼得·曼斯菲尔德改进了该项技术，并将其与计算机技术结合，成功绘制物体内部结构图像，取得了 MRI 领域的奠基性成果，两人也因此获得了 2003 年诺贝尔生理学或医学奖。

回顾这些群星闪耀的时刻，我们不难发现，这些科学家们将自然科学知识与医学领域相整合，利用工程技术将知识落实到医学实践中，他们对于医工整合的努力在自己的领域发挥了空前的作用，并激发了全新的技术革命。

（二）医工整合的发展历史

医工整合的历史可以追溯到 20 世纪 70 年代，哈佛大学和斯坦福大学等世界顶尖大学开始在医工结合领域提出系统的发展体系，通过成立交叉学科研究所及研究中心、制定交叉学科政策及加大科研投入等方式拉开了医工整合领域的序幕。我国对医工整合的探索兴起于 20 世纪 80 年代末期，伴随新一轮的教育体制改革，许多重点高校，如清华大学、北京大学、东南大学、上海交通大学、西安交通大学、哈尔滨工业大学、同济大学等纷纷建立了以医工整合为特征的交叉学科研究实体，为医工交叉研究提供了发育壮大的土壤。

1984 年 12 月 21 日的上海市泌尿外科新器械、新手术、新技术学术交流会上，我国泌尿外科奠基人、中国科学院院士、中国工程院院士吴阶平就"医工结合"问题说道："医工结合在我国医学发展上具有重要的意义。自然科学通过医学造福于人类，而医学发展要靠自然科学技术的发展……我认为，临床医生要知道医疗器械设计制作中的一些特点，而制造器械的同志也应了解临床的实际需要……工厂有积极性去开拓新产品，医生有积极性去改进医疗器械，两个积极性可促使我国医疗卫生事业走上健康发展的道路，因此两方面都要为此贡献力量。"

几十年来，全球的医工整合、学科交叉实践已取得诸多璀璨的成果。高精度的细胞检测、生化分析、脑机接口等技术不断推动着医学研究的进步；医学影像设备、可穿戴/可植入医疗设备、手术机器人等已经为人类健康事业造福多年；人机交互、大数据计算、人工智能等新技术也逐渐应用在临床医学中。医学的进步需要依靠多个学科协同发展，而生物医学工程正是把基础研究创新和重大理论突破转化为医学临床具体应用的桥梁和纽带，这些成果和进步都彰显了医学与工程学科相互交叉、整合、渗透的必要性。

医工整合推动着科研人员将不同领域的自然科学成果与临床需求相互整合，也推动医生利用新技术收集及处理更多患者信息并反馈至工程研发领域，两者互相促进，能更好地解决医学问题。在国家推动医学和健康事业发展、智能技术突飞猛进的重要历史机遇期，深化医工交叉整合是顺应时代和人民对美好生活向往需求的历史使命，更是医工整合领域发展内生动力的必然要求。

"只有把核心技术掌握在自己手中，才能真正掌握竞争和发展的主动权，才能从根本上保障国家经济安全、国防安全和其他安全。"习近平总书记的告诫可谓一针见血。只有实现核心技术的自主创新，才能巍然屹立于世界舞台。当前，我国在医工整合方面已取得不菲成绩，但自主生产的医疗器械仍不能满足临床需求，医疗器械生产和需求之间的矛盾日益凸显，因此，加强、加深医学与工程学科的交叉整合已成为当务之急。

二、医工整合的现状与趋势

（一）全球医工整合医疗器械的发展现状

医学工程的主要行业载体是医疗器械产业，医疗器械是关系民生的健康朝阳产业。全球医疗设备与器械领域在过去的十余年里呈爆发式发展趋势，市场规模不断扩大，全球市场销售总额已从 2001 年的 1870 亿美元上升至 2012 年的 3855 亿美元，其中中国医疗器械的市场销售规模由 2001 年的 179 亿元增长到 2018 年的 5100 多亿元。

从全球医药和医疗器械占有率来看，全球医药和医疗器械的消费比例约为 1:0.7，而发达国家已达到 1:1.02，全球医疗器械市场规模已占据国际医疗市场总规模的 42%，并有扩大之势。我国医药和医疗器械消费比为 1:0.19，远高于国际水平，医疗器械还有较广阔的成长空间。当前医保的控费政策也促使医院倾向于选择效果相当、性价比更高的国内产品，随着国内产品技术进步，国产影像产品、体外诊断产品在很多领域将达到国际先进水平。外资企业为了让其高端产品进入市场，也有望在国内实现技术引进，进一步促进国内企业的产业升级。

从我国社会发展上来看，中国人口老龄化持续加速发展。根据国家统计局的数据，2019 年我国已有 2.47 亿老龄人口，占总人口的 17.9%；至 2025 年老龄人口比例将达到 3 亿，2040 年老龄人口比例达到 4 亿。到 21 世纪中叶，我国老龄化人口将占到世界老龄化人口的 1/4。帮扶困难老年人，发展利于国情的医疗器械已成为重中之重。同时，2015 年我国人均平均预期寿命为 76.3 岁，低于许多发达国家；全国 20% 人口患有高血脂、高血压或糖尿病等慢性病，慢性病和恶性肿瘤已成为中国人健康的致命因素。

从我国经济发展水平来看，随着经济发展和人均收入的增加，居民的健康意识也稳步提升，基础医保的全面普及，医院诊疗人次和人均检查费用增加，基本公共卫生服务均等化。医院逐步取消药品加成，影像、检验等设备类收入将成为医药收入的重要来源。而随着医学检验、成像技术和医院信息化技术水平的提高，各种生物样品（如血液、尿液、粪便、唾液、分泌物、活检组织等）的检验数据

（包括蛋白组、基因组、表达组和代谢组）、各类物理特征（如 X 线、超声、CT、MRI 和 PET 等）的影像数据、组织标本、电子健康档案和医疗服务记录等系统地记录了患者长期、全方位的健康信息。

同时，新医改政策积极推进预约挂号、分级诊疗、远程医疗、基层首诊及双向转诊的模式，这些政策均需构建一个完善的全员、全局的健康大数据网络，使患者的相关数据能在不同的机构之间流通和共享；同时，医疗大数据带来的医工整合，以及在预防保健和疾病诊疗中的应用，需要将医学信息与工程技术有机整合起来，形成流动有序的闭环而非信息孤岛。

1. 全球医疗器械市场发展迅速

医疗器械产业在全球各国，尤其是发达国家，颇受重视，全球医疗器械市场销售总额也在迅速攀升，从 2001 年的 1870 亿美元上升至 2017 年的 4050 亿美元，其中 2001—2010 年复合增长率高达 8.35%。即便是在全球经济衰退的 2008 年和 2009 年，全球医疗器械依然逆流而上，分别实现 6.99% 和 7.02% 的增长率，高于同期药品市场增长率（图 1）。

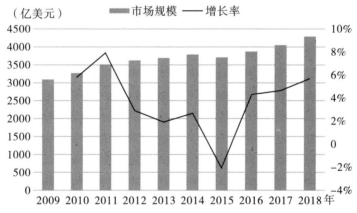

图 1　全球医疗器械市场规模（资料来源：Evaluatemedtech，2017 年）

2. 诊断和微创类产品所占比重较大，基因相关产品快速发展

由于医疗器械门类众多，各有其难以替代之处，所以各类医疗器械市场份额拉不开距离，但是由于彩超、计算机扫描断层成像（CT）、核磁共振成像系统（MRI）等高端影像类诊断设备，以及心血管支架等微创手术类产品的技术含量高、价格高，所以它们的市场份额相对较高，其他类别的医疗器械市场份额较为分散。

同时，21 世纪以来，以基因工程、细胞工程、酶工程为代表的生物技术迅猛发展，也将带来基因测序仪、核酸扩增仪等分子诊断产品的进步，现代生物技术在医疗方面应用日趋广泛。组学和系统生物学研究带来系统解析医学规律的新阶段，分子生物学、人类基因组计划、微生物基因组计划、蛋白质组学、生物催化工程及生物信息学等的发展，为整合医学奠定了基础，也将促进后基因组时代的医疗诊断，出生缺陷、慢性病等的防控，个性化诊断，早期预警和干预，以及相应药物的高效研发。

3. 美国、西欧国家、日本占据全球医疗器械市场的主要份额

从全球医疗器械市场分布情况来看，美国、西欧国家和日本占据绝对优势，其中美国稳居行业龙头地位，其医疗器械行业销售收入在全球占比高达40%；其次是西欧国家，占比32.8%；再次是日本，约占比10.9%；中国约占比2.9%；其他国家和地区共占13.3%。2010年，全球前25家医疗器械公司的销售额合计占全球医疗器械市场销售总额的60%以上，其中70%为总部设在美国的公司，全球医疗器械市场高度集中，医疗器械市场寡头主导的局面日趋明显。全球前20大医疗器械企业中有16家在美国。

4. 以美国为代表的全球大型医疗器械制造企业的战略调整

全球大型医疗企业在研发方面，对同类产品进行更新换代、扩充产品线（尤其是高附加值产品）、高科技创新产品开发、低端市场的本地化研发。企业间的并购频发，注重同类产品资源整合、拓宽产品线、发展全球市场。中国的外资医疗器械企业也开始从高端产品向中低端产品延伸，抢占发展中国家的中低端产品市场份额。

从发展方向上，医疗器械技术将更趋向于模块化、系统化、集成化、网络化和数字化，医学影像技术、介入技术、遗传工程技术、人工器官、微电子技术、纳米技术、微流体芯片、干细胞技术、生物信息技术、计算机和具有生物功能的辅助设备创新将为医疗、保健、康复医学注入新活力。随着移动设备和移动互联网的普及，家用医疗器械的使用场景也在不断拓宽。从血压计和血糖仪的家用产品发展可以看出，新一代的智能化产品小型、迅速、便捷、数据记忆溯源可视化程度高，更加符合现代人的使用场景。患者可通过一系列的可视化数据搭配医疗机构的专业分析来调整治疗策略，实现医疗资源线上、线下整合优化。

同时，合作模式上，美国和欧盟国家医学工程的发展模式主要基于科研院所、政府部门、企业、大型医院和医疗卫生领域等各部门之间的合作与交流的集成模式，大型企业与中小型专业生物技术公司的合作模式，未来这两种模式将继续在全球发挥重要作用。

（二）国内医工整合医疗器械的发展现状

以医疗器械为标志的生物医学工程产业在我国起步较晚，但是行业整体发展速度较快，产业整体步入高速增长阶段；虽然已有部分国产的高精尖产品，如CT、数字B超、中低能直线加速器、旋转式伽玛刀、激光手术器、纤维光纤内窥镜等（表1）。但总体上，我国医疗仪器仪质量、数量、水平与发达国家相比差距很大，医疗器械工业销售额占世界医疗器械销售额比例较低，国内市场自主率只有50%~60%。

表1　广义的医疗器械产品分类示例表

医疗机构	医疗设备	监护设备、影像类设备（X线、CT、MRI、超声等）； 诊断设备（免疫分析仪、血细胞分析仪、生化分析仪等）； 消毒灭菌设备、手术室灯床吊塔等、手术机器人
	耗材	一次性输液设备、纱布、海绵等； 骨科、心脏支架等高值耗材、人造器官等； 手术器械：诊断设备用试剂
家庭		血压仪、血糖仪、按摩椅、康复器械、可穿戴设备等

虽然我国把创新驱动发展战略作为国家重大战略，但是高端医疗器械，如高端 MR、CT、PET-CT、DR、RT 等始终被占据全球90%以上市场份额的少数跨国公司垄断，长期以来大型医疗器械依赖进口的局面仍然需要时间来逐步改变；我国医疗器械的技术和产品创新能力仍然不足，生产企业多，研发公司少，原创技术与原创产品较少，核心主导技术能力不强。

我国人均医疗器械费用支出远低于发达国家。发达国家人均医疗器械费用皆大于100美元（1美元约为6.5元人民币），瑞士高达513美元，而我国人均医疗器械费用仅为6美元，还有较大的提升空间。

同时，工业快速发展和环境急速变化为病原菌变异提供了温床，交通便捷化和人群快速往来加快了传染性疾病的传播，全球仍有3700万 HIV 病毒感染者，病毒性肝炎、肺结核、传染性非典型性肺炎、禽流感、新型冠状病毒等强传染性病毒依然危害着公众健康。

我国每年有近7500万人罹患心脑血管疾病、癌症、糖尿病和呼吸系统四大类慢性病，慢性病约占城乡居民死亡原因的80%，在年总劳动力丧失中慢性病约占70%，我国在复杂性疾病机理研究、诊断方法和治疗技术等方面尚无根本性突破。

我国出生缺陷率在5.6%左右，每年有80万~120万名出生缺陷儿；当前诊断技术仅能筛查诊断100余种出生缺陷，远小于发达国家的1000余种，且相应的社会保障体系建设较为落后。根据前瞻产业研究院的预测报告，每年约有超过700万残疾人得到不同程度的康复治疗，相较于全国接近8500万残疾总人口，占比不到10%。

从社会发展上看，中国人口老龄化持续加速发展，据预测到2030年，中国65岁以上人口占比将超过日本，成为全球人口老龄化程度最高的国家。2050年老年人口数量将达到峰值（超过4亿），社会进入深度老龄化阶段，帮扶困难老年人、发展利于国情的医疗器械已成为重中之重。

未来几年中国的医疗服务支出总额预计会继续稳定增长，据《"健康中国2020"战略规划》《"健康中国2030"战略规划》，健康服务业的总规模到2020年将达到 8 万亿，2030 年要达到 16 万亿。从科技部最新发布的医疗健康方向的课题指南来看，政府已判定医学模式将逐步从疾病治疗模式向健康管理模式转变。《国家中长期科学和技术发展规划纲要（2006—2020 年）》将"研究预防和早期诊断关键技术，显著提高重大疾病诊断和防治能力"作为"人口与健康"重点领域的发展思路之一，"重点研究开发心脑血管病、肿瘤等重大疾病早期预警和诊断、疾病危险因素早期干预等关键技术"。

中国医疗器械产业仍呈现"数量多、集中度低和产品低端且重合"等特点，医疗器械产业结构失衡、产业链不完整、创新不足、缺少高端产品，与世界先进水平相比仍有较大差距。

2001 年我国医疗器械的市场规模仅为 170 多亿元，至 2010 年时医疗器械行业首次突破 1000 亿元，2018 年达到 5100 多亿元，增长速度持续接近全球医疗器械行业的 3 倍（图 1~3）。我国工业产业目前可以生产 47 大门类、3500 多个品种、12 000 余种规格的产品，能够满足我国疾病诊治的基本需求，但与发达国家相比仍存在着较大的差距，主要表现在以下方面：

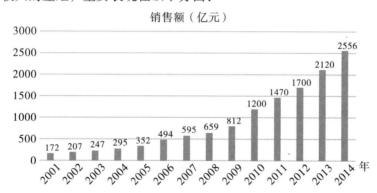

图 2　2001—2014 年中国医疗器械市场规模（资料来源：中国产业信息网）

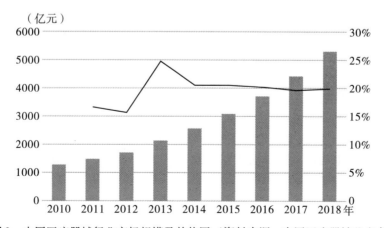

图 3　中国医疗器械行业市场规模及趋势图（资料来源：中国医疗器械蓝皮书）

第一，我国医疗器械产业的规模不断扩大，但与世界医疗器械强国相比，产业规模依然很小，仅占世界市场份额的7%，远不能满足13亿人口的需求。

第二，我国医疗器械的产品创新能力仍然不足，生产企业占90%以上，研发公司占比少，原创技术与原创产品较少，核心主导技术能力不强。虽然专利数量增加较快，但核心专利数量较少，中低端产品多，关键零部件依赖进口，高端产品仍以仿制、改进为主，原创产品几乎没有。

第三，我国医疗器械产业集中度低，同时产业创新发展受到产品注册、定价、招标、监管等环节政策不协调的制约。目前国内的医疗器械企业超过1.2万家，每年有600多亿元的工业生产总值，却并没有形成几家具有影响力的龙头企业。国内医疗器械生产企业规模小、技术含量低、新品开发滞后、行业分工合作不尽合理，使国内医疗器械公司处于低端市场混战阶段，而高端市场节节失守。

为此本书根据前期医疗器械产业发展及国内外行业的调研，拟围绕康复工程、神经工程、医学影像器械、手术机器人、可穿戴医疗、组织工程、医学诊断器械、中医医疗器械这8个重点领域开展研究，目前已重点围绕生物医学影像设备、医学检验设备及试剂、可穿戴医疗器械、康复器械、组织工程展开和部署了分析。下面分别就其中的重点领域的产业现状进行分析，并总结医工整合领域的关键前沿技术，给出创新发展策略与建议。

三、医工整合中生物医学影像设备的发展状况

影像诊断又称医学影像学，是研究借助于某种介质（如X射线、电磁场、超声波等）与人体相互作用，把人体内部组织器官结构、密度以影像方式表现出来，医生根据影像提供的信息进行判断，包括透视、放射线片、CT、MRI、超声、数字减影、血管造影。影像诊断主要涉及骨科、内科、专科等的临床诊断，同时也可用于一些特殊的疾病，例如结核、糖尿病（在中国糖尿病的患病率比美国高11.6%；癌症的发病率每年可以达到500万，占全球总发病率的25%）引起的疾病筛查。

1901年，伦琴因发现X线而获得第1届诺贝尔物理学奖。X线的发现不仅为现代物理学提供了一种研究的重要手段，同时也为开创医疗影像技术直接提供了有力工具。自1895年的X线发现后，医疗影像学开始了快速发展，主要分为3个阶段：①X线在医学临床的应用，包括X线诊断和治疗学的开发；②以X线为主，各个亚专业分工的放射学形成；③现代医学影像学形成，CT的开发、应用奠定了以体层成像/电子计算机图像重建为基础的影像学新技术，除此之外，MRI、放射性核素、超声成像等医学影像技术也发展迅速，同时也涌现了介入放射学及介入治疗等多种诊治兼备新技术。

（一）我国医学影像设备现状分析

分级诊疗之前，国内三甲级医疗机构就诊人数多，尤其是影像类检查排队时

间长，基础医疗服务量不够。目前全国医学影像数据量每年以 20%～40% 的速率快速增长，全国二级以上医院共拥有放射医用设备 60 463 台，放射从业人员共158 072 人。

根据国金证券的分析，CT/DR、彩超内设备基本在县级（二甲）及以上医院配备，而 MR、PET-CT 等高端设备还主要集中在市级和省级医院，同时省级医院的各类设备负荷量非常大（图 4）。CT/DR、彩超等设备由于普及率高，成本回收周期、盈利能力均较好，而 MR、PET-CT 等高端设备虽然功能强大、但检测价格高，区域内检测量不饱和，成本回收周期长。从人均设备拥有量来看，我国每百万人口 CT 拥有量从 2013 年的 7.8 台上升至 2017 年的 14.3 台，上升了83%，但仍然少于美国（32.2 台/每百万人口）和日本（92.6 台/每百万人口）。

	CT/DR、彩超				MR/摄影机			
	县级医院	市级医院	省级医院	私立医院	县级医院	市级医院	省级医院	私立医院
	二甲、二乙为主	二甲、三乙为主	三家为主		二甲、二乙为主	二甲、三乙为主	三家为主	
设备的必要性	高	高	高	较高	较高	高	非常高	较高
患者量	较多	多	非常多	较少	一般	较多	非常多	较少
添置率	高	高	高	一般	中等	高		极低
添置价格	高	高	高	中等	高	高	高	中等
成本回收周期	较快	块	非常快	较慢	非常长 5～8年	3年	1～2年	6～10年
盈利能力	较强	强	非常强	一般	差	尚可	好	差
医生水平	尚可	较好	好	差	差	一般	好	差
误诊率	较高	一般	较好	较高	高（30%～50%）	一般	较少	高
患者从其他医院到该医院检查的可能性	低	低	低	低	低	低	低	低
设备的最大负荷产	一般	较高	非常高	较低	低	尚可	非常高	低

图 4　DR、CT、MRI 在不同等级医院的情况分析（资料来源：国金证券研究所）

根据前瞻产业研究院的统计和预测（图 5 和图 6），2018 年全球医学影像设备行业市场规模为 410 亿美元，2020 年将达到 441 亿美元，并将在之后的五年中保持匀速上涨的趋势。

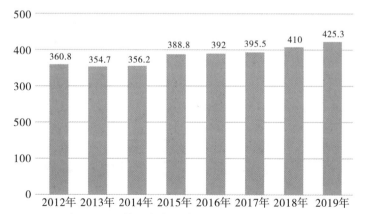

图 5　2012—2019 年全球医学影像设备行业市场规模统计情况及预测（资料来源：前瞻产业研究院；单位：亿美元）

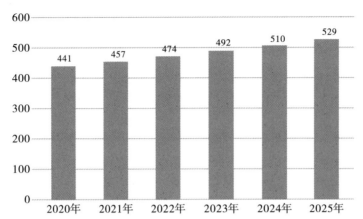

图6 2020—2025年全球医学影像设备行业市场规模预测情况（资料来源：前瞻产业研究院；单位：亿美元）

中国医学影像设备行业六大外资企业占据绝对主导地位，拥有74%以上的市场份额，分别是GE、西门子、飞利浦、日立、东芝和岛津。而国内最大的三家医学影像设备企业是迈瑞医疗、万东医疗和东软医疗，三家合计占有10%左右的市场份额。2010—2014年中国医学影像市场规模及供给情况见图7、图8。

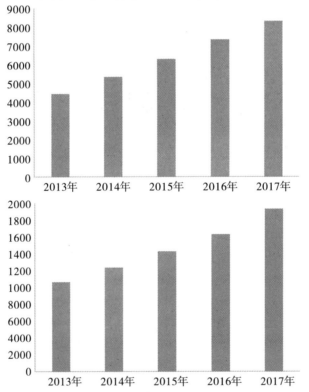

图7 （左）2013—2017年国内MRI设备保有量；（右）2013—2017年国内CT设备保有量（数据来源：中国医学装备协会；单位：台）

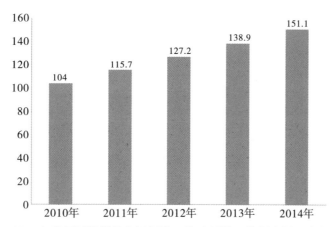

图 8　2010—2014 年我国医学影像市场规模现状及预测（数据来源：中研普华数据库；单位：亿元）

　　而医学影像从 X-ray（30MB）、3D MRI（150MB）、乳腺 X 线（120MB）、CT 扫描（150MB）到基因病理（5GB）的数据，均涉及大量的医学数据的存储，医学影像大数据管理的市场需求年增长 12.5%，大数据分析的市场需求年增长 21.5%。但并非所有数据都是医学诊断证据，数据揭示的结果也有许多例外，对人体医学而言存在"因果错判""真伪难辨""系统偏差""数据假象"等问题，这些训练导致的问题需要医生的大量经验人工智能学习和设备的算法整体改进。

　　医学成像设备将越来越依赖于大数据分析的帮助（图 9）。运用大数据和数据分析方法的临床分析，影像学可与患者的预后密切相关。通过医学影像信息化、机器学习的方法，及应用人工智能算法从数据中学习并作出预测，已是国家层面需重点突破的关键领域。

　　在医工整合和提高工作效率的驱动下，优化工作业务流程将是影像信息处理和线上影像平台基础上，开展影像智能诊断系统，提供影像的精准解读、提升影像诊断效率。在 5G 技术推动下的远程医疗及移动医疗等技术，也将对医学影像的无线网络传输、远程会诊、远程术中影像提出解决方案。

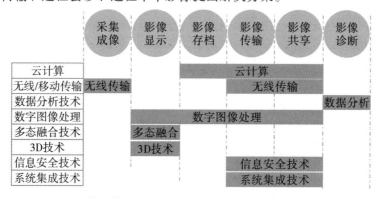

图 9　医学影像价值链及与"大数据"的关系（资料来源：动脉网）

（二）医学影像全球知识产权的分布分析

医学影像技术领域的知识产权，从专利数量分布来看，外国申请人在本国布局中美国第一、中国第二，欧盟较少；本国申请人在本国布局中日本第一、中国第二、韩国较少；本国申请人在外国布局中日本居第一、欧盟第二、中国较少。可以大致得出在医学影像技术领域全球对美国和中国市场的重视、中国申请人侧重国内申请，日本和欧盟侧重全球布局这样一个初步结论（图10）。

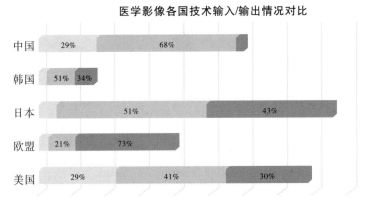

图 10　医学影像各国技术输入/输出情况

从医学影像的专利布局占比来看（表2），对于美国、日本和韩国，外国申请人在本国、本国申请人在本国、本国申请人在外国专利布局这三者占比在所分析的5个国家地区中属于相对比较均匀的，其中本国申请人在本国布局占比最大。

表 2　医学影像专利申请国分布情况（项）

医学影像	外国申请人 在本国布局	本国申请人 在本国布局	本国申请人 在外国布局
美国	22 533	31 842	23 628
欧盟	2486	8223	28 783
日本	5201	43 661	36 465
韩国	2541	8051	5347
中国	17 060	40 443	2088

中国、美国和日本均非常重视医学影像设备的国外市场，积极在外国开展专利布局，尤其是日本本国申请人在外国布局占比为43%。其他国家地区也非常重视中国、美国、日本和韩国市场，纷纷在其布局专利，尤其是美国，外国申请人在美国的布局占比29%，是所分析5个国家地区中最高的。而欧盟非常重视对外国市场的开拓与布局，欧盟申请人在外国布局占比高达73%，国外申请人在欧盟

布局仅占6%。

（三）医学影像器械的文献数据分析

从医学影像器械的年均发文量统计中可以看出，医学诊断器械子领域的发文量在2010—2019年增长了约46%，年均增速约5%，处于持续创新中（图11）。2020年的发文量截至2020年5月份也非常可观，全年有望超过2020年的总发文量。

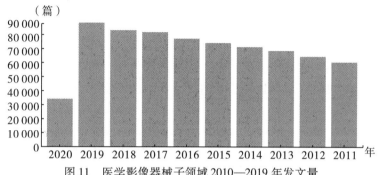

图11　医学影像器械子领域2010—2019年发文量

统计子领域各国发文量发现，在医学诊断器械领域，美国的发文量依然遥遥领先，中国位列第二（差45%），德国和日本分列第三和第四。同时，该领域的高发文机构中，加利福尼亚大学位列榜首，其后是哈佛大学和伦敦大学，是我国医学影像领域需要参考和学习的一个方向（图12）。

选择	字段: 机构	记录数	%/755,169	柱状图
☐	UNIVERSITY OF CALIFORNIA SYSTEM	21,250	2.814 %	▮
☐	HARVARD UNIVERSITY	19,508	2.583 %	▮
☐	UNIVERSITY OF LONDON	15,063	1.995 %	▮
☐	UNIVERSITY OF TEXAS SYSTEM	11,202	1.483 %	▮
☐	INSTITUT NATIONAL DE LA SANTE ET DE LA RECHERCHE MEDICALE INSERM	9,497	1.258 %	▮
☐	JOHNS HOPKINS UNIVERSITY	8,815	1.167 %	▮
☐	UNIVERSITY COLLEGE LONDON	8,747	1.158 %	▮
☐	UNIVERSITY OF TORONTO	8,601	1.139 %	▮
☐	MASSACHUSETTS GENERAL HOSPITAL	8,527	1.129 %	▮
☐	MAYO CLINIC	7,748	1.026 %	▮

图12　医学影像器械子领域高发文量机构排名

（四）目前我国医学影像的痛点

根据调研和问卷分析的结果显示，我国医学影像领域的存在以下痛点：

第一，医学影像设备购置费用高，运营成本高，需对影像中心持续投资，以建设高标准的设施。单体医疗机构资金困难、购买力不足，有时甚至采买二手设备充数。而且大型影像设备配置计划有限，医疗机构购置大型设备获批也存困难。

第二，医疗机构间影像诊断结果互认推动较慢，对于患者来说，18%的患者在去看医生的时候要手拿X线片，6%的患者需要重新拍片，花费多，患者也接触到了更多的辐射。医生在诊断病情后也需要不停地去查看患者之前拍的片子，过程十分麻烦。CT 和 MR 由于缺乏报告互认机制、无法进入患者档案等问题，医生也缺乏荐客理由，无法打开医院分流市场。

第三，为控制成本，CT、MR 和超声等设备购置后还需尽量提高使用效率。但由于结构性矛盾，部分病源较少的医疗机构内影像设备闲置和浪费严重，人力资源也存在短缺与浪费并存的困境。市级以下医疗机构购买 MRI、CT 类设备使用效率不高，县级医院设备的更新或新增会增加财政负担。

第四，由于医学影像设备使用寿命为 10 年或更长，单体医疗机构不能适应技术快速发展，如及时更新设备。

第五，在云端存储技术出现以前，所有的影像信息都是储存在本地的计算机里，这种做法不仅储存成本比较高，占用空间大，而且存在图像不可读和数据丢失现象。

第六，由于资源分配问题，部分公立医院磁共振预约到 2 周甚至 1 个月以后，需解决大型公立医院排队难的迫切需求及需要更高服务水平的高端客户问题。

（五）我国医学影像未来的发展趋势

未来我国生物医学影像设备市场潜力巨大，目前百万人口拥有影像设备数量远低于美国、韩国等国家。核磁共振技术是目前医学影像领域最重要的技术和产业之一。在今后 5 年，高端医学影像诊疗装备行业将在 MRI、DR、CT、PET-CT、PET-MRI、RT 等领域进一步研究和探索，整体朝着更快速、更精确、更安全、更集成的方向发展。

1. 更快速：采样快、传输快、成像快

高端医学影像技术的发展方向之一就是：更快——快速采样、快速传输、快速出图像。例如，稀疏采样技术，从相对较少的测量值还原出整个欲得知的信号，目前已经开始运用在 MRI、CT 等数据采集方法中，并日益趋于完善和成熟。又如多光源 CT 技术。传统的 CT 扫描仪使用机械装置或者转动 X 射线源或者转动扫描对象，同时用 X 射线在大约 1000 个不同角度进行成像。多光源 CT 技术可以以电子式的扫描取代传统的机械转动来获取不同角度的图像，提供多角度立体成像，可消除机械转动带来的成像伪影，缩短扫描时间，从而减少患者接受的辐射剂量，提高 CT 系统扫描的图像精度。

2. 更精确：分辨率进一步提高

无论是近几十年发展起来的 MRI、CT、PET-CT，还是已有近百年历史的 DR 等高端医学影像技术的发展，主要目标之一都是要进一步提高图像分辨率，换言之，就是追求"超分辨率"。超分辨率技术包括超分辨率复原和超分辨率重建。未来 10 年，期望各设备的分辨率能提高至目前的 5 倍左右，实现基于同步辐射光源的双能 CT 系统技术、纳秒级超高分辨率 PET 系统技术等，不断挑战分辨率的

极限。

3. 更安全：CT、PET 辐射剂量更小

辐射剂量一直是高端医学影像界致力于攻克的难题。近年来，我们致力于通过实现降低辐射剂量，增加扫描安全性、提高造影剂成像效果等。未来 5 年，将会在 CT、PET 探测器、电子学设计、重建算法等各关键技术不断进行技术研究与创新，以期实现无限接近"零剂量"的剂量极限。可以预见，以光子计数技术为基础的低剂量 CT、静态 CT、快速 PET 系统等将会成为研究主流。

4. 更先进：新技术在传统影像学中应用

新技术的发展，使磁共振、CT、增强双能量钼靶、分子乳腺成像，都将为患者提供更多的帮助。对妇科而言，乳腺钼靶成像筛查的重要性越来越明显。由于标记及算法等技术的进步，肺癌、冠状病毒导致的肺部磨玻璃影等的 CT 筛查将开始实施。以腾讯觅影为代表的 AI 人工智能医学影像识别，将减轻病理科、影像科医生的工作量及工作强度。

超声弹性成像技术的临床作用日益增长，弹性成像是超声领域最热门的技术之一，它将在乳腺、甲状腺、肝脏、肌肉骨骼成像等方面临床应用上的作用逐渐加强。

5. 更集成：多模态优势日益明显

高分辨率、低剂量、多模态、数字化和一体化的高端医学影像技术是未来 10 年业界发展的最终方向。未来 5 年，研究界将致力于将两种，甚至多种医学影像技术整合成是一个有机的整体，通过设备、模型、算法三个层次的整合，实现最终利用一个设备、一种模型、一套算法更完整获取生物体细胞分子水平、功能代谢水平和解剖结构水平等生理病理信息的研究目标。例如，将重点开发目前被垄断的一体式全身正电子发射－磁共振同步成像装备（PET-MRI）。该设备对促进神经、心血管、肿瘤、新药开发等方面的医学研究及临床诊断有十分重要的意义，是民族企业制衡并超越跨国公司创新技术的重点技术方向和起点。

6. 小型化、移动式和床边化

小型化和便携化设备这一趋势正在将传统的庞然大物——CT、MRI 等影像设备打破放射科、影像科原有的围墙，成为智能的床旁诊断设备。在席卷全球的新冠疫情中，移动式、床边化的影像设备发挥了不小的作用，在紧急的医疗卫生事件中更安全和更高效地帮助医生完成了必要的检查。

四、医工整合中医学检验设备的发展状况

医学检验是指将样本（血液、体液、组织等）从人体中取出后进行血液等组织及分泌物检测，进而获取疾病预防、诊治、监测、预后判断等信息的产品和服务。相对于体内诊断而言，临床医学检验信息 80% 左右来自体外诊断。

1993 年，美国生物化学家凯利·穆利斯发明了聚合酶链式反应（PCR）的方法，并因此获得诺贝尔化学奖。这项技术使快速大量复制 DNA 成为现实，现已成为生物医学实验室的标准技术，在临床上则可应用于基因诊断，可谓体外诊断领域的里程碑。

全球体外诊断市场发展于 20 世纪 70 年代，目前已发展成数百亿美元容量的庞大市场，北美、欧洲和日本占比最大。随着中国社会逐渐老龄化，对慢性疾病的关注度将不断增加，同时世界各国也在逐渐加强对结核、HIV、性传播疾病等重大传染病的控制力度，禽流感、埃博拉等新发传染病的不断出现，传染病诊断及疗效监测的体外诊断产品需求不断扩大。在这样的背景下，体外诊断行业已成为我国最活跃、发展最快的行业之一。

2015 年 1 月底，美国时任总统奥巴马在 2015 年国情咨文演讲中宣布了生命科学领域的精准医疗计划，致力于治愈癌症和糖尿病等疾病，让所有人获得健康个性化信息。我国《国家中长期科学和技术发展规划纲要（2006—2020 年）》也将"研究预防和早期诊断关键技术，显著提高重大疾病诊断和防治能力"作为"人口与健康"重点领域的发展思路之一，"重点研究开发心脑血管病、肿瘤等重大疾病早期预警和诊断、疾病危险因素早期干预等关键技术"，为个性化的精准医疗、疾病预防等领域的体外诊断研究进行了政策引领。

根据检验原理或检验方法，体外诊断主要分为生化诊断、免疫诊断、分子诊断、元素诊断、微生物诊断、尿液诊断、凝血诊断、组织诊断、血液学和流式细胞诊断等，其中生化诊断、免疫诊断、分子诊断是体外诊断主要的三大领域。

在今年的新冠疫情中，快速诊断能力是基本要求，因此便捷、小型化、适合快速诊断的即时诊断（POCT）产品也成了 IVD 领域下一个爆发点。

（一）全球医学检验设备的发展状况

1. 市场规模及增长率

根据 Evaluate MedTech 报告，2017 年全球医疗器械 4050 亿美元细分市场中，IVD 全球销售额 648 亿美元，占到医疗器械的 16%，2017—2024 年复合增长率为 5.6%。其中 POCT 的非血糖市场约占 IVD 的 11%，2018 年为 240 亿美元，年增速在 8% ~9%。

美国是全球体外诊断创新中心和最大的需求市场，每年保持 3% ~5% 增长。北美占据了大部分的市场份额，在预测期间内，预计将以 4.02% 的 CAGR 增长，并在 2020 年达到 301 亿美元。而亚洲则具有最快的增长率，CAGR 为 7.49%。全球 IVD 市场推动力来自新兴市场，但欧美仍占据全球超过 75% 的市场份额。

2. 行业并购带来集中度提升

创新和并购贯穿体外诊断发展主线，全球体外诊断形成"4 + X"格局，第一梯队为罗氏、西门子、雅培、丹纳赫（收购贝克曼），"X"包括赛默飞、BD、美艾利尔、希森美康等在细分领域具备优势的第二梯队。2012 年前 10 大企业占据

80.7%市场份额。

3. 应用领域及发展趋势

不断增加的公众健康意识、据成本效益的诊断解决方案、准确且更快速的检测结果，是驱动全球 IVD 市场增长的重要因素。此外，对能够及早和准确诊断各种疾病的先进设备的需求，也日益刺激全球市场的增长。

按应用划分，IVD 市场可细分为感染性疾病、糖尿病、癌症、心脏病、自身免疫性疾病、肾脏病、药物检测、HIV/AIDS 检测。其中，目前排名位列第一二位的感染性疾病和 HIV/AIDS 将继续保持其地位至 2020 年。而在最终用途方面，鉴于 POCT 设备的日益普及，家用诊断市场预计将成为最快的增长版块。

（二）我国医学检验设备的进展情况

我国在体外诊断的市场规模不断扩大，企业规模发展迅猛。2018 年中国体外诊断市场规模超过 800 亿人民币，同比增长 15% 左右。其中进口产品占比达 55% 左右。根据 2018 年 92 家诊断上市公司、新三板挂牌企业年报，2019 年上半年 86 家诊断上市公司、新三板挂牌企业半年报及 2019 年三季度主板上市公司的数据：2018 年全年 92 家上市公司（包含新三板挂牌企业，下同）总营收 682.1 亿元，同比增长 26.87%；归属净利润 78.7 亿元，同比增长 16.76%。2019 年上半年 86 家上市公司总营收 366.64 亿元，同比增长 18.26%；归属净利润 43.59 亿元，同比增长 14.61%。2019 年前三季度 26 家主板上市公司总营收 409.4 亿元，同比增长 17.5%；归属净利润 58.9 亿元，同比增长 18.6%。

据行业研究报告测算，2018 年我国 IVD 市场规模约为 700 亿元，同比增长 18.43%；根据中国医疗器械行业发展报告 2019，29 家 IVD 相关上市企业 2019 年总营业收入达到 760.87 亿元。医疗器械蓝皮书显示我国体外诊断最主要的三大领域依次是免疫诊断（38%）、生化诊断（19%）、分子诊断（15%），其次是 POCT（11%），其中"未来 3～5 年最具发展潜力产品线"的定性调研结果显示，分子诊断和 POCT 产品的增速分居第 1（20%）和第 2 名（16%），如图 13 所示。

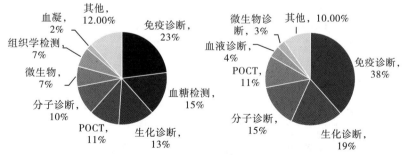

图 13 （左）2018 年全球体外诊断细分市场占比（来源：Kalorama Information）；（右）2017 年中国体外诊断细分市场占比（来源：医疗器械蓝皮书，天风证券研究所）

中国人均体外诊断费用（体外诊断市场规模/人口数）约 2 美元，与欧洲的平均值 28 美元相比，差距巨大。其中瑞士最高，达到 60 美元；英国较低，但也达到 20 美元。对比来看，国内人均费用还有较大空间。我国的医学检验市场数据如图 14。

但需要指出的是，我国体外诊断行业已在若干方面实现了重点突破，形成了一批国际领先的创新产品（如戊型肝炎系列诊断产品），一批国产重点产品质量得到明显提高（如艾滋病毒系列诊断产品、全自动自动生化仪、五分类血球仪、全自动荧光免疫分析仪），传染病诊断产品应急研发能力居于国际前沿（如新甲流系列诊断产品），培育了一批具有自主创新能力的骨干科研单位和龙头企业，建设了一批创新研发平台。

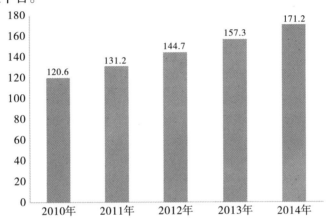

图 14　2010—2014 年我国生物医学检验市场需求情况（来源：中研普华数据库；单位：亿元）

下面我们从生化、免疫和分子诊断 3 个子领域详细阐述。

（1）生化诊断领域

我国在该领域的发展已经比较成熟，医院每年的工作量增速很低，大约只有 10%。国内生化诊断市场上，仪器品牌使用较多的是罗氏、贝克曼、强生、西门子、日立及东芝等。试剂方面，国外品牌基本上有自己配套的试剂，除了日本。国内也产生了数个生化仪器及试剂较强的厂家，比如中生北控、利德曼、九强生物和四川迈克（原罗氏四川地区代理商）等；也产生了部分基于干式微流体芯片的创新性厂家，如天津微纳芯、成都斯马特和博奥生物。

（2）免疫诊断领域

上个 10 年间，国内免疫试剂的主流仍然是酶联免疫，但在欧美等发达国家化学发光技术已成为免疫检测的主流方法，其检测灵敏度高、特异性强，可用于半定量和定量分析，市场高速增长。因此被逐渐引进我国，目前我国已有多家企业在化学发光免疫诊断仪器和试剂迅速成长，临床上几乎替代了酶联免疫法，化学发光法于 2020 年在二甲及以上医院有望全面使用。

化学发光系统在检测项目上增长也很快，不仅取代原有的酶联免疫法，在一定程度上还挤占了原来生化检测的空间。近 6 年，检验科的免疫工作量平均增速

24%。在应用品牌方面，目前化学发光领域外资品牌垄断的局面有所动摇，它们包括罗氏、雅培、西门子、贝克曼和强生等；国内涌现的企业包括新产业、迈克生物、安图生物、艾康生物、科斯迈；也产生了基于微阵列化学发光的三联生物，基于液相芯片技术的透景生物等公司。目前化学发光仪器都是封闭式系统，所以现在三甲医院的免疫诊断产品多采用进口产品。国内化学发光产品目前先以低级医院作为立足点，然后再进行进口替代。

而将传统细胞免疫与高灵敏度质谱技术结合起来的质谱流式细胞仪，将临床细胞免疫的多参数定量分析从 20 个参数提高到百个以上，极大地推动了对肿瘤、药物检测、免疫治疗等临床技术的进步，成为细胞免疫检测的国际热点。我国细胞重金属标记试剂、微量细胞离子化与输运等技术上虽缺少基础，但已积累了流式细胞仪、质谱检测仪的研发技术，为技术可行性提供了坚实基础，并有望在 2025 年实现产业化。

（3）分子诊断领域

分子诊断领域是我国目前规模最小的，目前只占 IVD 市场的5%左右；但得力于基因芯片、测序和大数据分析技术的爆炸式发展，其增速却高于生化诊断和免疫诊断，成为各类型诊断试剂中增长速度最快的子行业。与生化及免疫诊断试剂相比，分子诊断试剂具有特异性强、灵敏度高、窗口期短的优势，结合疾病的大数据库，研发基于分子诊断的遗传病基因和易感基因筛查配套仪器，将推动国内医学模式转换，具有重要经济效益和社会意义。

根据《医疗机构临床检验目录》，2007 年分子诊断项目仅为 28 项，2013 年项目增加到 148 项；生化和免疫也有增加，但是增长率最高的是分子诊断。从医院开展的临床诊断项目来看，分子诊断主要是处于基因水平的检测，临床主要用于传染病、性病、艾滋病、肿瘤、遗传病的筛查检测，其中传染病检测、微生物检测与感染防控占大部分市场。在个体化诊疗（如肿瘤标志物伴随诊断）、肿瘤早期筛查、遗传病筛查与诊断、昂贵药物治疗监测、药物代谢基因组学、重大突发疫情的检测方面都有较大的潜力。

我国正在形成疾病系统化的分子诊断体制，其涵盖 PCR 扩增技术、恒温扩增技术、基因测序（包括二代和三代测序）、数字 PCR、单细胞测序等技术，有望在保证个人遗传信息安全的前提下，研发针对肝炎、性病、感染性肺疾病、优生优育、遗传病基因、肿瘤等特定疾病的简便、价廉的诊断仪器和试剂。这既顺应市场的需求，也将为未来检验医学的发展勾勒美好的前景。

总之，我国体外诊断产业表现出明显的中国特征：①与发达国家增长率个位数低位增长相比，在相当长的时期内我国 IVD 产业仍然保持两位数的高速增长；②在中国市场上，市场分布泾渭分明，国产产品占据了国内大部分二级医院，但知名的跨国企业三级医院占据了绝对优势，且其价格比国产的同类产品高出很多。

③国产产品的优势是价格，而进口产品有质量和品牌的优势。就国内的现状来说，我国的体外诊断行业仍处于成长期，处于产品研发与生产的投入初期，成长期还没有真正到来。④我国体外诊断市场规模占全球市场的份额较低，同时从发达国家的医学临床实践来看，诊断费用占到整个医疗费用的20%～30%，而我国医疗费用中的诊断费用还不到10%，有着巨大的市场空间尚未开发。

同时，在发展中我国也与国外存在一些差距：

我国体外诊断市场外资占比大，国内企业小而散。在全球市场和中国市场都呈现"5＋X"的市场格局，五大国际巨头罗氏、西门子、丹纳赫、雅培、赛默飞占比50%以上。仅罗氏一家企业占比约20%。国内企业呈现"小和散"的状态，国内仅10家左右企业在国内市场占比超1%，占比最大的迈瑞医疗约为3.5%。且国内企业在相对低端的生化诊断领域占比较高。在化学发光和POCT这些中高端技术方面具有较大的进口替代空间。在IVD行业的上游：核心零部件（加样针、鞘流池、激光器、PMT）、抗原、抗体、酶等原材料技术难度大，属于产业链中的核心利润环节。目前，我国IVD企业所需的主要原材料对国外进口依赖性强，国产产品在性能及品质稳定性上与国外尚存较大差距。

近年来，我国新医改给全行业带来机遇，医保覆盖率超95%，导致医疗需求释放，诊疗人次提升。同时，老龄人口比重提升，城镇化比例提升，导致医疗费用上升。诊断新技术、新产品替代低端产品，高端产品比重提升。传染病和慢性病人数不断增长。打击药品商业贿赂、药品降价大环境下，医院临床检验收入占比提升。还有血源筛查检测推广，这些都是体外诊断行业未来快速发展的支持因素。

目前，国家和企业对体外诊断领域的发展空前重视，并将加大投入，这意味着国内尚处于成长期的体外诊断产业极有可能保持目前快速发展的速度。临床诊断从疾病诊断延伸到健康管理、用药管理等环节，对体外诊断产业的需求是空前的，前景很好。

（三）体外诊断器械全球知识产权的分布分析

对体外诊断行业的专利进行检索可以发现，体外诊断从专利数量分布来看，外国申请人在本国布局中美国第一，中国第二，欧盟最少；本国申请人在本国布局中中国第一，美国第二，欧盟最少；本国申请人在外国布局中美国居第一，欧盟第二，中国最少（表3）。可以大致得出在体外诊断技术领域，全球对美国和中国市场的重视方面，中国申请人侧重国内申请，美国和欧盟侧重全球布局这样一个初步结论。

在体外诊断技术方面，进一步从三种专利布局占比来看，对于美国、日本和韩国，外国申请人在本国、本国申请人在本国、本国申请人在外国专利布局这三者占比在所分析的 5 个国家地区中属于相对比较均匀的。其中本国申请人在本国布局占比最大（韩国在 3 个国家中国内申请人在本国布局占比相对最高为 53%，美国为 46%，日本为 44%）。3 个国家申请人均非常重视国外市场，积极在外国开展专利布局，本国申请人在外国布局占比第二。其他国家地区也非常重视美国、日本和韩国市场，纷纷在其布局专利，尤其是韩国，外国申请人在本国布局占比21%，是所分析 5 个国家地区中最高的（图 15）。

表 3   体外诊断专利申请国分布情况（项）

体外诊断	外国申请人 在本国布局	本国申请人 在本国布局	本国申请人 在外国布局
美国	11 282	30 784	25 246
欧盟	1426	4279	22 588
日本	5631	12 115	9787
韩国	1797	4593	2257
中国	7316	40 417	1581

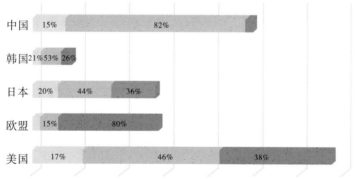

图 15   全球体外诊断专利申请国家分布统计

欧盟非常重视对外国市场的开拓与布局，本国申请人在外国布局占比高达80%，国外申请人在欧盟布局仅占 5%。中国申请人专利申请则主要集中在国内，本国申请人在本国布局占比高达 82%，本国申请人在国外布局仅占 3%。

（四）体外诊断器械的文献数据分析

从图 16 中可以看出，医学诊断器械子领域的发文量在 2010—2019 年间以1.6% 的年均增速缓慢上升，说明该子领域在近 10 年来一直处于研究的热点，发展速度较为缓慢。这是因为医学诊断器械是医学工程领域为后续治疗进行判断的必不可少的工具，是医疗器械领域极为重要组成部分，也是医学工程各子领域中发文量最高的领域。

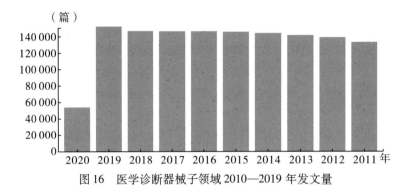

图16 医学诊断器械子领域2010—2019年发文量

在医学诊断器械领域，美国的发文量依然遥遥领先，中国位列第二，德国和日本分列第三和第四。同时，该领域的高发文机构中，加利福尼亚大学依然位列榜首，其后是中国科学院和哈佛大学，说明我国在医学诊断器械领域有较多的研究成果（图17）。

选择	字段：机构	记录数	%/1,463,564	柱状图
☑	UNIVERSITY OF CALIFORNIA SYSTEM	33,779	2.308%	┃
☑	CHINESE ACADEMY OF SCIENCES	24,397	1.667%	┃
☑	HARVARD UNIVERSITY	23,059	1.576%	┃
☑	CENTRE NATIONAL DE LA RECHERCHE SCIENTIFIQUE CNRS	20,431	1.396%	┃
☑	INSTITUT NATIONAL DE LA SANTE ET DE LA RECHERCHE MEDICALE INSERM	18,663	1.275%	┃
☑	UNIVERSITY OF TEXAS SYSTEM	17,712	1.210%	┃
☑	NATIONAL INSTITUTES OF HEALTH NIH USA	17,461	1.193%	┃
☑	CHINESE ACAD SCI	17,129	1.170%	┃
☑	UNIVERSITY OF LONDON	17,080	1.167%	┃
☑	PENNSYLVANIA COMMONWEALTH SYSTEM OF HIGHER EDUCATION PCSHE	11,292	0.772%	┃

图17 医学诊断器械子领域高发文量机构

（五）我国体外诊断的未来战略

思考我国体外诊断的未来发展战略，有以下几个方面：

（1）产品多元化和试剂仪器集成化发展

从国外体外诊断巨头的发展经验来看，国际体外诊断试剂巨头基本都是仪器与试剂共同发展的模式，占据着体外诊断行业的高端地位，国内企业要想取得与国外领先企业竞争的能力，则还需加强配套检测仪器的自主开发，形成自身的技术优势。

（2）并购或行业淘汰提升集中度

国外体外诊断市场经过几十年发展，并购贯穿主线。已经形成"5+X"格局，中国不需要几百家体外诊断企业，随着中国临床检验标准和水平的提高，大量"作坊式"的小企业也难以生存，我们认为中国体外诊断的集中度提升是大趋势，行业并购或自然淘汰不可避免。

（3）化学发光和分子诊断市场发展态势良好

全自动化学发光免疫分析仪器专业壁垒高。与传统免疫检测相比，灵敏度和精确度更高，能够提供更准确的检验结果；由于其定价相对较高，为 IVD 生产商和下游客户提供更高附加值。

分子诊断是细分领域中发展最快的板块，产品灵敏度高、特异性强、诊断窗口期更短，可进行定性、定量检测。在个体化诊疗（如肿瘤伴随诊断）、遗传病筛查与诊断、药物代谢基因组学、重大突发疫情检测方面都有广阔的市场。

（六）我国体外诊断的未来趋势

目前我国的体外诊断技术中，生化诊断产品最为成熟，免疫诊断产品为规模最大、增速较快，分子诊断行业正快速发展，三代测序酝酿已久，市场前景广阔，POCT 小型化和家庭化是发展趋势，并向慢病检测与管理延伸。

体外诊断的共性流程是，患者样品与诊断试剂（如生化催化酶、抗原抗体、载体放大增强检测的灵敏度）结合后进入诊断仪器，经过光学、电学检测得到传染性疾病、肿瘤、血型抗原、分子靶标等诊断结果。

其诊断方法针对不同的用途而多种多样，如酶联反应物颜色的变化程度、化学发光捕捉反应物加入发光促进剂自发光速度和强度、对电解质敏感的胶体金用于快速检测，在核酸检测中用到的 PCR 扩增和 LAMP 等温扩增技术。而未来重点还包括三代测序中的纳米孔、选择性电极技术，精准医疗的生物信息和大数据关联分析技术，红外和远红外分光光度技术，生物传感器，生物芯片，基于纸质的 3D 电光化学，微激光和微校准，集成微流体芯片，系统集成电路检测器的纳米阵列技术。

我国的医学检验体外诊断设备的方向与趋势有：

1）传染病与肿瘤的庞大需求推动体外诊断发展。对结核杆菌、HIV 病毒、MERS 病毒、超级病菌这些超级传染病的治疗主要集中在预防和隔离措施上，快速诊断是其中关键。对癌症患者进行早期诊断，针对性治疗，是提高癌症患者 5 年生存率的唯一有效方法，未来仍将探索针对癌症的高特异性和敏感性的诊断方法。

2）生化诊断重心将转移到成本、渠道、营销和质量竞争上。常规生化诊断检测小分子蛋白、激素、脂肪酸、维生素、药物等物质，具体项目如测定糖类、脂类、无机元素类、肝功能、肾功能等，是医疗检测的基本组成部分，将探求更高的灵敏度。

3）免疫诊断适用范围广，化学发光免疫是趋势。免疫诊断技术通过抗原抗体的免疫反应来实现检测，利用各种载体放大反映信号来增强检测的灵敏度广泛应用于医院、血站、体检中心的肝炎检测、性病检测、肿瘤检测、孕检等方面，其中甲状腺功能、贫血标记物、治疗药物、毒物滥用、皮质激素、胰岛素及常见传染病等的常规性商业测试占据了免疫检测大部分市场。以酶联免疫（ELISA）技术、化学发光免疫（CLIA）、质谱免疫流式为代表，整体正朝着检测速度更快、更灵敏、特异性更强、自动化程度更高、更加用户友好型及低成本检测系统的方向发展。作为免疫诊断领域中的高端技术，全自动化发光免疫诊断产品引领者免疫诊断市场的快速增长。

4）分子诊断走向大规模运用。它是应用分子生物学的方法，检测受检个体的遗传物质或携带的病毒、病原体的基因结构与类型，进而从基因层面对遗传病筛查、传染性疾病、肿瘤等疾病进行早期诊断、治疗监测、预后检测。在精准医疗背景下，受益于药物代谢基因组学、肿瘤个体化医疗的推进和大数据应用，分子诊断将保持高增速，避免药物的误用和滥用，以起到提高疗效和存活率、改善患者的生活质量和降低医疗成本的效果。

随着人们健康意识的增强，国家医保报销比例增加，分子诊断市场有望大规模扩容，国内在实时定量荧光 PCR、环介导等温核酸扩增 LAMP、基因芯片等技术将达到国际领先水平，在第三代基因测序技术上将接近国际水平。分子诊断技术的触角延伸，也将推动精准医疗发展，除了应用在临床疾病（如肿瘤、感染、遗传）的等诊断上，还将应用于体检中心、第三方检测机构及微生物快速检测等方面，未来将完成人群健康筛查与体检、重大疾病预警与诊断、慢性病分子基因档案建立，建设分子诊断配套的服务体系，培训临床和解读服务人员，形成分子诊断的保险支付体系。

5）POCT 及消费类医疗器械迅速发展。其检测时间短、有效缩短诊断的周转时间（TAT）；不受空间限制，操作简单等特点，在人均卫生费用支出的增加及国家政策加强社区医疗体系建设力度加大的背景下，将在未来 20 年爆发式增长，广泛用于血糖监测、血气和电解质分析、快速血凝检测、心脏标志物的快速诊断、药物滥用筛检、尿液分析、干式生化检测、妊娠测试、粪便潜血血液分析、食品病原体筛查、血红蛋白检测、传染病检测、甘油三酯和胆固醇血脂项目等的检测领域，其中以血糖实时监测和心血管类疾病的快速定量或定性检测筛查为重点核心领域。

而移动互联网时代的来临和大规模集成电路的发展，催使了集成式芯片实验室检验分析系统的发展，基于生化、免疫、分子诊断检测技术的、集成复杂样品处理和自动化流程的全系列、高通量微流体芯片系统，极大地缩减了系统的诊断时间。其一次性芯片即插即用的设计，可广泛用于临床的各个体外诊断应用，实现"样品进、结果出"的全自动便携式检测，也缩减了医护人员的时间成本，减少了人工因素导致的错误，为医院、基层诊室和家庭的床旁检测提供了方案。

6）家用医疗器械将会越来越普及。检测的家庭化及医疗体系分级建设的逐步完善，老龄化的不断加剧，我国各项慢性病患者人数不断攀升，我国目前居民消费支出以每年大于 15% 的速度增长，消费水平的提高、消费结构的变化及人们消费意识的进步会刺激家用医疗器械渗透率的提高。从发达地区医疗体系建设的路径来看，家庭医疗、康复、预防已成为医疗体系中的重要一环，未来家庭预防、医疗和康复将成为主流。家庭康复、预防的需求也成为 POCT 器械发展的基础，家用医疗器械区别于医院使用的医疗器械，其有操作简单、体积小巧、携带方便的主要特征，特别是应用在一些慢性病，如血糖监测、血液化学和电解质分析、感染性疾病、恶性肿瘤等的检测优势更为突出。

新冠病毒疫情防控暴露出很多医院的发热门诊快速诊断能力欠缺，未来便捷、小型化、适合快速诊断的 POCT 类检测产品，以及小型生化仪、血球仪、小型封闭式自动化 PCR 设备、微流控设备、基因测序设备等需求都会日益凸显。未来随着医疗机构不断开放，还将极大地推进包括检验、病理、影像、血透等第三方实验室成倍数级的增长。

总之，便捷、快速、准确、无痛是目前诊断、检测疾病的主要诊断技术，主要应用于各类医疗机构，而未来家庭用诊断试剂将会得到蓬勃发展。与此同时，诊断仪器配套的诊断试剂为医疗提供先验性检测服务，需进一步提高检验结果的区分度和精细度，满足各类疾病的特殊需求，实现产品的多样化特征。

最后，体外诊断提供的诊断学依据，将用于健康人群进行疾病预防和筛查，对有无症状的疾病进行判断、分层和预后监测，给医生提供药物学治疗参考，提供慢性病监测手段。

五、医工整合中康复器械的发展状况

康复医学是医学的一个新分支学科，与预防医学、临床医学、保健学并称四大医学，其主要涉及利用物理因子方法（光、电、热、声等）以诊断、治疗和预防残疾和疾病，研究使患者在体格、精神、社会、职业上得到康复的方法，以消除或减轻患者功能障碍，恢复其生活、工作能力得以重回社会。

由康复医学产生的康复器械是当今世界发展最迅猛的产业领域之一。我国潜在的康复对象总人数达 3.66 亿。预计未来 5 年内，康复器械需求将达到 300 亿元~600 亿元。从 2014 年卫计委（现卫健委）出台《关于加快发展社会办医的若干意见》鼓励社会资本投向康复医院服务领域起，到 2019 年 11 月出台《开展加速康复外科试点工作的通知》选取 195 家试点医院将康复理念融入外科相关疾病诊疗过程中，国家陆续出台了多项对康复服务、康复器械的支持引导政策。

（一）我国康复器械的市场规模

2011 年 4 月，中国残联在全国范围内开展残疾人康复需求实名制调查，调查的对象为持证残疾人和功能障碍者。截至 2013 年 3 月，共计 2138 万有康复需求的残疾人录入信息系统，与世界卫生组织的标准是吻合的，其中包括 1360.2 万持证残疾人和 777.7 万非持证残疾人，调查结果显示，31.9% 的残疾人有康复医疗方面的需求，30.9% 有功能训练方面的需求，91.9% 的残疾人有辅助器具需求。

目前我国康复医疗市场规模约为 600 亿元（人均约 15 元），相较于美国康复医疗市场 200 亿美元（人均约 80 美元，不含长期护理）和 2000 亿美元（人均约 800 美元，含长期护理）市场规模仍有很大空间，按国内有 2 亿中高收入人群能达到美国康复消费水平，按人均 80 美元消费来算，未来市场规模预计在 2023 年达到千亿以上，可见图 18。

康复医疗目前在我国仍处于初级阶段，市场规模相对较小，在供给方面存在着康复机构数量较少、康复医疗师缺口大等问题；而需求方面存在人群康复意识不足等现状。

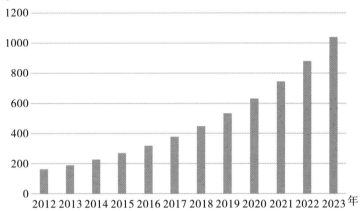

图 18　我国康复医疗市场规模（数据来源：中国产业信息网，易三板研究院；单位：亿元）

根据前瞻产业研究院的《中国康复医疗行业发展前景与投资预测分析报告》，每年约有超过 700 万残疾人得到不同程度的康复治疗，相较于全国接近 8500 万残疾总人口，占比不到 10%。

同时，随着老龄化阶段加速，我国每年新增 60 岁以上老年人口达到 1000 万，其中约 60%~70% 需要康复服务，亚健康人群、残疾人群、慢病患者、脑卒中神经康复、术后康复均是康复治疗目标群体。据历年《中国卫生健康统计年鉴》2011 年至 2018 年，中国康复医疗服务诊疗人次整体呈增长态势，门急诊人次和出院人数年复合增长率分别达到 10.2% 和 22.5%（图 19）。

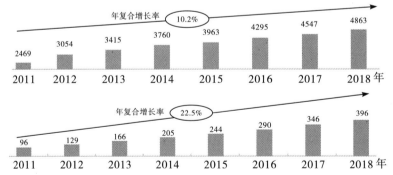

图 19　（上）2011—2018 年我国康复医学科门急诊次数（单位：万人次）；（下）2011—2018 年我国康复医学科出院人数（单位：万人）（数据来源：中国卫生健康统计年鉴）

人口老龄化的加速、慢性患者口数量的增加、居民康复意识的增强，以及国家对残疾人康复需求的重视与财政支持是推动康复需求持续增长的主要原因。但受制于康复意识不足，康复教育缺失，我国潜在存量康复需求未能得到充分释放，未来随着相关配套机构与政策的到位，有望得到进一步挖潜。

例如，根据山东中医药大学的调查结果来看，抽样的 444 名调查居民中，接近 24% 居民完全不知道康复治疗，仅有少数居民对康复治疗具有正确认识。对于大众熟知的康复理疗，也仅有 34% 居民经常尝试，同时 62% 居民从未有过尝试想法。

再如，康复机构及医院的数目上，2011 年卫生部关于《综合医院康复医学科建设与管理指南》明确要求所有二级以上综合医院必须建设康复医学科，截至 2012 年底，实际拥有康复科的综合医院 3288 家，占比仅为 36.6%；我国仍有一半地区没有建立独立的康复专科医院（图 20）。而在医疗资源较为丰富的上海，根据 2012 年《上海市康复医疗资源调查表》，受调研的上海医疗机构中，仅有 180 家设有康复医学科，31 家设有康复病床。截至 2018 年底，中国康复专科医院数量 637 家，仅占专科医院总量的 8.1%；康复总床位 25 万张，仅占床位总量的 2.9%；康复出院人数 396 万人，仅占医疗卫生机构总出院人数的 1.6%。

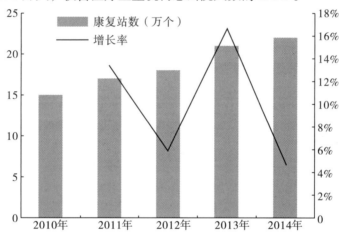

图 20　我国社区康复站数量增长情况（数据来源：前瞻产业研究院，方正证券研究所）

（二）我国康复器械的产业结构

从康复器械的产业环节来看，主要可分为上游各类材料配件、信息技术供应、机电供应商等；中游各类康复医疗器械相关公司；下游包括医院、残疾人康复机构、养老机构等康复机构与终端患者，其中中、下游是主要环节。

中游环节包括康复医疗、康复教育、康复辅具。康复医疗又可分为康复诊断与评定器械（包括平衡功能检查系统、语言测量系统、步态分析系统等），康复训练器械（作业治疗系列、物理治疗系列、言语治疗系列等），康复理疗设备（电疗设备、磁疗设备、超声器械、光学器械等）。康复教育整合特殊教育和康复医学，为特殊儿童提供康复训练与特殊教育，主要包括多感觉综合训练室、儿童整合性运动训练室、情绪与行为障碍干预系统等。辅助器具是指包括轮椅、假肢、助听器等在内的辅助器具（表4）。

表4　康复产业中游环节的康复器械

康复医疗器械	康复诊断与评定器械	包括平衡功能检查系统、语言测量系统、步态分析系统等
	康复训练器械	作业治疗系列、物理治疗系列、言语治疗系列等
	康复理疗设备	电疗设备、磁疗设备、超声器械、光学器械等
康复教育设备		整合特殊教育和康复医学，为特殊儿童提供康复训练与特殊教育，主要包括多感觉综合训练室、儿童整合性运动训练室、情绪与行为障碍干预系统等
康复辅具器具		包括轮椅、假肢、助听器等在内的辅助器具

下游环节主要包括医疗机构、残疾人康复机构、养老机构、教育机构等机构用户与个人、家庭等最终消费者，其中最重要的用户是医院等医疗机构，未来随着二级以上医院康复科的不断新建与康复医院的逐步普及，医疗机构有望继续贡献大部分增量市场。

康复器械种类繁多，按国际标准将康复器械品类分为 12 个主类、130 个次类和 781 个支类，按应用领域分类可分为康复医疗器械、康复教育设备和辅助器具等，其中康复医疗器械按照作用不同，又可分为康复评定器械、康复训练器械和康复理疗设备。纳入 2016 年医保报销的康复器械相关项目主要有：平衡训练、轮椅技能训练、减重支持系统训练、耐力训练、电动起立床训练、大关节松动训练等。

（三）我国康复器械的主要问题和趋势

我国康复器械行业的主要问题包括：

第一，中国康复辅助器具的中高端市场基本以国外产品为主，中国自主研发产品大部分属于技术含量低的中低档产品。中国有一定规模的康复辅助器具生产企业仅 100 多家，相当于美国企业总量的 3%，德国的 6%，行业没有形成产、学、研、用相结合的产业链。我国现有康复器械企业数量少、规模小。

第二，目前的康复器械生产企业的瓶颈包括：康复器械保障体系尚未建立健全；制造技术基础薄弱，产品档次较低；企业整体规模小，产品种类少；行业人才匮乏，创新能力不足；关键共性技术尚未突破。据不完全统计，我国有一定规模的康复器械生产企业不到 200 家，企业主要分布在东南沿海发达地区。

第三，供给方面也存在康复机构数量较少、康复医疗师缺口大等问题；需求方面，虽然待康复人口不断增长，但有康复意识不足、重治疗轻康复等问题。从康复医疗从业人数来看，目前我国康复医师占基本人群比例约为 0.4 人/10 万，相较于欧美、日本等发达国家康复医师 5 人/10 万缺口巨大。供需两端均存在较大问题有待解决。

第四，在康复器械购买主体（如康复医院）也存在众多问题，例如，病源不稳定，床位使用率不高；医师不足，康复医师人才紧缺是限制康复医院重要因素；病患信任度低，导致设备购置信心不够强。

第五，民众康复意识不足。以心脏康复为例，之前发展缓慢的主要原因之一是，民众还没有这方面意识。胡大一团队曾公布了一份以不同年龄、职业背景的28 227 位公众为研究对象的调查数据，仅有 17.7% 的公众对心脏康复认知度较好，并且公众期望能够获得更多专业的康复治疗及专业的心脏康复指导知识。而医院等级（42.8% 的公众愿意在三级医院完成心脏康复）、医保情况和医院是否设有专业康复中心是现阶段影响心脏康复参与度的主要因素。

未来我国康复器械产业的发展趋势预计将向网络化、信息化、自动化、智能化及人机交互发展，可能将呈现以下趋势：

第一，机器人和人工智能结合形成康复新技术，神经康复、机能恢复类训练需求量大，需要单任务多重复、长时间、患者参与度高的训练，而康复机器人（如下肢康复机器人）较适合执行长时间简单重复的运动任务，具有良好的运动一致性，能够保证康复训练的强度和效果；人工智能辅助技术持续收集和分析康复患者佩戴的可穿戴设备、机器人数据，有望给出患者个性化的康复训练方案。

第二，微纳电子、神经科学等新技术在康复器械中的应用，例如生物反馈、VR 全新数字摄影、生物芯片、生物传感、微电子脉冲、人工智能及脑机接口技术等将形成新康复器械，康复医疗产业系统化、智能化管理，将助力智能康复医疗行业发展。

第三，康复器械与智能交互、互联网大数据技术相整合，将医院－社区－家庭有效连接，配合可穿戴设备、动作识别和远程医疗技术，通过智能网络对患者进行持续的行为干预和介入，实现围手术期与康复器械治疗的有效衔接，不仅能够有效缓解治疗师不足的问题，还能够及时开展康复随访，督促患者按照既定计划完成康复。

六、医工整合中组织工程的发展状况

组织工程学，也有人称其为"再生医学"，是指利用生物活性物质，通过体外培养或构建的方法，再造或者修复器官及组织的技术。1912 年，法国外科医生阿历克西斯·卡雷尔因发明血管缝合法及在组织培养方面的贡献而获诺贝尔生理学或医学奖，血管缝合技术能够快速有效地将血管衔接缝合，大大提高了当时外科手术的成功率，同时他在人工心脏培养等方面也成绩卓越，成为组织工程领域的先行者。组织工程学这个概念由美国国家科学基金委员会在 1987 年正式提出，在此后多年间快速发展。传统组织工程有 3 个要素：支架、细胞（附着于支架上扩增，主要为多能干细胞）与生长因子，以此再生出新的肌肉、神经、骨等人类所需的组织甚至器官。目前已经有关于能够再造骨、软骨、皮肤、肾、肝、消化道及角膜、肌肉、乳房等组织器官的各类报道。

组织工程与再生医学技术是当今国际上生物技术最前沿的领域之一，美国、日本、新加坡及欧洲等国已先后投入超过 1000 亿美金进行组织工程及相关研究，到 2020 年，95% 的移植细胞、组织和器官将由组织工程技术产生。

近年来以细胞重编程、诱导多能干细胞、类器官等为代表的新技术有望为器官移植、肿瘤治疗、自身免疫病治疗提供工具，同时类器官、器官芯片、组织芯片技术的发展也为药物新靶点发现、高通量药物筛选提供了更接近于体内异质性及组织结构的新研究工具，生物再生材料、组织修复材料、新型药物递送、可降解支架等也为组织工程学的发展提供了新契机。

（一）组织工程子领域的市场规模

组织工程在临床主要包括无源植入物和器官移植，其应用涵盖骨科植入物、关节置换物、皮肤敷料、心血管支架、组织修复材料、器官修复移植、骨髓移植、人工器官等。我国也已将组织工程与再生医学产业化纳入"十四五"重点规划，并作为我国 21 世纪新的经济增长点来培育。

2015 年 5 月，国务院印发《中国制造 2025》，提出将生物医药及高性能医疗器械作为战略产业发展方向，重点发展全降解血管支架等高值医用耗材、诱导多能干细胞等新技术的突破和应用。2016 年国务院印发《"十三五"国家战略性新兴产业发展规划》、国家发改委印发《"十三五"生物产业发展规划》，提出要加快组织器官修复和替代材料及植（介）入医疗器械产品创新和产业化。

而与此同时，2015 年科技部发布了《国家重点研发计划干细胞与转化医学重点专项实施方案》，随后《干细胞临床研究管理办法》（国卫科教发〔2015〕48号）和《干细胞制剂质量控制及临床前研究指导原则（试行）》等相关政策和行业政策的发布，促进了干细胞行业健康发展。

由于人口老龄化和创伤病例增加导致糖尿病、肥胖和其他疾病的流行，人们对再生治疗的需求不断增加，因此也推动着组织工程市场的扩大。根据行业研究显示，我国在 2016 年和 2017 年的组织工程市场规模分别是 1.505 亿美元和 1.748 亿美元，预计在之后几年内稳步增长，市场规模将在 2027 年达到 8 亿美元（图 21）。

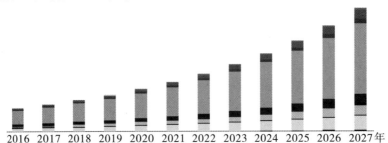

图 21　2016—2027 年中国组织工程的市场规模统计及预测（来源：Grand View Research）

植入医疗器械是目前治疗心脑血管疾病和骨科疾病有效的手段之一。用于植入器械的生物医学材料通常需满足生物功能性、生物相容性、生物稳定性和可加工性，目前该类再生材料已得到广泛研究，但与当前临床应用实际需求还有很大差距。而且植入医疗器械属于三类医疗器械，研发周期长、技术密集大，整体处于高值产业。

国内植入类生物材料品牌市场占有率逐年提升，硬脑膜、心脏封堵器、心血管支架及骨科创伤修复器械等国产产品的市场份额已达 50% 以上，部分中高端的生物医用材料已经实现进口替代。

细胞、组织及器官移植已被世界卫生组织（WHO）认可为一项重要的医学治疗手段。从 2006 年初到 2014 年底，75 个国家的 1516 个移植中心共进行了 953 651 例造血干细胞移植（HSCT），其中自体移植 553 350 例，异基因移植 400 301 例。截至 2018 年，全世界已经有 40 余个国家建立了 300 余家脐带血造血干细胞存储库，总脐带血存储量已超过 372 万份，其中自体库 307 万份、公共库 65 万份。

根据国际研究机构 MarketResearch 的研究数据，2012 年全球干细胞市场规模大约为 215 亿美元，到 2017 年已经超过 500 亿美元，年复合增长率达到 23.9%。2009 年，我国干细胞产业收入约为 20 亿元，2014 年已经达到 150 亿元。整体来看，我国干细胞产业还比较薄弱，在世界范围内占比较小，2014 年仅不到 6%。

干细胞在许多疾病的治疗中均有着巨大的潜力。目前全球获批上市的 10 余款干细胞药物涉及的适应证，包括急性心梗、退行性关节炎、移植物抗宿主病、克罗恩病、赫尔勒综合征、血栓闭塞性动脉炎等。

2017 年颁布的《药品注册管理办法（修订稿）》明确指出细胞治疗类产品可以按药品进行注册上市，紧接着《细胞治疗产品研究与评价技术指导原则（试行）》《干细胞通用要求》的颁布，不仅更加明晰了细胞治疗作为药品申报的标准，还将极大地减少临床试验所需的时间，加快了上市步伐。

我国已经形成完整的干细胞产业链，其中上游脐带血存储最成熟，全国目前已建成 7 家造血干细胞库，未来产业发展将在干细胞储存库的基础上加以延长；中游为干细胞治疗研究和干细胞新药研发，例如《脐带血造血干细胞治疗技术管理规范》给出了 13 类适用症；下游是企业以各类干细胞移植及治疗业务为主体，医学美容和精准医疗率先突破。

目前，骨髓造血干细胞和脐血造血干细胞移植是干细胞治疗的主要临床应用领域，全球现每年大约有 6 万例骨髓移植术和 4 万例的脐血移植术。未来干细胞可用来治疗多种重大疾病，其中包括发病率很高的血液系统恶性肿瘤、骨髓造血功能衰竭、血红蛋白病、先天性代谢性疾病、先天性免疫缺陷疾患、自身免疫性疾病、某些实体肿瘤、神经系统疾病，也可用于医学美容中的抗衰老、治疗脱发等。

最后，以干细胞、实验室细胞系或者患者组织为来源的器官芯片、类器官等技术也将形成组织工程的新态势。现有细胞系药物评价体系，与实际组织结构相差较远，无法充分反映微环境、肿瘤异质性等导致药物开发失败率高。其中基于仿生学的器官芯片，在生物芯片上构建微型器官，并对其微环境进行精确控制，现已构成模拟脾脏、肺、肾、肝、胸腺、血管、骨髓和淋巴系统等的单器官芯片以及多器官芯片联合的评价模型。与此同时，类器官培养体系能模拟体内环境，可大规模扩大，维持原位肿瘤基因组稳定和肿瘤异质性，可用于预测临床药物的敏感性，并为药物研发提供准确模型。

2010—2014 年我国组织工程市场规模现状数据如图 22 所示。

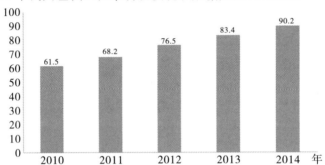

图 22 2010—2014 年我国生物医学组织工程市场规模现状（数据来源：中研普华数据库；单位：亿元）

（二）组织工程子领域的文献分析

本书利用 web of science 数据库对组织工程子领域的文献进行了数据检索，并进行了数据合并整理。从图 23 可以看出，组织工程领域的发文量在 2010—2018 年间处于不断增长的状态，2019 年发文量略低于 2018 年，但高于 2017 年。从发文量的趋势可以看出组织工程子领域的发展比较迅速，近 8 年来持续增长了 73%，也是医学工程各子领域中增速较快的领域。

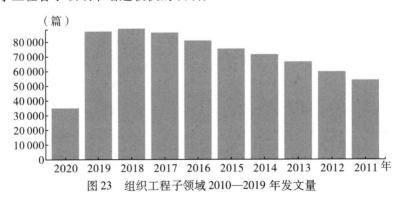

图 23 组织工程子领域 2010—2019 年发文量

2011—2015 年，干细胞研究领域的复合增长率（CAGR）约为 5.39%，其中牙髓干细胞研究复合增长率高达 17%，脂肪干细胞研究复合增长率高达 13%，诱导多功能干细胞研究复合增长率高达 12%。而全能干细胞的研究反而降低，复合增长率为 -10%。

根据统计资料，美国在该领域的发文量是最高的，其次是中国（差18%），说明两国该领域的研究成果领先。紧随其后的德国、英国、日本等国家也在组织工程领域的研究中有突出的贡献。同时，图24中也列出了部分在该子领域发文量较高的机构名称，其中美国加利福尼亚大学依然位列榜首，哈佛大学、中国科学院紧随其后，上海交通大学也在表单内，代表了我国在该领域的研究水平。

选择	字段: 机构	记录数	%/749,824	柱状图
☐	UNIVERSITY OF CALIFORNIA SYSTEM	21,202	2.828 %	▌
☐	HARVARD UNIVERSITY	18,330	2.445 %	▌
☐	CHINESE ACADEMY OF SCIENCES	14,395	1.920 %	▌
☐	UNIVERSITY OF TEXAS SYSTEM	12,975	1.730 %	▌
☐	UNIVERSITY OF LONDON	11,527	1.537 %	▌
☐	INSTITUT NATIONAL DE LA SANTE ET DE LA RECHERCHE MEDICALE INSERM	11,106	1.481 %	▌
☐	CENTRE NATIONAL DE LA RECHERCHE SCIENTIFIQUE CNRS	10,900	1.454 %	▌
☐	CHINESE ACAD SCI	8,794	1.173 %	▌
☐	NATIONAL INSTITUTES OF HEALTH NIH USA	8,738	1.165 %	▌
☐	SHANGHAI JIAO TONG UNIVERSITY	6,991	0.932 %	▌

图24 组织工程子领域高发文量机构

(三) 组织工程子领域的发展趋势

以组织工程为基础的再生医学一直是医学研究的前沿和热点。传统组织工程有3个要素：支架、细胞（附着于支架上扩增，主要为多能干细胞）与生长因子，以此"再生"出新的肌肉、神经、骨等人类所需的组织，甚至器官。组织工程是再生医学的重要组成部分，也是重要的组织再生技术之一。经过20多年的发展，组织工程已经从基础研究向转化研究、临床应用和产品研发转化。

组织工程重点发展方向可能包括以下几个：

第一，3D生物打印技术领域的研究重点，是如何实现构建具有多种细胞、血管化、可重现体内微小精细结构和功能的3D打印器官。待突破的关键技术包括：高精度高速3D打印技术，兼具良好生物相容性和加工精度的生物墨水材料，多细胞打印和长期共培养技术，3D打印组织血管化技术，3D打印生物组织的免疫源性去除和保存技术。

第二，全组织去细胞化技术领域的研究重点为，提高大型动物全器官去细胞化支架的质量，提高再细胞化的效率，推动技术临床应用。需要突破的关键技术包括：确保高效去细胞化方法的研究，去细胞化产品的质量评估体系建立，多种类细胞再细胞化技术建立，再细胞化组织的长期培养和保存，再细胞化组织移植中重灌注等手术技术。

第三，微创性可注射微组织治疗领域的研究重点为，在各类大型动物疾病模型中证明基于各种类型细胞的微组织疗法相对于传统细胞治疗的优越性，包括细胞定位、靶向、在病灶区域的存活及治疗效果。需要突破的关键技术包括：理性设计优化微组织中微环境的生化、物理特性；建立定量追踪表征微组织体内定位，存活和长期命运的方法；在各类大型动物模型中评价各类细胞微组织治疗效果；解决微组织体内的免疫排斥等问题。

第四，通过对干细胞进行体外分离、培养、定向诱导分化、干性维持得到的干细胞或者组织器官，通过特殊的移植技术移植到体内，有望在糖尿病、骨关节病、渐冻症、自身免疫病、卒中、心肌损伤、脑损伤、帕金森病等在内的许多疾病的治疗发挥重要作用。

第五，组织工程将为新药研发、药物靶点发现、个性化用药等药物研发、筛选提供新型模型，其中微流控器官芯片、干细胞分化正常类器官及肿瘤类器官、干细胞外泌体等技术将得到应用。

七、医工整合中可穿戴医疗设备的发展状况

可穿戴及便携式检测系统，指一类可直接穿在身上或可携带的对人体的体征及生理状态进行检测或监测的设备和配套的软件数据库系统。这类系统需要有硬件检测终端、软件系统和云端知识库，即"硬件＋软件＋云"是这类系统的标配。系统中的便携传感或检测的硬件终端，往往可与移动设备（如手机、笔记本电脑等）无线互联，完成数据的传输，从而能进一步实现个体检测数据与云端数据库的交互，实现对个人健康状态的监测，并提供个性化的指导意见。

（一）可穿戴医疗设备领域的市场规模

目前全球可穿戴市场规模约为 30 亿~50 亿美元，未来 2~3 年有望成长为 300 亿~500 亿美元的巨大市场，未来 3~5 年终端复合增速将不低于 50%，整个行业存在巨大商机。特别是随着 5G 和人工智能技术的普及，中国国内可穿戴市场也将迎来爆发性增长。

2013 年国内约售出 675 万台可穿戴设备，2016 年将快速增至 7350 万台；2013 年国内可穿戴设备市场规模为 20.3 亿元人民币，预计到 2022 年市场规模将达 120 亿元人民币。

在智能手表、智能手环、智能眼镜等可穿戴医疗设备中，搭载了 ECG 心电图功能的 Apple Watch 深受消费者喜欢。根据 IDC 数据，2019 年苹果以 32% 市占率居全球可穿戴市场龙头；根据 Strategy Analytics 数据，2019 年 Apple Watch 出货量同比增长 36.4%，至 3070 万部，约占全球智能手表的 1/3 份额。

2019 年 9 月发布的 Apple Watch Series 5 再次拓展了其在健康领域的研究，包括听力研究（随时测量环境声音以及分析噪音对健康的影响）、女性健康研究（追踪月经周期）、苹果心脏和运动研究（可穿戴如何早期介入心率问题）。从 Apple

Watch 系列功能的演进来看，Apple Watch 逐步拓展其在医疗健康领域的功能，并向专业级医疗设备方向升级，引领了未来可穿戴设备的发展方向。

尤其是随着 5G 时代的到来，可穿戴设备将对医疗行业带来一场革命性变革。而在远程健康监测中，可穿戴设备需要以低速率对中央数据存储库进行高频更新。常用的网络在连接大量此类设备时无法提供所需的技术支持，而 5G 可以解决这一挑战。

作为最贴近人体实时监测健康数据的装置，可穿戴医疗健康设备未来将会对人类健康管理发挥巨大作用。华为 2016 年发布的《5G 的 5 大行业应用方向白皮书》中，5G 在医疗行业的应用包括远程监控可穿戴医疗、远程手术、远程影像会诊、远程医疗、资产监管五大方面。

2020 年受到新冠疫情暴发影响，消费者对于移动终端的健康检测功能越发关注。医疗级可穿戴产品及产线所须取得的专业资质认证（认证周期 1 年）成为可穿戴产业当下的重要壁垒。

（二）可穿戴医疗器械子领域的文献分析

本书对组织工程子领域的文献利用 web of science 数据库进行了数据检索，并进行了数据合并整理。从图 25 中可以看出，可穿戴医疗器械领域的发文量在 2010—2018 年间保持持续增长，2020 年受到疫情和统计数据影响暂时较少。但综合 2018 年以前的数据，可以看出可穿戴医疗器械子领域的发展势头强劲，发文量增长翻了近 1 倍，也是医学工程各子领域中增速最快的领域。

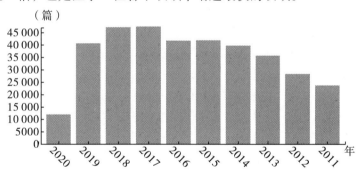

图 25　可穿戴医疗器械子领域 2010—2019 年发文量

我国在可穿戴医疗器械领域的发文量远高于其他国家，处于领先地位，美国紧随其后。印度、韩国、英国、德国、加拿大等国家发文量紧随其后、不相上下，说明该领域在新型经济体国家中发展较快，对技术长期积累依赖型不高，可实现后发突破。

同时，图 26 列出了该领域的高发文机构名称，位列第一的是中国科学院，充分说明近年来我国在可穿戴医疗器械领域获得了很好的发展，其后是美国加利福尼亚大学和北京邮电大学，在榜单中还有清华大学、东南大学、西安电子科技大学等国内院校，说明目前我国在可穿戴医疗器械领域有非常多具有代表性的机构。

选择	字段: 机构	记录数	%/376,052	柱状图
☐	CHINESE ACADEMY OF SCIENCES	9,415	2.504 %	▍
☐	UNIVERSITY OF CALIFORNIA SYSTEM	6,136	1.632 %	▍
☐	BEIJING UNIVERSITY OF POSTS TELECOMMUNICATIONS	5,321	1.415 %	▍
☐	CENTRE NATIONAL DE LA RECHERCHE SCIENTIFIQUE CNRS	4,577	1.217 %	▍
☐	TSINGHUA UNIVERSITY	4,565	1.214 %	▍
☐	INDIAN INSTITUTE OF TECHNOLOGY SYSTEM IIT SYSTEM	4,128	1.098 %	▍
☐	CHINESE ACAD SCI	4,082	1.085 %	▍
☑	SOUTHEAST UNIVERSITY CHINA	3,715	0.988 %	▍
☐	UNIVERSITY OF TEXAS SYSTEM	3,319	0.883 %	▍
☐	XIDIAN UNIVERSITY	3,245	0.863 %	▍

图 26　可穿戴医疗器械子领域高发文量机构

（三）可穿戴医疗器械子领域的发展趋势

目前智能穿戴市场主要以智能手环、手表、眼镜等产品形式为主，主要分布于娱乐休闲及健身、医疗健康领域，以及运动健身、医疗健康等领域，未来可穿戴设备发展领域势必会更加宽阔。

WHO 在 2006 年发布的防治慢性病报告中指出，仅中国 2005—2015 年因心脏病、卒中和糖尿病而过早死亡所损失的国民收入将达 5580 亿美元。根据我国《中国慢性病防治工作规划（2012—2015 年）》，利用便携式健康监测系统辅助患者实现健康体检，能延缓或避免这些慢性病的发生，或控制病情发展，提高慢性病患者的生活质量。

根据 2020 年发表于《英国医学杂志》的中国人群糖尿病患病率的最新全国流行病学调查结果显示，中国成人居民的糖尿病患病率 12.8%，糖尿病前期患病率 35.2%，其中农村的患病率增长更快。推广针对糖尿病患者的血糖检测装置在基层的应用，有助于 2 型糖尿病的早防早治；血糖检测装置正在往与网络互连的方向发展，随着可穿戴及便携检测、监测技术的进一步发展，未来健康体检将逐步实现个人化和常态化。

随着新冠疫情在全球的流行和社交距离限制政策的落实，以"5G + 居家诊疗"为代表的个人全生命、生理数据检测也成为一类发展方向，例如，可记录排泄次数及体积、状态，并检测尿液与粪便中的白细胞、特定疾病生物标志物的智能马桶。这类宅家健康监测的整体系统，利用物联网技术、POCT 及传感技术，对人体的各项生理体征、面容心理状态、营养能量摄入、排泄状态等进行健康信息的监测，在居家健康小屋内提供个人全生命周期的生理数据、代谢能力等记录，为个人的健康管理、危机预警管理提供方案。

可穿戴及便携检测、监测系统是实现健康监控的重要和可靠途径，同时对病程发展时间较长的慢性病，如心血管疾病、癌症、慢性呼吸系统疾病及糖尿病的防治有非常重要的意义。这些慢性病不仅严重威胁着人类的生命健康，还对人们的生活质量及家庭、社会的经济造成严重的影响。

可穿戴医疗设备重点发展方向可能包括以下几个：

第一，新型、微型生物监测硬件方案的研发。硬件终端是系统的关键，其需要获取跟人身体健康相关的数据。通常根据检测对象的特点可分为体征和体液两大类检测。目前研究比较多的体征指标有体温、血压、心率、心电、脑电等，以及对运动状态的监测。体液检测包括对血液、尿液、汗液中的分子、生化（血糖等）、蛋白及细胞指标的检测。这些指标的检测原理各异，需要特定的传感器或检测电路才能完成检测，同时穿戴式的应用场景限定了其检测方案的体积和功耗。

第二，可穿戴设备的多能化集成，受限于设备的体积、重量和功耗，在手腕、脖颈、手臂、鼻梁、腹部等处能更多地整合集成以上多种检测指标，并提供稳定、可靠的医疗数据才能更具竟争力。

第三，可穿戴设备与云服务、大数据整合催化智能健康云平台服务，各类可穿戴设备获取的多维体征数据，需结合先进的大数据分析能力，以联合第三方健康医疗服务机构为用户提供更多样化和专业化的服务，为用户实现预防、治疗、康复、健康促进等个性化的健康服务和保障，丰富硬件之外的健康服务内容。

第四，可穿戴医疗器械的医疗认证。现有可穿戴设备虽然理论上能补充，甚至在心率、心电等部分能代替现有医用手持式、桌面式检测设备，但若要数据准确性得到医疗机构、医保机构认可，真正运用到医疗诊断中，还需要药监局、工信部等监管部门出台相应的设备和数据准入机制政策。

第五，新商业模式，可穿戴医疗器械产业的商业模式仍在探索阶段。其主要问题是产品功能趋同、相对单一，缺乏亮点性功能激活用户需求。未来可穿戴医疗器械应向小型化、低功耗化、模块化、集成化方向发展，并需互联网大数据企业、医疗机构和医疗保险机构等多方参与。

第六，数据云端平台隐私与监管，可穿戴医疗的健康智能虽然进一步挖掘用户医疗健康需求，帮助客户实现健康智能硬件与医疗健康等诸多领域的深度整合，但其产生的用户个人医疗隐私数据将对数据权益与监管提出新的挑战。

八、医工整合中中医医疗器械的发展状况

（一）中医医疗器械的现状和市场

中医医疗器械作为传统医学的工程实践，目前主要以中医健康数据采集技术的形式设计成产品。近30年，该领域取得了显著成果，国内研发了脉诊仪、舌诊仪等系列中医诊断设备，建立了YY/T 1488－2016舌象信息采集设备、YY/T 1489－2016中医脉图采集设备等技术标准。

有学者运用舌诊仪、面诊仪和脉诊仪等进行舌、面和脉象的定性、定量分析，将舌诊、脉诊和面诊等客观指标引入到亚健康状态的评价研究中。例如，许家佗等对不同健康状态的大学生面部光谱色度特征进行调查分析，发现疾病组面部晦

暗深重，亚健康组浅淡；同时运用舌象仪分析了亚健康状态下大学生的舌象特征。

博奥生物开发了世界首个中医望目诊断系统，通过识别白睛区域的色斑、凸起和血脉特征来对人体健康状态进行整体评价，正在探索用白睛眼象中存在的黄色系斑、异常血脉等特征组合来进行糖尿病筛查的应用，探索用眼象特征识别多囊卵巢综合征。

上海中医药大学李福凤教授的团队运用脉象仪分析了大学生的脉象特征，认为将脉象分析方法应用到体质评价中是可行的。他们探索了舌、面、脉诊图像参数在冠心病中医疗效评价中的应用研究，同时建立了基于望诊、问诊信息整合的"云中医"移动健康管理平台。

韩国、日本、加拿大等国也开发了系列脉诊仪和腹诊仪（表5），国际标准化组织联合相关国家的研究机构开展中医诊疗器械国际标准的制定，ISO 19614 脉象传感器、ISO 20498－2 舌象仪光照环境、ISO 20498－5 舌色和苔色信息获取方法、ISO 20495 皮肤电阻抗检测设备和 ISO/WD 22894 脉象波形编码规则多项国际标准已正式立项，其中，ISO 20498－2 和 ISO 20498－5 已经公布；在国际标准建立上，我国介入时间和力度不够；国内标准不成体系。标准化不足严重限制中医诊疗器械的规模应用。

表5　国外从事中医人工智能研究的主要机构

序号	机构名称	相关研究内容	相关研究成果	成果应用情况
1	韩国大尧健康科技	脉诊	脉诊仪	韩国销售
2	日本东洋医学研究所	望诊	望诊样机	未见应用
3	日本富士通株式会社	腹诊	腹诊仪	国内销售
4	加拿大多伦多中医药学会	脉诊	脉诊仪	研发中
5	国际化标准组织（ISO）	国际标准制定，研究标准化方面相关问题	涉及信息技术和中医药各个方面的大量国际标准	全球范围内与多个国际和（或）区域的组织开展标准化关工作

通过"望、闻、问、切"四诊信息评估人体健康状态是中医的特色和优势，建设健康中国、做好慢病管理需要中西医并重、强化基层的中医诊疗能力。但目前我们尚未研制出客观有效的便携式中医特色望诊信息检测设备和健康状态的识别方法。具体表现在：①适合家庭及个人使用的便携式中医采集设备研究尚处于萌芽阶段；②现有的望诊图像采集、存储和计算多在本地计算机运行，未能实时在线采集、传输、云存储和计算，诊断模型更新滞后。

我国科技部也设立了专门的中医药现代化专项，有相当部分的项目支持中医健康数据采集设备、中医理疗设备的研发和应用示范，已经支持了包括脉诊、舌诊、便携式中医健康数据采集设备等中医诊断设备的开发（表6）。

而随着医疗基础信息的整合与共享，人工智能技术、大数据技术的充分应用及中医诊断客观化研究的深入，为研究便携式中医健康数据采集设备带来了新的契机。利用移动互联和云平台的构建，结合中医便携和穿戴健康设备，实现医疗资源共享信息平台一体化，为大众提供快捷在线的中医药健康服务将是大健康产业发展的必然趋势。

表6　国内从事中医人工智能研究的主要机构

序号	机构名称	相关研究内容	相关研究成果	成果应用情况
1	上海中医药大学	中医诊断数字化技术与方法研究	中医四诊仪及临床应用；便携式中医健康状态辨识设备	已产业化
2	中国中医科学院	脉诊客观化	脉诊仪	转化中
3	天津中医药大学	脉诊、望诊客观化	舌象仪、脉象仪	已产业化
4	北京中医药大学	脉诊、舌诊研究	临床应用	应用中
5	博奥生物集团	中医智能诊疗设备研发	中医望目智能诊断系统	产业化中

（二）中医医疗器械存在的问题

1. 设备体系仍待发展

尽管在舌诊、脉诊、目诊方面，中医智能诊断设备初见成效，然而在其他方面仍然缺乏相关研究及成果，仍然急需"望闻问切"等4种典型诊断方式的数据自动采集、处理的诊断设备，以及其他新型智能化诊断仪器。同时，中医院中医药特色优势淡化，中医药相关治疗设备短缺，急需针刺、艾灸、拔罐、刮痧等中医特色治疗设备支持中医药资源的推广和利用。同时，中医诊断器械的客观化研究水平仍然不够，智能化水平低下。

中医诊断器械很难由非专业人员自主完成，不能进入基层并在慢性病管理中发挥作用；而在医院使用环境下，诊断器械和医生没有很好地融合分工。最终导致中医诊断器械目前主要用于教学，而在健康状态辨识、疾病诊断和科学研究方向的应用潜力远远没有发挥出来。

2. 标准体系仍待完善

尽管在国际标准上已取得重大进展，从覆盖全面且庞杂的整个中医学科考虑，中医人工智能化标准仍然较为落后，缺乏公认的标准，阻碍相互协作和资源整合。各类标准化进展不平衡，术语标准化开展较早并且已有突破，但中医药数据不多，信息系统和各种设备仪器标准化基本为空白。必须加强数据标准研制、发布和推广，规范数据库建设和评估人工智能设备效果，推进数据资源及人工智能产品的共享和利用。

3. 服务体系仍待进步

在中医药知识体系重新表达、辨证论治模型和方法，以及中医人工智能辅助决策系统方面，虽有不同程度的进展，但整体上仍然发展薄弱，准确性较低、推广度不足。而中医在疾病治疗、调理养生及健康管理方面的应用，仍然有待全面完善。

（三）中医医疗器械发展的趋势

研发中医智能设备体系，包括以下 3 类设备：

1）中医诊断设备。未来的新型智能化中医诊断设备，将充分利用生物、仿生、智能等现代科学技术，实现中医功效指标的可测量化。在当前对脉象、舌象、眼象的分析基础之上，对其他包括面象、罐象等中医诊断重要指标进行全方位客观评价，并形成数字化信息；采集日常基础中医指标、体征等健康信息，以及"四诊"医疗信息等多参数数据，构建人工智能分析、学习、诊断的中医数据基础。

2）中医治疗/调理设备。在中医治疗、调理方面，未来将出现便于操作使用、适于家庭或个人的健康检测、监测产品，以及自我保健、功能康复等中医器械产品。充分利用生物、仿生、智能等现代科学技术，模拟针刺、艾灸、拔罐、刮痧等手法；基于人工智能和大数据等相关技术，构建治疗/调理方法知识结构数据库，形成"智能处方"，实现中医常用治疗/调理手段的现代化和智能化；建立疗效反馈数字化信息，实现中医治疗/调理效果客观化评估。

3）中医诊疗设备。基于云计算、大数据、人工智能技术，以家庭、社区、单位、医院为中心，新型穿戴式、移动式、便携式、植入式、远程健康监测等中医诊疗设备及终端，将采集"望、闻、问、切"四诊及常用治疗/调理方法及疗效反馈数据；进行多维、动态、异构、多层次中医个人健康监测信息的集成、融合、存储、清洗和分析；基于物联网、区块链技术，构建以个人健康监测信息服务为主的中医大数据云平台。

构建中医智能支撑体系，借助世界卫生组织和国际标准化组织等平台，以世界卫生组织国际疾病分类代码传统医学章节（ICTM）项目和国际标准化组织中医药技术委员会（ISO/TC249）为重点，建设中医药国际标准化体系，全面开展中医、中药材、中药产品、中医药医疗器械设备、中医药名词术语与信息学等领域国际标准制定工作，制定全方位、规范化的中医药相关 ISO 国际标准。组织信息化专业人才、名中医，建立中医诊疗"金标准"数据库，构建脉象、舌象、面象、眼象、罐象等标准数据库/数据集，建立中医人工智能产品客观评估基础。

借助于人工智能、互联网、云存储等新技术，将中医药典籍和中医诊疗过程等一切中医知识、经验转化为数据，所形成的中医大数据将为中医智能化提供丰富的经验基础。同时，充分利用深度学习、人工神经网络和蒙特卡洛搜索树等机器学习技术，为中医智能化提供可行的技术手段。

发展中医智能服务体系，在新一代人工智能支持下，中医将沿着中医智能辅助、中医机器人和智慧中医三个由低到高的阶段走上智能化之路。第一阶段——人机共存，以人为主。通过人工智能和大数据技术，将中医典籍、诊疗记录数据化；进行数据挖掘及分析处理，形成各种中医辅助诊疗系统；中医师将借助中医智能辅助系统进行中医诊疗。第二阶段——人机共存，以机为主。出现真正能够独立诊治疾病的中医智能机器人，真正做到自动化、智能化对症下药、个体化治疗。第三阶段——融于生活，隐于无形。智能化中医将融入生活，个人身体指标、中医体征、日常作息、体质辨识、诊疗记录等各种个人中医健康及诊疗信息，以及中医典籍、医案、方剂等中医诊疗知识库及诊断治疗模型数据，将出现云端化、智慧化和国际化等特征。

（四）中医医疗器械发展的建议

在设备体系方面，建议进一步发展"四诊"的客观化、现代化；大力推进中医治疗、调理方向的仪器设备研究；真正做到诊疗装备智能化、体系化、产业化。结合现有人工智能算法提高中医人工智能辅助决策系统的准确性。基于中医人工智能"金标准"及标准数据库，整合中医智能化诊疗设备和中医智能化诊疗软件系统，为中医整合人工智能提供未来发展的技术支持。可推广中医诊断设备、中药检测设备作为包括中医药师在内的健康医学从业人员的诊断助手和科研工具。

标准体系方面，建议建立规范的症状、体征、检测指标体系；按照规范的信息采集程序，应用统一的信息采集软件平台进行全面的信息采集；按照规范的症候体系，进行辩证分类。构建全方位、多层次、多角度的中医整合人工智能方面的标准，建立中医辨证过程的可靠数据依据，为中医整合人工智能提供未来发展的基础和标准。建设设备标准化体系来保障中医诊断设备获取中医健康数据的精准性和全面性，中草药、饮片和中成药的药效、毒性和农药餐料的有效监控，中医理疗设备及中药炮制过程的可追溯性和药物疗效的监控。

服务体系方面，建议以社区医疗服务机构为主导，使具有中医特色（包括膳食、情志、经络等方式在内）的非药物干预措施，成为健康管理的主流。以中医体质学为基础，结合性别、年龄、病史、生活方式等多方面个人信息，应用人工智能技术，对人群的健康状况进行多维评测。细化针对目标人群的颗粒细度，提供个性化中医诊疗及健康管理方案，使智能化中医真正融入生活，充分发挥、发展中医个性化诊疗的特色。

通过循证医学手段保障中医诊疗方案的精准性，明确中医诊疗在重大慢性病和典型疾病中的诊疗机制和优劣势；从重大慢性病和典型疾病的防治调理为出发点，实现中医诊疗体系（装备、中药、专家）和西医体系并重、有效整合，逐步构建中西医并重、相互促进的健康医学研究和临床机制。

九、医工整合领域关键前沿技术汇总与分析

从以上医学影像器械、医学检验设备、康复器械、组织工程、可穿戴医疗、中医医疗器械这6个重点领域国内外进展情况及发展趋势的研究基础上，本书还对医工整合总体领域（包括神经工程和手术机器人）的研究状况、全球文献和专利态势和关键前沿技术进行了调研分析。

（一）医工整合产业整体全球文献态势分析

从全球文献态势图（图27）中可以看出，近40年来，医疗器械的发展呈现快速发展的上升趋势。从1985年开始，每年期刊中发表的与医疗器械相关的文章就在5000篇以上，到了2015年，文献数量更是上升到每年4万篇以上，可见医疗器械的发展和研究一直是科研热点。2000年以后，文献数量的增长速度更是大大加快，在近3年文章数量达到每年4万篇以上。以上数据充分说明医疗器械行业正在迅猛发展，是一个朝气蓬勃的产业。

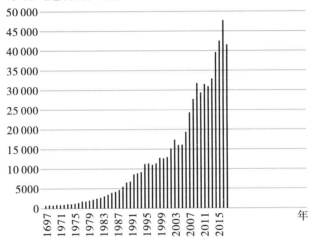

图27 医工整合产业相关发文量年份趋势图

表7列出了医工整合领域发文量最高的10份期刊，其中 *PLoS ONE* 以4406篇的发文量位列榜首，*Biology of Blood and Marrow Transplantation* 和 *Bone marrow transplantation* 紧随其后。表中其余期刊的相关发文量也在2500篇以上，是医疗器械行业中具代表性的期刊，值得本领域研究人员参考。

表7 医工整合领域高发文量期刊

序号	期刊名	发文量（篇）
1	PLoS ONE	4406
2	Biology of Blood and Marrow Transplantation	3708
3	Bone marrow transplantation	3517
4	Analytica Chimica Acta	3006
5	Medical Physics	2971
6	Radiology	2844
7	Journal of computer assisted tomography	2772
8	Biosensors and Bioelectronics	2745
9	AJR. American journal of roentgenology	2633
10	STEM CELLS	2526

表8汇总了医工整合领域文献中的高频关键词及其中译名称和频次。由表中可见，"干细胞"以高于"核磁共振"2倍以上的频次占据榜首，说明该关键词在本领域是研究发明的重点。此外，"神经网络""脊髓损伤""生物传感器"等是本领域的重点研究方向，"PCR""药物递送""CT"等是重要研究手段，以上关键词都在该领域研究中广泛应用。

表8 医工整合领域文献高频关键词

序号	关键词	关键词中译	频次
1	stem cells	干细胞	25 600
2	MRI	核磁共振	12 749
3	neural network	神经网络	11 211
4	PCR	聚合酶链式反应	9512
5	spinal cord injuries	脊髓损伤	7053
6	biosensor	生物传感器	6912
7	drug delivery	药物递送	5073
8	CT	计算机断层扫描	4957
9	ELISA	酶联免疫吸附	3725
10	differentiation	分化	3518
11	chemiluminescence	化学发光	3266
12	diagnosis	诊断	2423
13	cochlear implant	人工耳蜗	2080
14	transplantation	移植	1903
15	rehabilitation	复原	1729
16	tissue engineering	组织工程	1657
17	nanoparticles	纳米粒子	1589
18	general medicine	一般用药	1473
19	LC-MS/MS	质谱	1439
20	apoptosis	细胞凋亡	1338
21	DNA	脱氧核糖核酸	1244

（二）医工整合产业专利发展态势分析

本节分析了美国、日本、韩国，以及欧盟国家在华专利布局情况。

从图28可以看出，2016年、2015年、2014年这3年各国在华申请的专利数量最多，分别为55 536件、45 156件、30 528件，分别占所分析专利的27.77%、22.58%、15.26%。其中2011年、2012年、2006年增速较快，增长速度分别为405.12%、309.48%、192.31%，2017年、2007年降速较快，负增长速度分别为-60.41%、-31.58%。

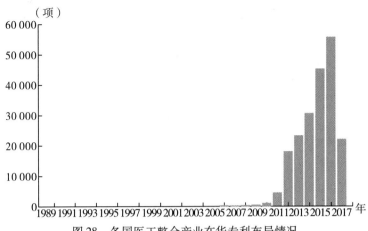

（项）

图 28　各国医工整合产业在华专利布局情况

经过前期的技术调研及专家座谈，制定了医疗器械的检索式，在中国专利数据库及德温特数据库中进行了检索（表9）。获得初步检索数据 38 000 条，对专利数据库进行数据清洗、去重和去噪，经过两次筛选后，最后确定医疗器械中国核心专利7300条，国外申请人在华核心专利5600条。

表 9　国外申请人在华申请专利趋势分析表

序号	国家/地区	统计个数	所占比例
1	美国	4672	2.35%
2	日本	1924	0.97%
3	德国	928	0.47%
4	韩国	768	0.39%
5	丹麦	736	0.37%
6	荷兰	732	0.37%
7	澳大利亚	408	0.2%
8	瑞士	400	0.2%
9	英国	372	0.19%
10	新加坡	284	0.14%
11	法国	272	0.14%
12	新西兰	248	0.12%
13	瑞典	192	0.1%
14	加拿大	176	0.09%
15	以色列	168	0.08%
16	意大利	124	0.06%
17	爱尔兰	100	0.05%
18	西班牙	80	0.04%
19	比利时	68	0.03%

（三）医工整合领域关键前沿技术

通过上述态势扫描的聚类分析、医疗领域全球技术清单汇总及专家咨询与讨论会等方式，经过两轮筛选，本书确定了包含 14 个技术项的医工整合领域关键前沿技术清单：

1. 健康大数据挖掘应用

主要包括健康大数据、人工智能、数据挖掘、精准医疗等技术方向；基于生物医学大数据的个性化健康管理技术；基于整合医学的防治体系建立；基于组学大数据的疾病预警及风险评估技术；基于城市大数据的流行病/传染病预警技术；基于大数据的重要疾病的发展模式；用于健康大数据的人工智能技术，包括面向社区的健康大数据及智能健康管理系统，面向个人的大数据精准健康管理平台，面向健康大数据采集的智能检测平台技术。

2. 人造器官技术前沿和应用

包括人造器官、干细胞、3D 细胞打印、类器官、生物材料等技术方向，基于各类干细胞的体内外组织、器官再造技术，部分人造细胞和器官的临床验证，基于干细胞技术的药物筛选及靶向治疗，开发出再生医学或组织器官工程的配套关键技术，三维细胞打印技术及生物四维技术的研发与应用。

3. 移动可穿戴智能设备

包括可穿戴设备、生理参数、柔性电子、动态全息人体信息采集、电子皮肤、动态采集、远程监测、质量控制、生物医学传感器等技术方向。新型移动医疗和可穿戴智能设备，基于无线传感网络的新型健康监测系统，实现外部与自身状态的感知和高效率处理；利用柔性电子和高密度投影仪、摄像、传感、存储、传输、操控等设备集成技术，测量血压、血氧、血糖、心率、步频、心电信号、位置、海拔等内外部信息，实现健康状态的全面检测和持续监测，以及与外部设备的交互。生理参数的数据库建设及智能设备研发应用、动态采集生理信息的质量控制方法。研究智能纺织品，将电子产品完全整合到纺织品中。

4. 中医诊疗设备

包括中医诊断智能化、中医诊疗技术工程化、泛中医四诊信息采集、中医症候客观化（表达）、中医诊断专家系统等技术方向。发挥中医"望、闻、问、切"多诊信息评估人体健康状态的特色和优势，研究支持针刺、艾灸、拔罐、刮痧等中医特色治疗的自动化设备，通过图像识别、专家系统和传感器技术实现中医诊断数据的客观化和人工智能化，推进中医诊疗标准体系的建设，实现中医理论框架的重构，中医图像基础数据库和诊断知识图谱的建立，多传感器信息融合的中医症候客观化等，研发和推广更多的中医诊断和理疗设备及技术。

5. 新型诊疗技术及新标记物

包括诊断标志物、新原理、非介入检测、体外诊断技术、分子诊断技术、生物标志物等技术方向。基于声、光、电等原理的新型诊断治疗技术。基于分子检测及分子影像的精准诊断及疗效评价技术，发展包括各类 RNA 和蛋白等在内的新型分子信标与体内外诊断技术，建立基于生物医学标记物的糖尿病、冠心病、卒中和癌症等的预测模型。基于微流控的集成全自动检测技术，建立基于生物标记物的自身免疫病预测模型。

6. 生殖医学及优生优育技术

包括胚胎工程、产前筛查、发育生物学、基因编辑、健康胎儿、有限基因编辑等技术方向。开展符合伦理学要求的胚胎工程研究，通过产前筛查和植入前基因诊断降低遗传病发生概率，多因素、多基因遗传疾病的预警和早期诊断技术应用于临床；研究生殖医学及健康生育技术，出生健康与优生、优育技术，进行儿童、青少年发育行为学测量与干预技术，发育生物学相关研究，提高生殖健康水平的新药和设备技术。

7. 慢性病及老年病预防及治疗技术

包括慢性病预防、老年病学、慢性病管理、生理参数自我监测、房颤、老年病早期诊断、神经退行性疾病、阿尔兹海默症早诊及预防、康复干预等技术方向。开展包括心脑血管疾病、糖尿病、高血压、慢性阻塞性肺病及肾脏疾病等中年人多发病和慢性病的防控工程与治疗关键技术，利用中医药防治慢性病，开展老年失智、失能的预防和管理技术，老年认知障碍早期评测新技术，用于预防和治疗老年性疾病的技术及设备，开发出延缓老年人认知功能衰退的技术，治疗卒中的个性化技术。治疗老年退行性疾病的微创技术，开发用于老年性疾病早期诊断的技术，适用于老年人群的外骨骼设备，进行心理情感陪护，提高失智老人生活质量的辅助设备。

8. 肿瘤早期诊断和治疗技术

包括肿瘤筛查、免疫治疗、细胞治疗、药物递送、循环肿瘤细胞、肿瘤分子影像、新型疫苗、融瘤病毒、基于血细胞病理图片的肿瘤早期诊断、肿瘤的精准治疗、肿瘤药物疗效评估等技术方向。开发出多种新型肿瘤防治药物，研究肿瘤的早期诊断、伴随诊断、病程监测的技术与方法，包括循环肿瘤细胞、循环肿瘤DNA 和外泌体在内的诊断技术，肿瘤光谱、能量谱等多模态识别技术，精准影像引导的肿瘤放疗，肿瘤药物疗效评估技术开发，活体病理影像检查技术，肿瘤 c-DNA 液体活检技术，进行免疫治疗联合技术方案评价，个性化用药、精准治疗技术，用于肿瘤治疗的新型药物递送技术，肿瘤放疗用直线加速器和质子治疗仪等技术，不可逆电穿孔消融肿瘤技术。

9. 神经网络及神经医学技术

包括人机接口、神经网络、脑机接口、脑机交互、类脑计算、神经影像、模式识别等技术方向。基于光学的神经退行性疾病治疗和预防，影像引导的磁波刀治疗技术，外骨骼机器人，神经影像技术研发，神经网络图谱建立，神经微观信息影像技术，基于多模态影像技术的脑复杂网络研究。基于神经网络、神经电信号的诊断和治疗技术，通过磁刺激选定脑功能区域治疗神经抑郁和大脑损伤的技术，神经元移植，实现能与大脑皮层等结合的神经义肢、大脑人机接口，实现人工内耳、视网膜和个别肌肉群的人机接口，新型脑起搏器技术，眼动信号提取，视觉信息提取与分析。

10. 新型医学成像技术

包括磁共振成像、人工智能、梯度磁场线圈、图像分析、计算机视觉、分子影像、多模态成像、内镜及腔内成像、多模态无创医学成像、磁共振引导的放疗、分子影像、活体病理检查影像、定量影像等技术方向。新型医学成像及诊断系统，包括更高效和普及的磁共振成像等技术，更智能和普及的 PET/CT 医疗影像设备，术中导航成像系统，诊疗一体化成像技术，新型产生梯度磁场的常温超导技术，基于人工智能的医学影像分析辅助系统，人工智能算法从影像数据中学习并作出预测，PET/CT、PET/MRI 等多模式混合成像技术，乳腺钼靶成像筛查和超声弹性成像技术的普及。发展小型化专门磁共振检查技术，磁共振引导放疗技术，基于磁共振的分子影像技术，超高产磁共振影像技术，超高分辨率磁共振影像技术，实现白质纤维病理检查影像，细胞级高分辨率成像技术，大视场高分辨率光学脑成像等。

11. 康复器械和人体功能增强技术

包括行动功能增强（助行、助浴、辅助起身、辅助翻身）、感知功能增强（助听器、人工耳蜗、智能导盲、视力增强、人机接口）、神经康复、语言能力康复、行动能力康复、脑卒中、柔性传动、人机协调、外骨骼机器人、康复监测及评估等技术方向。智能及普及的康复护理机器人，用于截瘫和脊髓损伤的治理和康复设备，兼顾功能和美观的轮椅设计，生命支持机器人技术，脑卒中患者辅助机器人，智能养老监护设备，家用呼吸机和治疗睡眠呼吸暂停综合征设备的普及，新型高性价比的助听器和人工耳蜗的研发与普及。结合重要生理参数的智能监测和预测技术及可穿戴外骨骼技术，进行体表感知系统的研究。

12. 基因检测技术及应用

包括基因测序、三代测序、核酸扩增、数字 PCR、单细胞测序、新一代测序方法等技术方向。开发用于中小片段基因高通量二代测序的仪器，全集成基因检测系统与技术，基因诊断技术广泛应用于疾病诊断和药物应答预测，开发其他核酸扩增或非扩增检测新技术，研究单细胞多组学、基因芯片、单细胞测序技术，纳米孔测序和单分子实时测序技术，测序文库全自动制备技术等。

13. 新型物质检测与分析技术

包括基质辅助激光解析电离飞行时间质谱、液相色谱/质谱、基于纳米技术的生物分子分析技术、原子光谱检测、气相色谱/质谱、电化学检测、微型光谱仪、新传感器、增强拉曼光谱分子检测等技术方向。开发液相色谱/质谱联用、二次离子质谱 SIMS、超快速气相色谱、桌面式扫描电子显微镜、基于电喷技术的小型质谱仪及电感耦合等离子体质谱 ICP-MS。研究可用于质谱阵列基因分析的基质辅助激光解吸电离飞行时间质谱,实现基于质谱技术的流式细胞仪,多模式库尔特流式细胞仪,便携式增强拉曼光谱仪等新型物质检测仪器。

14. 整合式微流控技术

包括微流控芯片、数字 PCR、床旁诊断、离心式微流控、便携式 PCR、便携式测序仪、便携式质谱仪、液滴微流控技术、微电极芯片、生物医学微芯片等技术方向。基于集成微流控芯片的痕量生物分子精准定量技术及智能检测仪器,发展现场多靶标快速检测及床旁诊断技术,包括片上生化、免疫和核酸快速检测技术,数字核酸扩增技术,痕量蛋白质大分子精准定量检测技术,HLA 抗体快速检测技术等,实现小型化便携式微流控系统。

在 2018—2019 年,中美贸易争端的持续拉锯及美国限制对华技术转移,坚定了我国加大力度扶持高端医疗器械行业的信念,各级政府的政策也更加鼓励行业加大自主创新的力度。新冠疫情后,生物安全领域的高端国产设备将更受关注,我国医工整合的装备在自主可控基础上,也将会在这些前沿技术的道路上将更进一步。

(四) 疫情下的医工整合需求及机遇

2019 年 12 月突如其来的新冠肺炎疫情,成为全人类共同面临的"敌人",此次疫情波及范围之广、传染性之强,让新冠病毒成为人类历史上最难对付的病毒之一。疫情给国家经济、社会、文化发展都带来了较大影响,同时也为医疗医药产业带来了变革及发展的时机。

从短期来看,疫情令医药行业备受追捧,年后医药股 5 天 201 次涨停,医疗器械子板块涨幅更是高达 10.61%,涨幅较小的医疗服务子板块也上涨了 3.92%。而受相关医药产品需求放大,短期被疫情压制的需求之后也会陆续释放,2020 年我国医疗健康行业或将迎来新一轮投资高潮。从长期来说,此次疫情将改变人们对医药消费的理念,医药需求将一定程度地放大,行业整体增速或将一直保持着高于 GDP 的增速。此外,医药行业经多层次变革,也将驱动医药产业不断优化升级,推动医药行业科技技术不断创新,促使相当一部分医药公司及有关产业持续收益。

目前我国疫情得到了很好的控制,但全球疫情仍在发展。发达国家还可基本满足重症患者救治,但中、低收入国家医疗资源对外依赖程度高,急需医疗资源进口满足疫情需求。面对新冠疫情的传播,低收入国家难以自主解决激增的医疗需求,急需海外进口以满足防疫需求,这也成为中国企业进军全球市场的时机。

疫情对医工整合领域也带来了大量市场需求,以下将分析医工整合领域下 5 个方面的需求及机遇:

1）医学影像设备：患者感染新冠病毒后，病毒会侵蚀患者肺部组织，这在 CT 影像上有所反映。因此国家卫健委发布的《新型冠状病毒感染肺炎的诊疗方案（试行第五版）》，将"疑似病例具备肺炎影像特征者作为当前湖北省重疫区临床诊断病例标准"。除传统的医疗影响技术在疫情中发挥了重要作用外，有关新型冠状病毒和肺部的 AI 影像技术能有效解决疫情中疾病海量数据的处理、疾病标记物筛查等工作，全面提高诊断的效率及准确性。

2）医学检验设备：面对紧急疫情，快速诊断能力是基本要求，便捷、小型化、适合快速诊断的 POCT 产品成为 IVD 领域的爆发点。疫情加重之后，几家 IVD 公司很短时间内就快速推出了检测试剂盒且进入了政府指定的名单中；紧接着各个设备公司纷纷投放设备仪器到指定机构，以万孚生物、安图生物、达安基因、新产业、迈克等为代表的百余家公司陆续推出试剂盒和各种快速检测手段，其中 POCT 类产品由其便携、快速性在本次疫情防治中立下汗马功劳。此外，分子诊断、基因检测、PCR、微流控等技术在疫情防控及检测过程中发挥了重要作用。博奥科技也推出了便携的新型冠状病毒全集成核酸检测系统，并充分发挥了其平台优势：灵活机动、反应迅速、实验室无须分区、安全性极高、高度自动化、检测速度快、检测结果准等，在基层医院、海关口岸、机场、码头，医疗条件相对落后地区、大型工矿企业、移动检测实验室等应用场景中发挥了重要作用。

3）可穿戴医疗设备：疫情期间的便携式温度贴、心电贴等可实时检测用户的生理参数。同时，疫情使老百姓对于健康管理更加重视，智能手环等可穿戴设备需求暴涨。

4）中医类产品：在疫情防护期间，中医药诊疗功效可圈可点，可进一步研发相关中医类产品。

5）康复器械：患者的康复理疗十分重要，与此相关的肺活量计、家用呼吸机、雾化器等康复器械市场也大幅增长。

十、医工整合领域创新发展策略和建议

本书根据整理汇总的行业调研信息及相关专家意见，提供医工整合领域的创新发展战略建议，望为医工整合领域的未来应用方向提供参考：

1）构建整合型医疗器械创新研发体系，建立国家医疗器械研发示范中心。整合产、学、研、医等资源，开拓国产医疗器械市场新局面，凝聚产学研各方面的医疗器械科技创新力量，攻关核心部件关键技术，带动医工整合产业的转型升级。

2）创立并管理整合型医疗器械临床应用评价中心，开拓国产医疗器械产品的全新研发及应用局面。建立和完善我国医疗器械质量标准、性能测试和安全评价体系，加速国产新型医疗设备的审批进程，加快我国医疗器械评价与国际评价标准的接轨。

3）制定完整的符合国际要求的医疗器械产品技术/质量标准体系。加大标准

贯彻执行的监督，加快建立国际化的医疗器械产品技术和质量标准体系，完善国内医疗器械技术行业产品质量标准和认证体系。

4）加快建立严格有效的标准检测手段与严格的审查管理制度。建议从国家层面组建具有国际权威性的医疗器械产品的安全性和技术性能标准的测评及认证实验室或机构，建立起严格的审查管理制度，加快医疗器械注册人制度试点的推进和细化力度。

5）实施激励医疗企业技术创新的财税政策，加大政策支持与资金投入。支持鼓励企业成为技术创新主体，加速国内高新技术产业化和先进适用技术的推广，实施促进有应用价值的自主创新产品政府采购。

6）做好人才队伍建设，加快具备前沿水平的医疗器械人才培养。充分发挥教育在创新人才培养中的重要作用，支持企业培养和吸引科技人才，加大吸引海外留学和海外知名企业高层次人才的吸引工作力度。

7）推动分级诊疗制度和第三方检验实验室建设。通过互联网、人工智能技术提升基层医疗机构的综合水平，通过建设独立第三方医学实验室，避免医疗资源的错配和浪费，为区域各级医疗卫生机构等提供精准、及时的医学诊断外包服务，推广可穿戴和床旁及时诊断设备以提升家庭自测及护理水平。

8）增强医疗器械的科研实力，扩大国际和地区科技合作与交流。优化科技资源配置，确保医疗器械相关科技投入的稳步增长和持续保障，重点解决技术创新与产业发展脱节问题，加强在远程医疗、远程患者监测、家用智能医疗器械及康复机器人等欠缺领域的国际交流。

9）迅速构建健康自动监控报告体系，通过新型病原体检测技术与 5G 通讯、大数据和人工智能技术相结合，实现网络化、实时化、自动化的个人健康监控直报系统。保证"两个一"，即第一手数据联网、第一时间上报，让政府决策层随时掌握疫情的发展状况直至疫情结束，形成不留死角的智慧疫情监控"天网"。

10）持续呼吁大健康"治未病"，主要以中医和现代科学技术手段的结合，把传统医学守正创新之后发扬光大。中医"治未病"主要是通过对身体和精神两方面的调理来调节免疫。一是对身体的治疗，如按摩、艾灸、足浴等；二是对情绪的调理，这在中医里是非常独特的情志调理。

11）发展我国特有的医疗器械产业技术，如目诊仪、四诊仪、艾灸仪等，结合传统中医知识，打造富有中国文化特色的医疗器械技术，提高其技术含量及先进性。在学习和追赶国外高端医疗器械的同时，也使具有中国特色的医疗器械逐步走向世界。

参考文献

［1］中共中央，国务院.中共中央国务院印发《国家创新驱动发展战略纲要》［EB/OL］.［2016-5-19］.http：//www.gov.cn/zhengce/2016-05/19/content_5074812.htm

［2］中国药品监督管理研究会.中国医疗器械行业发展报告（2017）［M］.北京：社会科学文

献出版社, 2017.

[3] The Joint United Nations Programme on HIV/AIDS (UNAIDS). Knowledge is power [EB/OL], [2018 - 11 - 22]. https：//www. unaids. org/en/resources/presscentre/pressreleaseandstatement- archive/2018/november/20181122_ WADreport_ PR

[4] 国家卫生和计划生育委员会. 中国疾病预防控制工作进展（2015 年）[J]. 首都公共卫生, 2015, 9（3）：97 - 101.

[5] 卫生部. 卫生部等 15 部门关于印发《中国慢性病防治工作规划（2012—2015 年)》的通知 [EB/OL]. [2012 - 5 - 8]. https：//law. lawtime. cn/d688449693543. html

[6] 国务院办公厅. 国务院办公厅关于印发中国防治慢性病中长期规划（2017—2025 年）的通知 [EB/OL]. [2017 - 2 - 14]. http：//www. gov. cn/zhengce/content/2017 - 02/14/content_ 5167886. htm

[7] 前瞻产业研究院. 中国康复医疗行业发展前景与投资预测分析 [EB/OL]. [2018 - 5 - 29]. http：//stock. 10jqka. com. cn/20180529/c604738030. shtml

[8] 卫生部. 卫生部长发布《"健康中国 2020"战略研究报告》[EB/OL]. [2012 - 8 - 17]. http：//www. gov. cn/gzdt/2012 - 08/17/content_ 2205978. htm

[9] 中共中央, 国务院. 中共中央国务院印发《"健康中国 2030"规划纲要》[EB/OL]. [2016 - 10 - 25]. http：//www. gov. cn/zhengce/2016 - 10/25/content_ 5124174. htm

[10] 科技部办公厅. 科技部办公厅关于印发《"十三五"医疗器械科技创新专项规划》的通知 [EB/OL]. [2017 - 5 - 14].

[11] 科技部, 国家卫生和计划生育委员会, 国家体育总局. 关于印发《"十三五"卫生与健康科技创新专项规划》的通知 [EB/OL]. [2017 - 5 - 31].

[12] 国务院. 国家中长期科学和技术发展规划纲要（2006—2020 年）[EB/OL]. [2006 - 2 - 9].

[13] 中国工程科技发展战略研究院. 中国战略性新兴产业发展报告 [R]. 北京：科学出版社, 2014.

[14] 中国工程科技发展战略研究院. 中国战略性新兴产业发展报告 [R]. 北京：科学出版社, 2013.

[15] 国家自然科学基金委员会生命科学部. 未来 10 年中国学科发展战略生物医学工程 [M]. 北京：科学出版社, 2012.

[16] 滕晓菲, 张元亭. 移动医疗：穿戴式医疗仪器的发展趋势 [J]. 中国医疗器械杂志, 2006, 5：330 - 340.

[17] 谢凌钦, 石萍, 蔡文杰. 可穿戴式智能设备关键技术及发展趋势 [J]. 生物医学工程与临床, 2015, 6：635 - 640.

[18] 郭文姣, 欧阳昭连, 等. 医疗器械产业合作创新特点及研究现状 [J]. 中国医疗器械信息, 2013, 152 - 158

[19] Li YZ, Teng D, Shi XG, et al. Prevalence of diabetes recorded in mainland China using 2018 diagnostic criteria from the American Diabetes Association：national cross sectional study. BMJ, 2020, 4（369）：997.

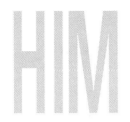

预防与治疗的整合

◎王陇德　孟庆跃　袁蓓蓓　徐进　何平

党的十九大提出，到 2035 年基本实现社会主义现代化的奋斗目标。健康是人全面发展的基础，国民健康长寿是国家富强和民族振兴的重要标志。全国卫生与健康大会确立"把人民健康放在优先发展战略地位"的指导思想，推进卫生和健康事业发展是关系我国现代化建设全局的重大战略任务。当前，人民群众日益增长的健康需要与不平衡、不充分的卫生服务供给之间的矛盾已经成为我国卫生与健康事业面临的主要矛盾。随着健康中国战略的实施、医药卫生体制改革的不断深化，全面建立优质高效的医疗卫生服务体系，提供覆盖全人群、全方位、全生命历程的整合型健康服务，已经成为新时代卫生与健康工作的一项主要任务。在横向和纵向、学科和体系、微观和宏观等多维度、多层次的卫生体系整合中，预防和治疗的整合是最核心和最紧迫的任务之一。

因此，本章将以基本卫生服务提供实现医防整合、对慢性病患者提供整合和连续型服务为着眼点，提出实现多层面、多维度上预防与治疗整合的以人为本整合型卫生服务体系框架，以及支持这个框架的关键政策和实现路径。具体内容包括：第一，描述和分析我国卫生服务体系中预防与治疗分离的现状；第二，分析我国卫生服务体系进行预防与治疗整合的必要性；第三，以实现为居民提供医防整合和连续型基本卫生服务为落脚点，提出在提供者个人、机构和体系三层面上整合的卫生服务提供体系框架，以及该框架在治理、筹资、组织、人力资源、信息系统、其他资源支持等方面的支持政策和实现路径。

一、"预防与治疗"分离的现状

（一）预防与治疗的概念

关于公共卫生的定义，有广义和狭义之分。广义的公共卫生的概念，是 1950

年世界卫生组织认可的，由耶鲁大学首任公共卫生学院院长 Winslow 教授在 1920
年提出的定义：通过有组织的社区行动，改善环境卫生，控制传染病流行，教育
个体养成良好的卫生习惯，组织医护人员对疾病进行早期诊断和预防性治疗，发
展社会体系以保证社区中的每个人享有维持健康的足够生活水准，最终实现预防
疾病、延长寿命、促进集体健康、提高生产力的目标。狭义的公共卫生指疾病预
防、卫生监督、妇幼保健、计划生育免疫技术、健康促进与教育及健康体检等公
共卫生服务。关于医疗的定义，通常指专科医疗服务和基本医疗服务。

首先，对综述中"医"和"防"在机构组成、单位经费性质、人员队伍、开
展的业务和服务进行界定，详见表1。

表1 "医"和"防"的机构组成、单位经费性质、人员队伍、开展的业务和服务

	"医"	"防"
机构组成	医院及基层医疗卫生机构	疾病预防控制中心，医院和基层医疗卫生机构中预防保健科室
单位经费性质	差额拨款事业单位	全额拨款事业单位
人员队伍	医院及基层医疗卫生机构中医务人员	疾病预防控制中心工作人员，专病防治站的工作人员，医院和基层医疗卫生机构中预防保健科室人员
业务、服务	与医疗有关的服务，面向个体	公共卫生服务，面向群体

我国医疗卫生服务领域的发展历程：从 1949 年建立到 1985 年，是我国医疗卫
生服务体制逐步建立和发展的时期；1985—2005 年，是我国医疗卫生服务领域以
市场化为取向的改革时期；从 2005 年至今，是我国推行政府与市场的有机结合，
政府重新担负起医疗卫生服务领域责任的新医改时期。"医"和"防"是卫生体系
的重要组成部分，从计划经济到市场经济，二者经历了分分合合。而 2003 年的
SARS 事件，也进一步推动了公共卫生机构的发展。医学的最大目的应是如何保持
健康，而不是如何治疗疾病，医学必须从单纯研究疾病转到研究健康，从以病为
中心转到以人为中心，因此有必要逐步弥合医疗与公共卫生之间的裂痕。医防整
合的目的是通过使医疗与公共卫生机构、资源、业务、服务结合，更好地发挥公
共卫生事业的功能，以更小的成本高质高量的保障人群健康。医防整合的着手点
可以是基本公共卫生服务、基本医疗服务，尤其要重视基本公共卫生服务这一薄
弱环节，从而阻断或减少疾病进入大病就诊阶段。可以由疾控机构与医疗卫生机
构的合作实施，也可以由医疗卫生机构同时实施，重点是加强医疗卫生机构对于
基本公共卫生服务和基本医疗服务的参与度和积极性。

国内大多数地区没有将预防与医疗整合，呈现出分裂的现状。为了解决医防
分离带来的问题，针对其原因，部分地区积极探索医防整合的实践，或进行区域
内的医防整合探索，或基于某些病种或项目开展医防整合，或在医院内部开展医
防整合。其他区域如将开展医防整合的实践，可以参考这些探索的措施，并考虑

规避出现的问题。

（二）医防分离的表现

我国目前的医疗救治体系与卫生防疫体系各自独立发展，两个体系之间存在严重的脱节，缺乏有效的双向联系与协作机制。考虑世界卫生组织（WHO）的卫生体系框架，医疗体系与疾控体系在管理、筹资、业务协作、信息沟通及人员思想认识上存在着分离。

1. 管理的分离

我国的卫生体系包括卫生行政组织和卫生服务组织。广义的卫生行政组织指一切具有计划、组织、指挥、协调、监督和控制等管理功能的卫生组织机构，包括政府的卫生、中医药管理、发改委、财政、社保、民政、教育、食药监等部门，卫生立法、司法机关中管理卫生行政事务的机构，企事业单位及社会团体中管理卫生行政事务的机构。狭义的卫生行政组织指国家机构中的政府卫生行政部门。政府卫生行政部门内设负责医院事务的医政医管司，负责基层卫生的基层卫生司，负责疾病预防控制的疾病控制局（全国爱国卫生运动委员会办公室），负责监督管理的卫生执法监督司（卫生监督局）及其他相关司局。

卫生服务组织是以保障居民健康为主要目标，直接或间接向居民提供预防、保健、医疗、康复、健康教育和健康促进等服务的组织，主要包括医疗卫生机构、公共卫生机构及其他机构。医疗卫生机构是指各级各类医院和基层医疗卫生机构，公共卫生机构是指疾病预防控制中心、专科疾病防治机构（传染病防治院、结核病防治院、职业病防治院、精神病防治所、血吸虫病防治所、药物戒毒所等）、妇幼保健机构、健康教育机构、急救中心（站）、采供血机构、卫生监督机构及计划生育技术服务机构。

虽然医疗卫生机构和疾控机构都是由各级卫生行政部门进行统一管理，但卫生行政部门内部的负责医疗方面的医政医管司与负责公共卫生的疾病控制局协作少，在管理层面也呈现分离状态。

2. 筹资的分离

从疾病的进展来看，我们需要通过三级预防予以控制。一级预防是通过对疾病的起因和相关因素进行调节从而降低疾病的发病率；二级预防是通过早期诊断和及时治疗来帮助患者解除病痛，控制疾病带来的相关并发症，阻止或减缓其病情加重；三级预防是大病治疗阶段，通过专门治疗，阻止病情恶化并遏制并发症的发生，避免其死亡或陷入失能状态。基本公共卫生服务及其经费主要用于一级预防，预防人群生病，而不涉及对于生病之后的经济费用；而医疗保险主要用于涉及疾病治疗的二级和三级预防，却对降低疾病的发病率无能为力，发挥的功能错开，却不能提供连续性的保障。我国的医疗保障制度不是健康保障，而是一种疾病保险，因为无论是城镇职工或居民基本医疗保险，还是新型农村合作医疗，基本上都是以大病统筹为核心，不能发挥预防疾病和保健的功能。

筹资包括资金的筹集、管理和分配，其在医防之间均出现分离。首先，医防二者的筹资渠道不同，基本公共卫生服务经费来自各级政府的拨款，医保资金来源于政府、社会和个人，目前基本公共卫生服务经费未能与医保资金合并。其次，资金的管理者也不同，基本公共卫生服务经费由卫生行政部门管理，医保中的城镇职工基本医疗保险和城镇居民基本医疗保险由人社部门管理，新型农村合作医疗由卫生行政部门管理。最后，资金的分配也不同，基本公共卫生服务经费用于公共卫生服务，而医保经费用于医疗服务。

3. 业务的分离

医疗卫生机构与预防机构业务协作沟通少，表现在以下3个方面：

首先，医疗卫生机构偏向于治疗已有的疾病，很少积极主动地向患者提供预防服务或知识，而预防机构偏向于预防未发的疾病，对于后续的治疗又因为没有临床执业医师资格证而不能从事。如有调查发现，南昌市慢性病管理现状存在医防分离，纳入医保管理的门诊特殊慢性病服务以治疗为中心，就诊门诊定为二级以上定点医院；纳入基本公共卫生服务慢性病管理的高血压、糖尿病以随访和体检为中心，由社区卫生服务中心（站）提供服务。业务的分离也体现在医务人员的行为上，医务人员只偏重药物治疗，极大部分资源投入在疾病的后期治疗，而预防明显缺乏力度，忽视了对疾病本身及其发病过程、发病机制的思考，没有把治疗性的改变生活方式摆在应有的位置。

其次，医疗卫生机构对于规定应开展的公共卫生工作重视程度低，如院内感染控制、传染病疫情报告和突发公共卫生事件监测和报告等。医疗卫生机构对院内感染预防控制、医疗废弃物处理等公共卫生工作还没有引起足够的重视，并且医生相关专业知识欠缺，与疾控机构合作少，导致医院感染病例漏报率高，控制措施不力，消毒灭菌工作存在着许多不足。部分医院缺乏行之有效的传染病疫情管理制度与突发公共卫生事件的监测和报告制度，公共卫生信息监测系统反应灵敏性不高，传染病门诊设置不规范，临床医生法制意识淡漠，使传染病疫情报告漏报、误报现象较为严重。某省县市两级公立医疗卫生机构医防关系调查显示部分疾控机构没有开展医疗卫生机构传染病报告与防治的检查与督导工作，频次也相对较低，疾控机构对于慢性病的管理还是空白，在慢性病监测与管理方面需通力合作的观念还没有确立。有调查发现目前多数社区医疗卫生机构基本不参与艾滋病防控工作，社区医生的干预能力较低。

第三，基层医疗卫生机构医疗与预防也缺乏协作。各级疾控中心与处于同一管理层次下的医院缺乏有效的联系与协作，只是在基层医疗卫生机构才从机构意义上将医疗和预防结合在一起。基层医疗卫生机构的定位是开展基本医疗服务和基本公共卫生服务，从机构的定位是医防结合的，但是在基层医疗卫生机构内部，重心逐渐转为公共卫生方面，留不住医学人才，提供基本医疗服务的能力变差，医疗与预防仍欠缺良好的衔接机制。

4. 信息沟通不畅

目前，我国虽已建立了医院信息系统、传染病疫情报告系统等多样化的信息平台，但医疗卫生机构、预防机构分属于不同的部门和地区管理，信息不互通，缺乏整体的统筹与规划，条块分割、重复建设的情况十分严重。加之卫生信息监测系统的相关法规与标准滞后，极大地阻碍了公共卫生信息监测体系的发展，而数字的不准确和漏报、迟报，也造成了疫情统计的困难，公共卫生信息难以进行及时、准确和有效的管理。有研究发现，有些部门为了避免信息共享带来的成本风险，出于自身利益的考虑，在传递信息时，往往会过滤不利于本部门的信息，使信息传递失真。

5. 思想认识不统一

医防体系的长期分离也体现在人员知识体系的隔阂，疾病观念的差异，医防人员缺乏沟通及人力不足、人员素质不高。

首先是知识体系存在隔阂。由于院校教育的专业化及继续教育的缺乏，临床医生专于治，而不懂预防和流行病学，不懂如何控制传染病；公共卫生医生专于防而不会治。甚至曾出现临床医务人员拒绝流行病调查人员进入病区进行个案调查，严重影响了疫情的有效控制。

其次是疾病处理的观念存在差异。一是临床医生都是以"疾病"为中心，所进行的医疗服务措施都是基于患者已经患病的基础，目的都是解决已有的疾病及其并发症，不认为预防疾病发生是自己的合理任务；而公共卫生医生则是以"不发病"为中心。二是临床医生针对疾病开展医疗服务所获得的收益是明确、即时、公认的，而提供公共卫生服务见效慢，也不能算作正式的考核指标，有时还耽误开展医疗服务，因此权衡提供医疗和预防服务。

第三是医防人员缺乏沟通。有研究对省（市、区、县）级医院医务人员对预防保健科的认知情况进行了调查，只有67.3%的医务人员接触过预防保健科，而在护理人员这方面不足显得尤为突出。

第四是人力不足，人员素质不高，难以保留人才的问题，尤其是基层医疗卫生机构和疾控机构的人才难以保留。

（三）基层卫生服务体系机构层面医防分离的现状

人口老龄化发展趋势下，与慢性非传染性疾病长期共存的人数增加和大健康时代医疗服务需求的愈加多样化正在促进医疗体系走向整合模式，其核心是建立跨越传统组织和专业界限的合作关系，以抵消医疗卫生系统服务提供的碎片化，适应多维健康需求。2015年世界卫生组织发布《以人为本的整合型卫生服务全球战略》，提出卫生服务基本模式向预防为主、基层为基础、满足居民个人健康需求为核心的整合型卫生服务体系转型，依据人的需求提供连续、优质、高效的卫生服务，实现服务资源的整合。

整合模式的转变发生在筹资、组织、专业、人员、职能、服务等多个层面，涉及多种干预措施和各类利益相关者，对当前固化已久的"重医轻防"医疗模式带来了压力。尤其是对于发挥着整合疾病预防、治疗、康复保健和健康教育的协调保护基本作用的基层医疗卫生机构，其承担了基本医疗和基本公共卫生双重职能，而医防整合是充分发挥基层医疗卫生机构不同卫生资源间的优化配置和利用的重要横向整合路径。不少研究发现，我国基层卫生服务质量存在诸多问题，其中医防服务的分裂是导致服务质量不佳的主要原因之一。

（四）基层卫生服务体系人员层面医防分离的现状

1. 人员认识层面医防分离的现状

医防整合服务需要经历一个渐进递升的过程，从低层次向高层次整合迈进，作为医疗与预防整合服务最基本的单元——基层医护人员，是维持基层医疗卫生服务体系运转的人力资源，他们与居民接触最为密切，是具体签约服务的提供者，同时也是容易被忽视的末梢。我国基层卫生服务机构有同时承担基本医疗和公共卫生服务的双重责任，是医防在基层的整合点，但实际工作中，临床和公卫是两个分设的科室。聚焦到个体层面，由于受机构环境因素和个人特征的影响，在日常服务中，通常不具备或忽略了医防服务的双重功能和工作集合。

微观角度上，这种个人层面的整合尤为关键，他们在卫生服务提供过程中关于医防整合服务的态度和行为，能否在诊疗行为中落实预防与治疗服务并重的原则，直接影响患者接受服务的质量和健康状况。

2. 人员行为方面医防分离的现状

慢性非传染性疾病和生活方式与行为有着高度关联，我国心血管疾病高危人群中高血压是最常见的危险因素，其次是血脂异常、糖尿病和吸烟。这些风险具有普遍性，有些健康危险因素已经具备了有效和可接受的减险措施，危险因素水平可以通过早期预防服务和行为干预来控制，即便略有改变，也可能给患者带来巨大效益。

在一个专为急性而非疾病防治结合设计的系统下，医生预防服务问诊时间短促，服务连续性不足，缺少规划以解决急、慢性需求，忽视健康促进与疾病预防在改善人群健康和降低疾病负担中的作用。2019年6月24日，国务院印发《关于实施健康中国行动的意见》指出，预防是最经济、最有效的健康策略，强化医疗卫生机构和医务人员开展健康促进与教育的激励约束。《基本医疗卫生与健康促进法》第六章第六十七条规定，医疗卫生人员在提供医疗卫生服务时，应当对患者开展健康教育。

卫生服务提供者为更好地应对慢性非传染性疾病肆虐和改善患者健康，需要适应整合连续、综合协调的卫生服务模式，这些通常与健康危险因素评估、预防服务咨询、健康管理相联系，这要求他们必须做出在理念上和行动上整合一致的卫生服务模式范式转移。

二、"预防与治疗"整合的必要性

（一）疾病谱和老龄化的进展

随着社会经济的发展，疾病谱正在由传染病向慢性病转变。2010 年，我国疾病负担（DALY）排名靠前的是心血管疾病（卒中和缺血性心脏病）、癌症（肺癌和肝癌）、腰背痛和抑郁，危险因素靠前的是饮食风险、高血压和烟草暴露。2011—2020 年是我国防控慢性病流行的关键期，若不实施有效的防控策略，在未来数年，慢性病所导致的健康损失、伤残将显著增加，医疗卫生系统的负担将日益加重。慢性病的危险因素之一——不良的行为方式（主要为吸烟、饮酒、膳食不当和缺乏体力活动），其干预模式也须基于公共卫生与医疗服务的有效交流和合作。

而潜在的、新发的疾病及生物威胁所带来的挑战，可能最需要公共卫生机构与医疗卫生机构之间的合作。控制这些疾病疫情的暴发和传播，需要公共卫生与医疗卫生系统均具有早期发现问题及快速反应能力。

此外，随着我国老龄化的进展，慢性病高危群体数量增多，疾病经济负担也随之增长，因此更需要推动医疗服务与公共卫生服务的整合。

（二）预防具有成本效益

预防为主，是最根本和最具成本效益的防治策略。因为即使用尽现有治疗手段，也只能使部分患者治疗达标；即使治疗达标，也只能降低或延缓而不能根治已发生的多种并发症。慢性病更多由不良生活方式引起，可以通过预防措施避免其发展至后面的医疗阶段。此外，公共卫生体系具有外部性，能减少人群疾病负担，缓解医疗费用的快速增长。

WHO 指出，只要通过整合防治策略，慢性病是可防可治的。整合防治策略是指通过整合的卫生服务功能和基本的公共卫生行动，促进降低慢性病的共同危险因素，包括膳食不平衡、身体活动不足和以执行烟草控制框架公约为契机的控制烟草行动；整合一、二、三级预防，特别是整合面向人群的策略和高危个体的策略，才能有效控制慢性病；通过健康促进及多部门和多学科间的密切协作来控制慢性病和相关危险因素。

预防为主的方针贯穿于中国公共卫生 60 年发展进程，在人群层面上进行疾病预防控制，是降低各类疾病的有效手段。国内学者认为慢性病是可以有效预防和控制的疾病，若认识到位、措施得当，可以有效控制其危险因素，减少并发症，从而有效保护人民健康，显著改善患者的生存质量，降低疾病负担，也可以提高管理水平。

也有学者认为，肿瘤治疗效果的关键并不在于运用了更多的治疗方法，而是在治疗的时机，将治疗向早期阶段不断推移，防治癌前病变，将会是人类控制恶性肿瘤的一个重要战略措施。因此，癌症筛查不仅在于发现早期阶段的癌症，更重要的是发现可干预的癌前病变，从而阻断病变进展为癌，这种医防整合的新模式，可将治疗节点提前。

（三）医疗卫生机构有承担公共卫生工作的责任与优势

2003 年以来，国家先后出台了一系列文件要求公立医疗卫生机构承担公共卫生任务，如《传染病防治法》《突发公共卫生事件应急条例》和《医院感染管理办法》等，明确指出医疗卫生机构是公共卫生体系的重要组成部分，是传染病、慢性病及部分突发公共卫生事件早发现、早报告、早处置的前沿阵地。

首先，医院做好传染病诊断和治疗工作是落实早发现、早报告、早隔离、早治疗的重要前提，有利于及时有效地控制传染源，切断传播途径，保护易感人群。如果医院内传染病暴发流行，不但危害患者和医务人员的健康，而且还容易在民众中引起恐慌，影响社会的和谐稳定。

其次，很多公共卫生事件一开始并不呈现出群发态势，而是散发在各个医院里面。患者就诊时，医院尚无法从流行病学等公共卫生的角度，从单个患者的症状来判断人群中潜在的严重问题；而专门负责公共卫生的机构却又不能在第一时间接触和发现患者，无从监测到人群中发生重大疫情的早期征兆。只有疾控机构配合医院，尤其是综合性医院加强公共卫生管理工作，才能有效防控各类传染病、慢性非传染性疾病、突发公共卫生事件，为人民群众健康水平的不断提高、社会经济的发展做出积极的贡献。

第三，疾病预防控制的许多策略都需通过医院和医生向患者进行宣传教育。因此，不管是大型的三级综合性医院，还是基层医疗卫生机构，都应作为疾病预防控制中心的网底，弥合医防裂痕。

最后，法律将一些原由疾控承担的工作以法律的形式赋权给了临床医生，如艾滋病患者的治疗，由于公共卫生机构不具备临床执业医师资格，治疗服务的合法性存在问题，应由医院承担这部分公共卫生工作。

公共卫生事业的发展，需综合性医院发挥多学科的知识，与疾控机构联合，培训和充实基层医疗卫生机构，共同做好医防整合，这也符合我国目前卫生资源的合理分配。

（四）医疗卫生机构有与疾控机构合作的需要

医院处于传染病预防控制的前沿阵地，医务人员站在医疗救治的一线。在日常职业活动中，医务人员经常近距离接触可能带有细菌、病毒等有害生物的体液、血液、分泌物和排泄物，乙型肝炎、丙型肝炎、艾滋病、肺结核等传染病成为常见的职业感染性疾病。综合医院传染病预防控制能力薄弱，必将使医务人员的健康和生命付出惨重代价。

因此，要做好医院的传染病防控工作，应该充分借助疾控机构的力量，疾控机构具有控制疾病流行的人力优势和专业的实验室检测技术水平，可以有效地提高医院的传染病防控水平。

其次，院内感染的存在不仅给患者增加疾病负担，还增加治疗费用，并导致医院感染耐药菌株的形成和传播，对社会产生新的威胁，而且医院感染的发生还关系到医院的声誉。因此，加强医院感染管理是医疗卫生机构刻不容缓的工作。医院感染管理必须有医院感染专职人员的技术指导和管理，因此，医院有与疾控机构合作的需要。

（五）医防分离背后的体制机制原因是可干预的

总结我国预防与治疗分离的体制机制原因，为构建整合型医防体系提供了干预点和可行度。

1. 管理制度

（1）行政重视力度不够

领导的重视、行政力量的推动，是我国许多卫生行动得以顺利实施的重要原因。2003年SARS流行以后，党和政府及社会各界高度关注公共卫生事业，疾病预防控制体系建设得到大力加强，公共卫生教育事业得到迅速发展，卫生监测与应急能力有了长足提高。但是国家对于是否及如何将医疗工作与疾控工作整合起来却没有指示，因此各地也缺乏动力和想法实施医防整合。

（2）管理部门协同性差，缺乏协作机制

医疗卫生机构由各级卫生行政部门内负责医疗方面的医管部门、医政部门管理，疾控机构由各级卫生行政部门内负责公共卫生的疾病控制部门管理，虽然仍是由卫生行政部门管理，但二者协作少，在管理层面也呈现分离状态，导致了医防之间缺乏共享和协同。

为了解决长期以来我国在公立医院的管理上职责不清，政事、管办合一，出现监管缺位、执法不严等问题，部分地区推进公立医院管理体制改革，其中重要原则和方向之一就是管办分开。但是管办分开的实施却加剧了医防分离，管办分开后，卫生行政部门对医院的举办权转移到另一个主体，卫生行政部门仅剩监管权，在促进医疗卫生机构和疾控机构合作时就更难了。

刘宝等对"管办分离"后公共卫生与医疗的合作关系进行了研究。"管办分离"前公共卫生与医疗同属卫生行政部门管辖，利益协调主要还是部门内部的统筹安排；而"管办分离"后，针对医疗的新增财政投入则由公立医疗卫生机构的管辖主体（如上海的申康医院发展中心）转拨给公立医疗卫生机构。就公立医疗卫生机构"管办分离"改革的公共财政效应而言，新的财政分配格局中将出现更多且更剧烈的公共卫生与医疗之间的跨部门博弈，这无疑会增加公共卫生与医疗的伙伴关系创建和发展的难度。

（3）政策制度的缺陷和冲突

首先，部分政策制度设计存在缺陷。在社区卫生服务上，政府出台了一系列相关文件，对社区医疗卫生机构加强了物力、经费和技术支持力度。国家先后提出了《国务院关于发展城市社区卫生服务的指导意见》和《中共中央国务院关于深化医药卫生体制改革的意见》等指出要加快建设以社区卫生服务机构参与的城市社区卫生服务网络，提供疾病预防控制等公共卫生服务。但是，关于社区卫生服务机构在疾病预防服务方面应当承担的职责、实施方式及医疗保险对社区卫生服务费用负担的具体实施措施还尚未做出明确规定，或者说各地对社区卫生服务机构应该参与基层公共卫生工作是明确的，但要承担哪些具体工作、以何种方式参与不够明确。并且由于法律法规政策等的缺失，社区医疗服务机构在对待提供疾病预防，健康指导、宣传的服务上很容易自发、随意。基本药物制度、收支两条线政策、药品零差率政策等的实施，降低了基层医疗卫生机构提供医疗服务的动力，而基本公共卫生服务均等化项目的实施，又激励其提供公共卫生服务，从而导致基层在医疗服务和公共卫生服务之间取舍。

其次，部分制度缺乏明确实施细则，而实施细则是制度政策落地的保障。2007年 11 月 1 日起施行的《中华人民共和国突发事件应对法》中规定了突发公共事件的分级标准。但突发患者就诊时医保分割比例，后续治疗时能否从专项风险基金中提取一定的比例支持患者治疗，面对不同等级的突发事件时是否根据患者病情对报销比例也分级别，这些都没有明确的规定。

此外，有些制度阻碍了医保与公共卫生服务的整合。如新农合制度作为保障农民身体健康的主要措施，在《关于建立新农合制度的意见》中明确了新农合制度是以大病统筹为主的农村医疗互助共济制度，这个宗旨在一定程度上抑制了预防工作的深入开展。

（4）医疗卫生机构和疾控机构责权不统一

随着卫生监督体系改革的进行，卫生防疫站被分解为卫生监督所和疾病预防控制中心。2002 年 1 月，国家成立了中国疾病预防控制中心和卫生部卫生监督中心，标志着我国疾病预防控制工作进入了一个新的发展阶段，各省、市、区都建立了疾病预防控制中心、卫生监督机构。自此，疾控机构成为一个专业技术单位，没有了对医疗卫生机构的监督权，对于与医院合作开展公共卫生服务的话语权弱化，并且也失去了对医院开展公共卫生服务的监督考核权。

2. 筹资机制

医院的经费主要来自医保和个人卫生支出，部分来自财政预算拨款；基层医疗卫生机构的经费主要来自财政预算拨款、医保和个人卫生支出。疾控机构的经费主要来自财政预算拨款、专项经费、业务收入（体检收入、监督检测收入、其他有偿服务收入）等。

（1）政府投入不足，效率不高

我国一直存在对卫生事业的投入不足且效率不高的问题。卫生经费投入不足体现在对基层医疗卫生机构和对疾控机构投入不足。加上 1980 年开始的财政分权改革，特别是 1994 年分税制改革以后，财力逐步向上集中，而事权仍在基层，发展卫生事业主要成了地方政府财政支出的范畴，但是县乡财政权力和发展社会公共事业的责任不对等，使卫生事业的公共支持下降，公共卫生服务的供给面临资金上的瓶颈。中央近年来安排的公共卫生专项资金，虽然很大程度上考虑了地区间的差别，但是有些专项资金要求地方财力的配套，还是使其他地区的公平性打了些折扣。

首先，对基层医疗卫生机构投入不足。1978—2009 年，虽然政府预防为主的卫生工作方针没有变化，但实际中由于财政的不断退出使预防为主的服务理念失去了原有的保障条件，而公共卫生服务中的免疫接种服务和医疗服务相互割裂，逐渐形成了"重治轻防"的服务格局。原来以提供公共卫生服务和基本医疗服务为主的基层医疗卫生机构面对生存环境的压力，不得不转向"有利可图"的医疗服务。并且在农村中，健康教育等的投入更少，基本没有专职的健康教育人员。有研究显示，我国农村健康教育投入仅占预防保健支出的 3.6%，卫生事业支出的 0.2%。

其次，对疾控机构投入不足。我国现有的疾病预防控制体系是在计划经济条件下形成的，政府将其作为全额拨款单位，要求其提供指定的免费公共卫生服务。但随着社会经济的转型，由于政府投入的不足，使疾控体系自 20 世纪 80 年代中期起逐步开始了一些局部的改革，如允许有偿服务、开展计划免疫保偿制等，但是财政投入不足的现象依然存在。收费政策和预算管理制度的改变，实际上使国家对公共卫生机构的财政补助，由原来的全额预算拨款方式变成了财政预算内资金补助和授权公共卫生机构预算外收入相结合的方式。国家公共财政对卫生事业的投入低与公共卫生费用在卫生总费用中比重低的双重偏低，使公共卫生获得政府支持力度越发显得不足，造成公共卫生内部动力不足，加之政府投入占疾控机构收入比重逐年下降，导致业务收入成为疾控机构收入的主渠道。有调查发现，疾控机构对列入政府财政预算或可以有偿服务的公共卫生问题，能够实施预防控制工作，而其余的公共卫生问题，无论影响强弱，也无论范围大小，都可能无人问津。

根据《2015 年中国卫生和计划生育统计年鉴》，作为承担公共卫生职能的疾病预防控制机构，其财政补助收入占机构总收入的比重较低，2014 年仅为 62.78%。尽管疾控机构有法定的预算外收入可以作为预算拨款的补充，但即使是经济高度发达的浙江省，加上预算外收入后，财政经费也仅占疾病控制机构总支出的 87% 左右。湖南省某县 2005 年疾控中心主要收入来源中，专项经费与预算拨款仅占 22.5%，业务收入与其他收入占 77.5%。

同时，在公共卫生服务领域，政府卫生投入技术效率不高。一是政府公共卫生投入结构不甚合理。虽然近几年政府加大了对公共卫生的投入，但是在预算安排上"重硬轻软"，重视基本建设和设备的投入，对日常工作经费投入不足，导致部分公共卫生服务无法开展，使有限公共资金的效益低下。二是公共卫生项目之间资金缺乏整合。政府往往采取"以病设项"的公共卫生投入方式。目前，公共卫生项目已经多达数百，但是每项资金数额不大，有的项目资金具体到一个县只有几百元。由于"专款专用"的特性，专项资金使用范围受到严格限制，几乎不存在不同项目之间互用的可能，造成专项资金的沉淀和不足同时并存的局面，不利于财政预算资金的高效使用。同时，烦琐的项目管理也增加了管理成本。

（2）对医疗卫生机构提供公共卫生服务的补偿机制和激励机制缺陷

首先，政府对医院开展公共卫生服务的补偿机制和激励机制设计存在缺陷。在计划经济时期，医疗卫生机构和疾控机构都是由政府进行补偿，没有多大差别，1980年后，我国的财政体制转变为"划分收支，分级包干"-，即对如防疫站等的全额预算管理单位实行"预算包干，结余留用"；对医疗卫生机构等差额预算管理单位实行"定收入，定支出，定补助，结余留用"的办法，允许医疗卫生机构可以自行创收。由于我国政府卫生投入不足，进而降低了对公共卫生方面的财政投入，减少了对医院的补偿，考虑到患者患病后为其提供医疗服务带来的收益显然高于病前的预防工作，医院的重心放在能够带来经济利润的疾病诊治，而不愿从事带有公益性质的疾病预防和保健服务，补偿机制和激励机制的缺陷削弱了医院作为一个独立经营的利益主体提供公共卫生服务的积极性。此外，有些公共卫生服务项目，如计划生育、儿童保健、孕产妇保健、健康体检等，可以通过财政补助或向服务对象收费来弥补经费支出，但是健康教育、院内感染控制、疫情报告和监测、公共卫生知识培训、突发公共卫生事件处置等项目无明确的补偿渠道，靠医院自筹完成，更降低了医院提供服务的积极性。

其次，医疗服务和公共卫生服务对基层医疗卫生机构的经济激励不同。对于卫生院和社区卫生服务中心等基层医疗卫生机构来说，由于基本药物制度、药品零差率、收支两条线等政策制度的实施，医疗收入锐减，这些机构为了规避风险而不愿意开展医疗服务。同时，由于基本公共卫生服务均等化等项目的实施，基层医疗卫生机构能够通过提供风险低的基本公共卫生服务获得收入，而更偏好于提供公共卫生服务，也导致了医疗与预防的分离。

此外，对于医务人员来说，也会对由于提供医学专业服务带来的利益和预防服务的公益性间产生的冲突的考量。临床医生希望把自己的专业做大做强，带来社会效益和经济效益；而预防服务是公益性的，短期几乎看不到回报，如果对其缺乏恰当的补偿机制和激励机制，则其对于提供公共卫生服务的积极性也不大。

（3）医保与公共卫生的分离

国际上一般把"health insurance"直译为"健康保险"，其不仅包括对疾病发生后的医疗费用的补偿，也包括对疾病预防、健康维护的支持和保障，是一种广义的"医疗保险"。而我国目前建立和实施的医疗保险制度是一种狭义的医疗保险，是仅针对疾病发生后产生的医疗费用的保险，不包括疾病预防和初级保健的内容。而且，目前只有城镇职工基本医疗保险设置了个人账户负担参保职工的门诊费用，城镇居民医保和新农合都是以保大病为主。医疗保险保障的也仅限于疾病发生后的诊治性医疗费用，基本公共卫生服务未纳入医疗保障体系支付范围，而医保资金是多数医疗卫生机构的主要收入来源。

造成医保与公共卫生的分离主要有政策和社会关注度两个原因：

首先，是政策上将医疗保险与公共卫生分离。目前被广泛认可的观点是公共卫生是宏观政策，医疗保险是中观制度，两者政策层次不同。医疗保险作为一种社会保险的项目应当遵循权利义务对等原则，负担的是参保人员的医疗和医药费用，而不能用于具有公共物品性质的疾病预防保健开支。基于这样的理念，我国改革以后的医疗保险所保障的项目已经明确不再包括预防保健的内容，将原本结合的公共卫生体系抛弃，其功能也逐渐弱化为解决医疗费用问题的一种经济手段，而不是为了提高全体社会成员健康水平的福利措施。

其次，是由于医疗费用的快速增长，使医疗费用成为社会和学界最大的关注点，而"疾病预防"由于其效果的滞后性受到了忽视。20 世纪 80 年代以来，随着政府补贴越来越少，医疗卫生机构逐步走向市场，使医疗费用居高不下。国家、社会、个人均不堪重负，政府、社会及学者自然先注意到医疗卫生机构的费用，更加关注于如何为患者提供疾病风险保障。另一方面由于忽视"疾病预防"所产生的负面效果具有滞后性，得不到人们的重视，这种忽视就更容易持续下去，从而又导致了医疗费用更加继续上涨的恶性循环。

3. 信息系统不完善

建立信息系统的各部门分工独立、各司其职，并且工作对象和侧重点不同，大部分互不隶属，缺乏共享的信息平台，导致了各机构信息通道不畅、沟通协调困难。而且，与传染病监测相比，慢性病及健康相关危险因素监测工作在中国总体起步较晚，体系及方法正在完善中。不完善的信息系统使统筹医疗和公共卫生服务信息存在困难。

此外，部分地区的卫生专项资金投入不足，复合型信息技术人才匮乏，导致区域信息资源开发利用严重滞后，影响了居民家庭基本信息、个人健康档案信息、病历信息及卫生服务信息等信息资源在各级各类机构间的互通与共享，造成资源重复建设与浪费并存，也影响了信息的对接。

4. 人才培养存在缺陷

1916 年，在洛克菲勒基金会的支持下，美国约翰·霍普金斯大学医学院院长威廉·亨利·韦尔奇等倡议建立了世界上第一所公共卫生学院——约翰·霍普金斯公共卫生学院，标志着公共卫生和医学教学机构分离的开始。

医防分离的形成与我国的临床教育、公共卫生教育体制密切相关。我国高等医学教育自 20 世纪 50 年代初以来，一直沿袭苏联教育模式，采用较为单一的、过于强调专业教育的模式及与之相应的课程体系和教学内容，疾病预防控制人才的培养与临床医学人才的培养相分离，促使了疾病预防控制与临床的相对隔离。在这种教育体制的影响下，学科越分越专，知识面越来越窄。专业教育早期分化，学生的学习兴趣早期固化，在预防与临床的实践工作中，各专业医务工作者恪守各自的知识堡垒，加之继续教育的欠缺，就必然形成裂痕。导致临床医学只注重疾病的病因、发病机理、诊断与治疗，往往忽视群体健康状态；公共卫生学则主要研究社会环境因素、劳动条件、营养状况对健康的影响，对具体疾病缺乏足够的认识。

（六）实证分析整合改革对糖尿病管理服务效果的影响

由于人口老龄化进程的加快及人们生活方式的改变等多种因素的影响，中国糖尿病患者数在过去 20 年间呈爆发式增长，糖尿病作为高致死率和高致残率的慢性非传染性疾病，不仅增加心脑血管病等慢性病的死亡风险，糖尿病并发症也导致了比死亡更严重的健康寿命损失。良好的血糖控制可延缓糖尿病患者并发症的发生和进展，严格控制血糖对微血管并发症有保护作用，降低糖尿病相关并发症发生的危险性，对糖尿病的管理有重要意义。自 2009 年起，中国启动实施国家基本公共卫生服务项目，基层医疗卫生机构承担起 2 型糖尿病患者健康管理的主要职能，然而，现有调查结果显示，我国糖尿病患者血糖控制情况并不理想，60% 的确诊患者血糖未能得到有效控制。已有研究基于患者特征及健康行为等多方面提出病程年限、文化程度、饮食及依从性等因素与血糖控制的相关性，但对于基层医疗卫生机构服务能力、资源配置、人才队伍等机构层面对血糖控制的影响却较少涉及。

三、"预防与治疗"整合的实现路径——构建"以人为本整合型卫生服务体系"

基于国际经验的总结和我国目前基层医防整合现况原因分析，结合专家咨询，本研究提出我国"以人为本整合型卫生服务体系"的框架。在整个卫生服务体系中，最直接与居民接触、第一线提供卫生服务的是基层医生和专科医生，他们在服务提供中能将预防与治疗有机结合是居民获得整合和连续型服务的根本。本研究着眼于实现居民首次接触的基层卫生提供者能实现医防整合，设计在机构、体系层面的整合背景，以及实现以上多层面整合需要在筹资制度、人力资源、组织结构、信息系统等方面的支撑政策。

（一）"以人为本整合型健康服务体系"的定义和框架图

以人为本整合型健康服务体系是指，以人为中心，以健康需要为导向，依靠组织管理创新和运行机制转变，贯彻预防为主，以基层卫生为核心开展卫生服务提供，人员、机构和制度整合，建立上下联动、横向贯通、无缝衔接的整合型卫生服务体系，公平提供整合连续、优质高效、医防康护养融合的全方位、全周期的健康服务，提高居民满意度，降低医药费用，改善健康水平。

建设以人为本整合型健康服务体系，要坚持一个"中心"，两个"基本"，三个"整合"，四个"支撑"，共称"十大原则"。

1. 一个"中心"：以人为中心

整合型健康服务体系，首先要改变以供方为主导，建立以需方，即以人的健康需要为中心的体系，确保需方参与健康决策，实现健康自我管理。

1）以健康需要为导向：在个体层面，从人的偏好、需要和价值出发，提供生理和心理为一体、医疗与社会服务相结合的健康服务，确保患者在正确的时间、地点接受了正确的服务；在人群层面，基于人群的健康需要和特征提供与之相适应的健康服务，特别是关注弱势人群，如针对老年、儿童、妇女、残疾人、贫困人群等提供个性化服务。

2）医患共同决策：医生向患者提供治疗方案等信息，鼓励患者讨论并表达自己的偏好；提高患者健康素养，确保患者健康知情权；强调医生、患者和家庭在健康方面的共同责任，在治疗目标确定、转诊、出院转归等方面实行医患共同决策，提高患者和家庭的参与。

3）健康自我管理：发挥医疗服务提供者在促进患者健康自我管理中的作用，帮助患者制定长期的自我管理规划；为医务工作者提供有关沟通技巧的培训，为患者、团队合作及协作关系的建立提供支持；对患者进行自我管理的教育，支持患者自我监测、自己管理的治疗及远程医疗；发挥单位和社区在健康自我管理方面的作用，建立患者互助组织，促进互助支持活动开展。

2. 两个"基本"：预防为主和以基层为核心

构建以人为本整合型卫生服务体系，要坚持两个基本原则，一是贯彻预防为主的卫生工作方针不动摇；二是强基层，使基层卫生服务成为整个体系的核心。

（1）预防为主

坚持贯彻"预防为主"的卫生工作方针，继续强调政府对预防工作的主要责任，加大财政对预防工作的投入，提高现有预防工作队伍能力，重视发挥医生在预防工作中的作用，完善预防卫生体系，开展全民健康教育、健康风险评估和重点健康问题干预。

政府主导预防：发挥政府对预防工作的主导作用，负责预防工作的人员、设施和运行的投入，确保预防工作投入增长速度高于总体卫生投入的增长速度，提高经常性经费投入比例；政府创造条件，加强预防工作队伍能力建设，完善预防管理体系。

医防整合：明确预防工作不仅是现有公共卫生体系的任务，更是包括医疗体系在内的整个医疗卫生体制的职责。加强预防工作，既要巩固完善现有的三级预防体系，更要注重将预防工作融入医疗工作中，使医生参与促进患者健康教育和健康行为转变中来。

全民健康教育：加强健康促进、健康教育及医学与健康知识的传播，宣传健康、文明的生活方式，鼓励公众保持合理的营养水平，强化百姓健康意识及自我保健能力；构建健康和谐医患关系；发挥大众媒体作用，广泛宣传疾病防治知识，合理选择就诊机构，促进分级诊疗。

健康风险评估：开展区域流行病学基本数据收集，全面评估区域整体健康水平，对区域人群根据疾病风险进行分层；对目标人群或疾病进行定期评估，开展慢性病登记、注册；对个体进行风险评估，开展疾病早期筛查。

重点健康问题干预：识别主要健康危险因素，掌握区域疾病谱，评估健康需求，识别重点健康问题，并进行社区干预、行为干预和环境干预。

（2）以基层卫生为核心

基层卫生服务是整合型卫生服务体系的核心，只有建立起强有力的基层服务体系，才能够以较低的成本提供优质高效、以人为本的一体化服务。要进一步加大对基层卫生的财政投入，提升基层医务人员能力，强化基层服务，建立多学科团队和守门人制度，开展基层首诊，促进有序就诊格局的形成。

加强基层卫生投入：加强基层卫生投入是实施以基层卫生为核心的前提。强调政府对基层卫生投入的主体责任，建立基层卫生投入稳定增长的机制，确保基层卫生投入的增长速度快于整个卫生投入增长速度，提高人员经费占基层卫生投入的比例。

提升基层卫生服务水平：提升基层卫生服务水平的关键在于提高基层卫生人员能力。提高基层卫生人员能力需要在学历教育、毕业后教育和现有基层人员培训等多方面得到加强。加强全科医学学历教育，加快推进全科医师规范化培训，为基层卫生机构储备足够数量的人才；加强现有基层医务人员专业培训和水平，提高患者对基层卫生机构的信任度。

基层首诊制度：使基层卫生机构能满足绝大多数医疗卫生服务需求，成为患者就诊的首选地，真正实现基层首诊，并协调区域内包括医院在内的各级各类医疗卫生服务提供方，协助开展相关服务满足居民健康需求。实现基层首诊，需要开展家庭医生签约，建立全科医生"守门人"制度，提高基层卫生机构服务的便捷性和可及性。

多学科团队：多学科团队是基层提供整合型卫生服务的主体，由不同专业背景的临床（基层临床医生、护士、药剂师等）及非临床人员（社区工作者）组成，旨在为患者提供一体化综合服务。行之有效的多学科团队，需要建立整合连续导向的标准化服务指南，团队成员分工明确、各司其职，根据不同患者提供个性化服务支持。

3. 三个"整合"：人员整合、机构整合和制度整合

三个"整合"是以人为本整合型卫生服务体系的主体，又称"三梁"。三个"整合"是指，在微观层面，整合卫生人员；在中观层面，整合卫生机构；在宏观层面，整合卫生服务提供体系，实现制度整合。从整合程度来看，人员整合最低，

机构整合次之，制度整合最高。在实施路径上，既可以自下往上探索，即从整合程度较低到程度较高逐步实施；也可以自上而下推进，即先制度整合，然后机构与人员整合。

（1）人员整合

人员整合是构建整合型卫生服务体系的入口和基础。人员整合是指在一个卫生机构之内不同专业卫生人员之间进行整合，以及卫生人员与所在机构之间进行整合。

1）卫生人员自身整合：卫生人员利用自身预防和临床诊治知识，在与患者和健康居民接触中，将医防服务有机融合。全科医生是需要培养和发展的整合型卫生服务人员。

2）卫生人员之间整合：是指不同专业医疗卫生人员基于共同的理念，制定初级保健、全科、专科、康复、护理等连续协调的临床路径和服务指南，提供整合连续的健康服务，如组建全科医生团队或多学科团队。

3）卫生人员与所在机构的整合：卫生人员与所在机构的整合是指，将医生及其他卫生人员融入卫生机构的发展中，使卫生人员目标与机构目标相一致。在整合型卫生服务体系构建中，使卫生人员，特别是临床医生，作为核心成员参与整合过程，并建立相应的问责机制。

（2）机构整合

机构整合是目前国内外最常见的整合形式。机构整合是指同一层级或不同层级医疗卫生机构之间，基于共同目标、治理机制和问责机制，利用市场机制和政府规制等手段，建立不同整合模式的合作机制，为目标人群提供整合连续的健康服务。

1）整合模式：市场（market）、科层（hierarchy）和网络（networks）。机构整合可以通过政府主导的科层机制或市场为基础的治理机制来实现。其中，与科层机制相比，市场机制更加灵活，但机构间的组织承诺更小。网络机制介于科层与市场机制之间，是机构之间的自愿合作模式，主要依靠机构之间的关系、共同利益和声誉而建立，可以有效地将组织承诺与灵活性相统一，在国际上卫生服务和社会服务领域较为流行。

2）整合程度：松散式、契约式和并购。整合程度与整合模式有关，依靠市场机制的整合程度最低，网络机制居中，科层机制最高。与之相对应的是松散式合作，如不同机构之间技术合作、技术援助等；契约式合作，是指基于协议或合同建立战略联盟，如医院托管、集团式联合体等，其中各个机构所有权不变；机构合并或收购，是指不同机构之间进行所有权整合，如联合兼并式医疗集团等。

3）整合方式：横向整合和纵向整合。横向整合，是指在同一层面的卫生体系中，提供更加全面、完整的服务，包括保健、预防、治疗、康复和临终关怀服务，并由同一个医疗卫生机构进行协调。横向整合是以患者的需要，而不是服务提供系统的需要为核心，目的在于提高医疗服务管理的有效性及服务的协调性，逐步实现大卫生大健康的格局。纵向整合是指不同层级医疗卫生机构（基层、二级和三级医疗机构）之间的沟通和协调。在纵向整合的服务网络中明确各机构的角色、服务范围，以及上级机构如何通过监督、技术援助及合作向下级机构提供支持；通过医院向基层卫生机构提供技术援助和能力建设的方式，建立起纵向整合所需的医疗机构之间的联系和沟通；以及依据"三合一"（一个系统、一个人群、一个资源）原则建立正式的服务网络，并且该服务网络不是由三级医院来运行，而是由能够代表各个层级医疗卫生机构的组织来实施。

（3）制度整合

制度整合是最高层次的整合维度。制度整合是指设置一系列目标一致的正式或非正式的政治安排来促进人员和机构整合，向全体公民公平地提供连续、协调、综合的健康服务。

1）协调的监管制度：是指建立学科团队合作，提供连续协调服务所需要的监管制度，并使这些制度的目标协调一致，促进整合。

2）整合的环境氛围：是指在整合型卫生服务模式的背景下，要营造和建立一系列促进整合的政治、经济和文化环境和条件，如制定监管框架，完善医疗服务市场行为，促进机构竞争与合作等。

4. 四个"支柱"：主要包括筹资、人力、信息和管理方面，支撑上述整合的实现

筹资、人力、信息和管理体系，是以人为本整合型卫生服务体系的四个"支柱"，简称"四柱"，既是实现一个"中心"、两个"基本"和三个"整合"的外部支撑条件，也是镶嵌于其中的内部促进因素。

（1）筹资管理

筹资管理，是指支撑以人为本整合型卫生服务体系建设所需要的卫生筹资模式和统筹层次调整，向不同医疗卫生机构公平分配资金，体现预防为主和以基层为核心，并通过筹资激励促进整合。

1）筹资整合：筹资整合是实现三个"整合"的必要条件，没有筹资整合，不能有效实施三个"整合"。筹资整合，是指改变目前碎片化的卫生筹资现况，将投向不同医疗卫生机构的资金进行整合，并相应地提升统筹层次。筹资整合就是将医保、公共卫生专项和医院专项等不同机构、不同来源渠道的资金进行整合，统筹使用，提高资金使用效率，节约资金支出。

2）资金分配体现基层和预防为主：资金分配向基层卫生和预防服务倾斜是实现两个"基本"的前提。在基层卫生服务中，应鼓励将资金用于开展多学科团队建设、基层卫生能力提高等方面；在预防服务中，资金应鼓励开展健康促进等基础性预防工作，如区域流行病学监测、健康风险评估和全民健康教育等。

3）资金分配的公平性：资金分配要体现公平性，即对不同层级医疗卫生机构，同一层级不同类别的医疗卫生机构，根据其业务内容和需要，公平地分配资金。公平性还体现在，资金使用对登记注册的辖区居民一视同仁，注重性别、年龄和地区等公平，适度向弱势群体倾斜。

4）筹资激励：筹资激励是指在筹资整合之后，对统筹基金节约出来的部分，对医疗卫生机构和资金管理机构进行经济激励。其中资金管理方，是独立于医疗保险等资金持有部门、医疗机构的第三方管理机构，可以是新成立的非营利机构，也可以是新建的营利性管理公司。

（2）人力资源

构建以人为本整合型卫生服务体系，需要完善适应这一新型模式的卫生人力资源配置，既需要多学科服务团队，也需要贯彻执行这一整合模式与理念的高素质人才队伍。除了提高基层卫生人员的能力与地位，也需要改革人力资源结构、薪酬制度和医生执业方式。

1）根据整合卫生服务需要调整人力资源结构：整合卫生服务需要建立一支与之相适应的人力资源结构，要加强对住院医生和全科医生的规范化培训，增加全科医生和护士的供应；进行课程改革，提升医学教育培训水平并培养实现整合卫生服务体系所需的新技能和能力；为实现两个"基本"，提高公共卫生和基层卫生人员供给。

2）增加卫生人员流动性：改革医疗卫生机构人事管理制度，使其符合整合型卫生服务体系改革的方向，如增加医院的自主权，提高医务人员的流动性；完善制度规范，使医生多点执业普遍推行；顺应事业单位改革方向，逐步取消卫生人员编制。

3）完善卫生人员激励机制：建立符合整合型卫生服务体系的卫生人员激励机制，如改革薪酬制度，提高基本工资比例；实施绩效工资制度，并将绩效考核与整合型卫生服务体系建设挂钩。

（3）信息系统

智能化信息系统是实施三个"整合"必不可少的保障。信息系统可以对健康服务利用进行数据管理，并追踪服务利用和健康产出；可以在不同整合路径中，进行信息共享，加强不同机构和不同人员之间的交流；通过健康档案和电子病历在连续化服务中链接患者、支付方和提供方，并提供信息给各利益相关者。

1）跨部门的信息共享系统：整合型卫生服务体系所需的信息系统必须打破部门壁垒，不仅要建立卫生体系内部不同医疗卫生机构共建共享的信息系统，而且要连通卫生系统与其他部门，如社会保障、财政等部门的信息系统。

2）共建共享的健康管理系统：健康管理系统主要在电子健康档案和电子病历系统基础上构建，强调个人与家庭主动参与健康管理，利用社区智能信息平台，督促居民养成健康生活方式，进行健康自我管理、社区康复。健康档案和电子病历系统能够实现居民接受所有医疗卫生服务的全程追踪，方便进行数据管理，并在健康服务供方、需方和卫生决策者等利益相关者之间实现信息共享。

3）建立沟通和服务管理功能：信息系统的功能是使患者有更多的机会获得高质量的服务，包括在线预约系统、电子会诊、短信服务及远程会议，可以提高卫生服务可及性，特别是对于偏远地区具有非常重要的意义。

（4）管理创新

管理创新是指在整合型卫生服务体系构建中，通过计划、规划、组织、协调、反馈等手段，对系统内资源要素进行再优化配置，实现以健康需要为中心的服务模式转变，从而改善健康产出。

1）建立协调和组织机制：加强问责制度，特别是在省级和地方层面，是推动改革有效实施的重要内容之一。建立以人为本的整合型卫生服务体系，需要加强领导力建设，建立相应的协调和组织机制，如成立新的政府部门，跨部门整合为新的机构，建立跨部门的领导小组等方式。同时，建立相应的问责和激励机制，将不同利益相关者的协调进行制度化。

2）领导力和组织文化：实施和运行整合型卫生服务体系既需要有愿景的领导力，也需要与领导力相适应、相一致的组织文化。新的领导力需要促使形成与整合相关的新的愿景和使命，从而使卫生人员掌握整合的主动权。成功的领导力可以抓住机会，利用现有资源，制定合理的激励机制和薪酬管理体制，提高卫生人员对整合型卫生服务体系重要性的认识，从而实现组织目标。

3）监测评价体系：成功的整合型卫生服务体系需要依靠完善的绩效监测系统，涵盖不同水平的结果指标。在实施指南和现有监测体系的基础上，制定衡量整合卫生服务体系实施标准及跟踪实施进展的指标，特别是在保证实施过程和目标实现方面的指标，如改善服务、健康和降低费用等。

5. 实现三重目标

改善服务、改善健康和降低费用是国际上整合型卫生服务体系建设的主要目标，也是我国当前卫生服务体系规划和健康中国建设的主要目标。

（1）改善质量

1）质量：患者安全、服务及时性、反应性、可及性。

2）满意度：患者自报的卫生服务满意度。

（2）增进健康

1）健康指标：期望寿命、死亡率、健康期望寿命等。

2）疾病指标：慢性疾病的患病率和发生率，如糖尿病、心脏病和慢性阻塞性肺疾病等。

3）健康行为：吸烟、饮酒、饮食、体育锻炼等。

4）生理学指标：BMI、胆固醇和血糖水平等。

（3）提高效率

1）医疗费用：总费用、人均费用、不同服务的费用。

2）服务利用：减少住院服务和急诊服务利用。

6. "以人为本整合型健康服务体系"框架图

框架图如图 1 所示。

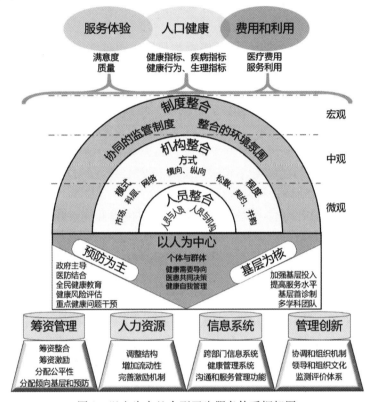

图1　以人为本整合型卫生服务体系框架图

7. "以人为本整合型卫生服务体系"基本结构与功能

为实现上述体系建设目标，以人为本整合型服务体系结构上主要包括：基层卫生服务机构、医院、专业检查检验机构、专业治疗机构、长期护理机构、公共卫生服务中心等构成的实体服务机构，国民智能健康服务系统和社会健康促进系统。

（1）实体服务机构类型

1）基层卫生服务机构为基础和核心：基层医疗卫生机构的主要功能是提供首诊的、积极的、全面的、连续的、协调的、以人为中心的基层医疗卫生服务，并作为卫生服务守门人，全面负责协调居民在本机构、医院及其他卫生机构所接受的基本卫生服务。全科医生领导的家庭健康服务团队是基层卫生机构开展服务的主要组织形式，通过居民与全科医生领导的家庭健康服务团队签约，选择并确定固定的家庭健康服务团队。

基层医疗卫生机构开展社区居民疾病负担风险评估，对高风险群体采取针对性的家庭和个体干预措施；基层医疗卫生机构协调社区其他组织力量，提供针对服务人群和社区特点的卫生服务。在信息系统和社区组织的支持下，采用个案管理的方式个性化定制全面的卫生与健康相关服务安排，提供高质量的服务，优先满足孕产妇、儿童、老年人、流动人口等群体的卫生及其他健康相关需要。针对边远地区采用远程医疗或人工智能的方式强化基层卫生服务，跨越式实现人人享有优质高效公平的家庭医学服务。

2）以健康为发展目标的医院：纵观世界各国，建设以人为本整合型卫生服务体系，都离不开医院发展模式的转变。医院长期集中了我国的优质医疗资源、主要患者流量，是卫生经费的主要消耗者。近年来，医院为中心的结构愈加明显。医院的发展模式不转变，以人为本整合型卫生服务体系就是一句空话。以人为本整合型卫生服务体系中，医院不再是以片段化的治疗服务为主，而是人口健康管理的关键载体。医院的发展目标为辖区人口的健康、提供高质量的医疗服务、保持良好的社会成本效益。

医院主要接待辖区内基层卫生机构转诊的患者，承担较为疑难和严重病患的诊疗服务，以专科门诊和住院治疗为主，不再承担大量未经初步诊断的门诊服务。在过渡期区县级医院开设全科医学门诊，承接所有未经基层卫生机构转诊的门诊服务。医院不再垄断检查、检验等设备。

医院分为县（区）域医院和专科医院。县域医院要以标准化服务为主，大幅度提高医疗服务质量，配套开展标准化服务。医院接受公共卫生服务中心关于慢性病管理的职能分工。

3）公共卫生服务中心：公共卫生服务中心将负责区域健康档案的日常管理、承担区域人群疾病及风险因素监测与分析功能、政策参谋（健康影响和公共卫生风险评估等）和技术指导（含干预服务的应用开发）、部分专项公共卫生服务（疫苗等）、区域性健康教育、生活及工作场所健康促进等的组织工作。

中央和省级的公共卫生服务中心，主要以战略和研究为主，提供疾病控制方面的技术支持。公共卫生服务中心负责健康数据报送和共享平台的维护。

4）专业检查检验机构：专业分化度较高的检查、检验从现有的医院中逐步分离出来成立独立的机构，对基层卫生机构和医院提供服务，使大部分患者的诊断需求可以在基层得到满足。根据实际需求，一些服务内容可以在较高的地理范围内统筹使用。

5）专业治疗机构：专业治疗机构提供高度分化的服务，根据实际需求在县区或以上级别的地理范围内统筹提供，对一些诊断明确，治疗方案明确的疾病，提供标准化的治疗。

6）长期护理机构：建立医养结合型长期护理机构，满足老龄人群长期护理需求。

7）机构间及机构内的协调：县（区）域卫生服务系统是以人为本整合型卫生

服务体系的基本服务单元，主要由县（区）内基层卫生服务机构、县（区）总医院、县（区）公共卫生服务中心、专业检查检验机构、专业治疗机构、长期护理机构和负责机构间协调的区域卫生总部构成。区域卫生总部可以探索引入专业的卫生管理咨询机构，为整合注入专业的组织指导。

县（区）卫生服务系统的主要功能，是实现以基层卫生为中心的联合疾病及风险因素防治，以改善县（区）居民卫生的整体水平为主要目标，在功能上承担区域内全人群、全方位、全周期的卫生服务，覆盖固定人群的健康促进、预防、诊断、治疗、疾病（和风险因素）管理、康复和安宁照护。

县（区）总医院统筹区域内医院资源，建立一体化服务流程，将医院从独立的个体转变为区域卫生健康服务连续体中的一个环节，对外衔接综合性（专科）医学中心，全面负责区域内医疗卫生服务质量，尤其包括医院与基层医疗卫生机构之间的转诊和其他衔接工作的流程和结果。与长期护理机构进行统一规划，与其他相关机构（如专业康复机构）实现服务层面的无缝连接。县（区）公共卫生服务中心为区域内以人为本整合型卫生服务提供技术支持。

（2）国民智能健康服务系统

国民智能健康服务系统，是一个基于云技术的多功能复合型的信息化平台。健康信息将个体和家庭的健康信息、医疗服务信息和社区健康相关信息集合到一个平台上，实现三大功能。

首先，实现自我健康管理功能。集合居民的电子健康和医疗档案和配套管理系统，提供包括国民健康 App 等服务终端。健康和医疗档案全面实行电子化，并向居民提供友好的界面，使居民能够掌握自身健康和医疗的实时数据。通过国民健康 App 提供保健信息和技术支持，结合地理信息系统等提示健康影响因素，智能推荐针对个人和家庭健康状况的干预措施，提供健康生活方式建议，促使更有效地预防疾病、早诊早治。中危和高危人群配备以针对性的可穿戴设备，持续监测身体状况及生活方式并提供便捷的随诊。

其次，实现医疗服务提质增效功能。国民智能健康服务系统打通医疗信息系统和居民终端，使患者可以便捷地利用卫生健康相关服务，多学科的医务及相关照护工作者可以借助此平台更好地提供连续性的服务。通过各种人工智能服务减少医务人员，尤其是基层医务人员烦琐性、重复性、基础性的工作任务。在偏远地区，短期内使用人工智能和远程医疗迅速减少卫生服务可及性方面的障碍。

第三，实现社区建设功能。国民智能健康服务系统持续监测居民个体、家庭及社区的健康状况及风险因素。结合地理信息系统构建社区健康风险地图，监测居民健康水平及公平程度。通过家庭成员和社区成员共同管理健康，引导共同建立健康的生活方式和生活环境。基于国民智能健康服务系统及其他社交媒体，构建新型健康促进和疾病互助团体，让面对类似健康状况的居民可以在专业人员的指导下通过互助。通过实体社区和线上社区的双重覆盖，实现疾病的群防群治。

（3）社会健康促进系统

社会健康促进系统动员全社会各方面力量，突出多部门合作，提升人民群众健康素养和维护自我健康的意愿与能力，从根本上全面提高疾病预防和健康促进的能力。在提升人民健康素养方面，提供国民健康信息清单，包括所有常见疾病的防治指南，配合家庭成员所处生命阶段和家庭健康档案。将健康素养教育整合入早期、基础、高等和继续教育。提升全民健康知识水平及获取卫生健康相关科学知识和服务的能力。

社会健康促进系统通过改善社区的组织能力和环境来促进健康。强调患者互助组织的作用，充分发挥民间组织的积极力量，维护健康权利，控制风险因素，创造健康环境，追求健康公平。应用"健康银行"等为需求侧激励等方式鼓励居民和患者主动维护健康，积极推进健康社区（包括健康乡村）、健康场所（包括健康学校、健康企业等）、健康城市等综合环境改进为核心的活动开展。

（二）建设"以人为本整合型健康服务体系"的主要任务和实施路径建设

以人为本整合型健康服务体系需要完成以下 5 个方面主要任务：

1. 服务组织改革与建设

（1）以人群健康、质量和成本效益为目标深化医院改革

把医院从不断地追求高精尖的科技应用和无休止单元式、片段式的治疗转变为以区域人口健康为中心的发展模式，以健康、质量、成本效益为主要的发展目标。

通过组织创新提升医院在促进健康中的重要作用。医院与基层卫生服务机构建立起利益共同体，分享医保结余。医院与基层卫生服务机构紧密连接，共同开展联合防治工作、控烟工作等。

提高医疗服务质量，加强标准化和循证医学实践。高达 75% 的医疗服务是可以通过标准化实现的，下一步的改革需要强化医疗服务实现高水平、同质化，将县域卫生体系建立分批次全面建成标准化治疗基地。利用筹资改革助推，发挥卫生和医保部门的联合监管，推广循证医学实践。在大部分医疗服务实现同质化的同时，发挥人口规模优势，提高部分疑难杂症的专科集中度，控制专科服务的供给。发挥多学科团队力量，开展以人为本整合型卫生服务，积极应对疾病的社会、心理和行为因素。配合高质量服务行动的落实，要普遍建立高水平的团队、普遍实施科学质量管理体系。

在临床服务中体现医疗社会成本效益意识，加强人文关怀。随着人口老龄化，老年及临终患者进行高强度的疾病治疗，一方面将耗费大量卫生投入，另一方面产出很少的健康改善，更难言生活质量和人的尊严。在积极筹备应对老年健康需要的过程中，必须以有尊严和有质量的生命为追求提供全面的服务。必须将老年人、癌症等重大疾病的成本效益结合人道主义考虑，提供以人为本的服务模式，加强人文关怀，避免医保和卫生陷入经费"黑洞"。

（2）建立功能强大的基层卫生服务网络

建设专业功能强大的基层卫生服务机构网络。基层卫生服务是以人为本整合型卫生服务体系的核心。通过建成基层卫生服务机构网络统一与医院构成联合体。通过网络统一转诊，对基层赋予更多权力，建立基层与医院的共生状态。通过管理层的共享和轮转，实现基层与医院在组织目标上的统一，这里的统一指的是共同追求辖区人口的总体健康水平改善。落实基层减负，通过统一高效的信息系统等，精简基层卫生服务中的重复性工作。提升基层人员素质，建立高水平的团队。

强化基层卫生服务促进社区居民共建健康生活的作用。基层卫生服务机构深入社区，包括功能社区和流动人口，是实现基层卫生服务覆盖全人群、全周期的关键。基层卫生服务需要与社区人口综合服务进行统一规划深度融合，尤其是强化医养融合、医教融合。强化社区卫生对企业、事业单位等功能社区的健康管理支持，通过基层卫生服务提升人力资源整体水平。其中需要充分发挥社区工作人员、社区居民积极分子和其他社区服务专业人员和机构的力量。

（3）建立县（区）域卫生服务系统

将医院纳入区域卫生服务体系。逐渐建立总医院结构，实现医疗资源的统筹规划。逐步剥离医院普通门诊，培养高水平的全科医学人才并下沉至基层卫生机构。成立独立的专业检查检验中心，保障基层诊断需求。成立独立的专业治疗机构，针对特殊疾病提供高度专业分化的治疗服务。建设长期护理机构。调整专业公共卫生机构的功能定位和机构设置，强化区域居民健康风险监测、评估及干预策略开发。建立和推广国民智能健康服务系统应用，建设社会健康促进系统。

改革专业公共卫生机构，明确定位，整顿队伍。探索疾控中心与医疗服务机构间的不同融合方式，包括共同规划工作和经费使用、共同开展服务。对公共卫生体系人员进行考核，淘汰不具备专业资质的人员。

2. 决策和治理机制建设

建立中央和省级两层建设以人为本整合型卫生服务体系领导小组，调整部门分工、跨部门协调，实现顶层设计的统一。在关键时期提高个别重点领域的政策统筹层级，尤其是在卫生人力、信息技术等方面。总体上，中央提高卫生服务结果和过程指标在对地方进行考核的权重。健全有效的信息反馈渠道，建立地区间比较和学习机制。将以人为本整合型卫生服务体系建设进程纳入地方官员政绩考核内容。

改革卫生健康部门内部结构。卫生部门内部司局之间政策缺乏有效协调，不仅对基层工作开展造成了困扰，也无法实现与卫生紧密相关的医保、教育等部门的有力协调。应当以"建设以人为本整合型卫生服务体系"为契机，深入开展国家及各级卫生与健康委员会内部的组织结构调整。建立国家医疗服务体系总局，将医政、妇幼、基层对医疗卫生体系相互交叉的管理职能进行统一，为医疗机构应对检查方面减负，同步强化医疗卫生服务全供应链的质量管理体系建设。

地方卫生部门充分发挥公共卫生部门作用，对居民的健康需要及影响因素进行评估。地方卫生部门及其属地卫生机构有充分的自主权，根据目标任务开展新的整合型卫生服务，而非主要完成过程性指标。信息渠道畅通，居民和社区能充分地参与以人为本整合型卫生服务的规划。建立患者互助组织、建立社区（乡镇）居民健康委员会、区域（县区）居民健康委员会参与区域卫生决策过程。积极推进健康社区（包括健康乡村）、健康场所（包括健康学校、健康企业等）、健康城市等活动的开展。通过充分的宣传发动、持续的利益协调，保障利益相关者支持服务体系整合域强化的过程及其常态化。

建立完善服务质量提升体系。开展全面的国家卫生服务质量调查，为形成国家卫生服务质量改进战略提供科学依据。建全国家卫生服务质量监测与改进体系，建立多维度、系统性、标准化的质量测量工具和机制，充分利用信息化手段获取质量信息。在国家层面系统性地协调对卫生服务质量改进的治理，并通过筹资、信息披露、资格认证等配套政策形成从中央到基层的质量监测和改进的动力传导机制。建立质量改进的支持体系和组织文化，形成质量改进的经验分享机制，加强质量内部管理和外部监督队伍的能力建设，强化科学证据在服务改进中的制度性作用。通过资源的统一使用，促进多部门协作落到实处。统一高效的质量管理和质量结果作为卫生部门的主要评价指标。

建立"以人为本整合型健康服务体系建设"推广与创新机制。建立相关指标监测体系（建议如附件），用于地方政府领导的政绩考核。鉴于整合型卫生服务体系的复杂性和长期性，短期的指标难以反映问题，应当采取政府责任追究制度，对不作为、乱作为的党政领导追责。参考国际和国内先进经验，引入创新和学习机制。专门设立创新基金和技术支持委员会，鼓励各地探索不同情境下整合型卫生服务体系建设的落地方案。

3. 卫生筹资体系建设

整合型卫生服务需要筹资上的配套改革，卫生筹资体系的整合是卫生服务体系整合的基础。

统一广义公共卫生财政。传统的公共卫生经费管预防、医疗保障经费管治疗的模式已经远远不能满足人民健康为中心的卫生健康事业发展战略。必须要转变对医疗保障的认识，医疗保障的根本是保障人口的整体健康，保障患者的生活质量，而不是无条件地对治疗提供保障。因此，医疗保障需要把健康促进纳入保障当中。需要将医疗保险、基本公共卫生均等化制度、重大公共卫生项目等筹资渠道进行整合，以健康为核心，以融合医疗预防服务的健康管理保障制度建设为目标，统筹各类卫生资金。

建立科学的广义公共卫生财政分配机制。将卫生发展规划和资源配置，以历史投入为导向转变为以满足区域健康需要和改进区域健康水平及公平性为导向，提高资源的利用价值。建立省级卫生资源配置与能力建设规划（包括基础设施、人力资源、技术设备等）机制、区域卫生大额资产投入的科学评审机制。

强化战略购买，设立整合型卫生服务建设专项经费。战略购买不只是控制经费，而是要购买最有价值的医疗卫生服务及产品。随着技术的发展，应当对高费用的病种及药品进行单独管理，采用单独评审的机制。国际经验普遍表明，有统一的、战略性的经费保障是，医疗卫生服务体系从以疾病为中心转变为从根本上以预防为主、以患者和人群为中心的必要条件。建议对区域卫生健康服务系统采用根据人口健康风险调整的总额预付制与按绩效付费相结合。同时，整合型卫生服务在整合的初期需要相当的投入，而见效却常常要五年以上。建议借鉴国际经验，从医保中提出一定比例，通过长期合同专门投入整合型卫生服务建设。提高地方购买自主权，根据地方健康需要因地制宜地配置资源。

建立联合购买机制，从广义卫生健康财政中提出一定比例，与教育、民政、体育及社区机构等健康工作相关部门和机构，建立联合购买机制，共同规划和购买医疗卫生保障、长期照护、养老、社会救助等社会（及社区）服务。实现健康融入所有社会服务，有效应对社会决定因素，重点保障老年患者得到无缝连接的医养融合服务，保证青少年（0~3岁儿童、幼儿园、在校生）得到充分的健康服务，形成强健的体魄和良好的健康素养。

4. 卫生人力的培养与使用机制建设

当前最为迫切的问题，是人才的问题。医学专业人员长时间的培养轨道及我国当前事业单位解聘难的现实决定了，人才工程"预则立，不预则废"，是一项根本性的长期工程。当前，医疗卫生专业人员的培养是体系整合的主要障碍。建议实施以下几项措施：

大量培养高水平全科医生。高水平、高学历的全科医生领衔是基层卫生得到专业上认可的关键，全科医生短缺，这个以人为本整合型卫生服务体系建设的"卡脖子"问题。应当从职业发展的角度，集中海内外全科医学专家，建立国家全科医学研究院，充分调动全科医学的学科发展潜力，在短期内大幅度提高全科医学学科地位，使其得到充分认可。通过建立良好的职业轨道吸引高水平的全科医生。同时设立专项经费保障，设立"全科医生十年计划"。

大幅度提升医务人员的在校、毕业后及继续教育。为医学教育提供专项经费保障，由卫生健康部门与教育部门统一规划，拉齐高校间医学教育水平。对当前继续教育体系展开科学评估和深入改革，保证医师队伍的整体均质化，使患者不需要千里迢迢去找"好医生"。高水平的医学继续教育是政府办好卫生工作的基本责任，需要通过经费保障，从根本上解决教育对药厂资助的依赖，以及由此产生的行为扭曲。

培养临床领导力。国际经验普遍表明，优秀的领导者是整合型卫生服务所必不可少的。整合型卫生服务需要有业务水平、有创新意识、有团结能力、有管理水平、有领导气质的人物。我国医院核心领导主要来自临床业务人员，缺乏管理和领导力的培训。而在未来一段时间内，县域内需要有力、能够体现以人群健康为中心价值的领导者。这样的领导者需要打破常规，需要充分利用管理专家及专业机构的力量，通过创新，实现整合。

改革医学教育中不同医疗卫生专业人员相互割裂的现状。在医学教育中，加强不同专科之间、医生与其他卫生团队成员之间的团队培养机制。界定并动态调整不同类型卫生服务人员的功能和服务范围，以适应以人为本整合型卫生服务体系的结构和功能需要。

改革医学院校传统的、封闭式的教育设计，探索并建立医学相关社会科学专业服务人才的培养模式。从根本上解决社会决定因素相关健康服务人员缺乏的问题。

建立与以人为本整合型卫生服务体系相适应的人力资源使用机制。建立符合行业规律并且与整体劳动力市场相协调的卫生行业薪酬制度，并在保证薪酬水平的前提下实现收入与业务创收脱钩。加大对在农村和边远地区的工作者补贴力度。提高县（区）域卫生服务系统内人事管理自由度。

5. 技术支撑和药品供应保障建设

充分发挥信息技术的强大创新引导力。开发安全的数据收集手段和平台，满足临床决策、社区和政策等层面的需求。

普及自动化的健康数据采集和上报系统。当前，基层卫生人员大量的工作时间用于数据的填报，不仅占用了为患者和人群直接提供服务的宝贵时间，降低了患者体验，更降低了职业的吸引力。自动化的健康数据采集和上报系统是解放基层卫生人员生产力有效和直接手段。人工智能和物联网技术，在这些存在重复性强的工作方面已经展现出很好的替代作用，并在我国部分地区得到应用，未来更将大有可为。应当结合 5G 的普及和物联网平台的建设，积极地将健康融入智慧城市和智慧社区，打造覆盖全人群、全周期的自动化健康数据采集和上报体系。信息系统实现接口标准化和数据的充分接入。由国家统一设计互操作解决方案并全面应用。

建立临床层面的以人为本整合型医学相关指南，包括地方版的整合型临床路径。积极鼓励和研究开发借助人工智能和信息通信技术推动卫生服务体系的快速发展，优先解决边远地区等卫生服务短板。建设电子家庭健康自我管理系统的配套信息技术基础设施。建立区域卫生健康信息系统，监测和分析人群疾病和风险因素。在成本效益达到一定标准的前提下，大力推广 3D 打印等医学新科技。充分保障基层药品和检查诊断相关产品、服务的供应及基层处方权。

参考文献：

［1］World Health Organization. An expanded DOTS framework for effective tuberculosis control（WHO/CDS/TB/2002. 297）［R］. Geneva：WHO，2002.

［2］ World Health Organization. Engaging all health care providers in TB control： guidance on implementing public – private mix approaches ［R］. Geneva： WHO，2006.

［3］ UplekarMWMukund. The Stop TB strategy： building on and enhancing DOTS to meet the TB-related Millennium Development Goals ［R］. Geneva：WHO，2006.

［4］ M. Uplekar, S. Juvekar, S. Morankar, et al. Tuberculosis patients and practitioners in private clinics in India ［J］. Int J Tuberc Lung Dis，1998，2（4）：324 – 329.

［5］ G. Ambe, K. Lonnroth, Y. Dholakia, et al. Every provider counts：effect of a comprehensive public-private mix approach for TB control in a large metropolitan area in India ［J］. Int J Tuberc Lung Dis，2005，9（5）：562 – 568.

［6］ B. Johns, A. Probandari, Y. Mahendradhata, et al. An analysis of the costs and treatment success of collaborative arrangements among public and private providers for tuberculosis control in Indonesia ［J］. Health Policy，2009，93（2/3）：214 – 224.

［7］ M. GidadoC, L. Ejembi. Tuberculosis case management and treatment outcome： assessment of the effectiveness of Public-Private Mix of tuberculosis programme in Kaduna State，Nigeria ［J］. Ann Afr Med，2009，8（1）：25 – 31.

［8］ S. A. Naqvi, M. Naseer, A. Kazi, et al. Implementing a public-private mix model for tuberculosis treatment in urban Pakistan：lessons and experiences ［J］. Int J Tuberc Lung Dis，2012，16（6）：817 – 821.

［9］ Salim MAH, Uplekar M, Daru P, et al. Turning liabilities into resources：informal village doctors and tuberculosis control in Bangladesh ［J］. Bull World Health Organ，2006，84：479 – 484.

［10］ 全国结核病流行病学抽样调查技术指导组. 2000 年全国结核病流行病学抽样调查报告 ［J］. 中国防痨杂志，2002，24（2）：65 – 108.

［11］ 赵凌波，刘军安，侯万里. 我国结核病防治医防合作策略实施现状研究 ［J］. 中华疾病控制杂志，2010，14（12）：1231 – 1234.

［12］ 李香枝. 综合医院在结核病归口管理工作中的作用 ［J］. 中国自然医学杂志，2007，9（3）：261 – 262.

［13］ 吴腾燕. 广西结核病防治模式的应用效果研究 ［D］. 南京：广西医科大学，2014.

［14］ A. Probandari, A. Utarini, L. Lindholm, et al. Life of a partnership：the process of collaboration between the National Tuberculosis Program and the hospitals in Yogyakarta，Indonesia ［J］. Soc Sci Med，2011，73（9）：1386 – 1394.

［15］ 张淑兰，吴晓春，李君，等. 浙江省温州市全球基金定点医院结核病防治项目实施效果 ［J］. 上海预防医学，2015，27（1）：1 – 3.

[16] 姜世闻，张慧，刘小秋，等．结核病定点医院的发展与展望［J］．中国防痨杂志，2013，36（10）：765－767.

[17] 吕承菲，孙强，王黎霞，等．中国四个项目地区耐多药肺结核患者筛查率、检出率与发现及时性的比较［J］．中国防痨杂志，2013，35（12）：955－959.

[18] 雷迅．公私医疗合作策略在结核病防治与控制中的机制与效果的循证研究［D］．重庆：重庆医科大学，3013.

[19] 陈慧娟，雷世光袁薇．贵州省两种结核病防治服务模式质量分析［J］．现代预防医学．2015，42（13）：2372－2374.

[20] Borgermans L., Marchal Y., Busetto L., et al. How to improve integrated care for people with chronic conditions：key findings from EU FP－7 Project INTEGRATE and beyond［J］. International journal of integrated care, 2017, 17（4）：7.

[21] Zonneveld N., Driessen N., Stüssgen R. A. J., et al. Values of integrated care：a systematic review［J］. International journal of integrated care, 2018, 18（4）：9.

[22] Li X., Krumholz H. M., Yip W., et al. Quality of primary health care in China：challenges and recommendations［J］. Lancet（London, England）, 2020, 395（10239）：1802－1812.

[23] 吕军城，王在翔．我国农村基本公共卫生服务均等化现状及优化对策［J］．中国卫生事业管理，2014，31（2）：128－130.

[24] 陈琍．基层基本医疗和公共卫生服务能力建设研究［J］．名医，2019，9：286.

[25] 焦润基，张雁儒．我国基本公共卫生服务均等化研究综述［J］．中国公共卫生管理，2019，35（4）：485－488.

[26] Hoedemakers M., Marie Leijten F. R., Looman W., et al. Integrated Care for Frail Elderly：A Qualitative Study of a Promising Approach in The Netherlands［J］. International journal of integrated care, 2019, 19（3）：1－11, 16.

[27] 陈彤，张琳，郑建中，等．基于SNA的山西省基层医疗卫生机构服务提供能力研究［J］．中国卫生事业管理，2017，34（6）：428－431.

[28] Busetto L., Luijkx K., Calciolari S., et. al. Barriers and facilitators to workforce changes in integrated care［J］. International journal of integrated care, 2018, 18（2）：17.

[29] 许兴龙，周绿林，魏佳佳．医疗卫生服务体系整合研究的回顾与展望［J］．中国卫生经济，2017，36（7）：17－21.

[30] 王双彪．我国基本公共卫生服务均等化：现状、挑战及对策［J］．职业与健康，2013，29（3）：377－380.

[31] 秦江梅．国家基本公共卫生服务项目进展［J］．中国公共卫生，2017，33

（9）：1289 - 1297.

［32］李长明. 关于当前医疗改革、社区卫生服务和全科医学建设的三点思考［J］. 中国全科医学，2014，17（1）：1 - 2.

［33］陈凡，傅薇，张艳梅，等. 构建整合型卫生服务体系的边界和关键措施探讨［J］. 卫生经济研究，2019，36（11）：17 - 20.

［34］Totten MA, Sherin K, Wechsler H. Physician´s role in health promotion［J］. New England Journal of Medicine, 1983, 308（23）：1424.

［35］梁国钧. 性病门诊的健康教育和咨询服务［J］. 中国健康教育，2014，30（8）：766 - 767.

［36］庄贵华，吴谦，王学良，等. 对西安市医务人员艾滋病认知状况的调查［J］. 中国健康教育，2002，2：65 - 69.

［37］花文哲. 社区医务人员干预成人超重和肥胖的行为机制及对策探讨［D］. 上海：第二军医大学，2017.

［38］Luquis RR, Paz HL. Attitudes About and Practices of Health Promotion and Prevention Among Primary Care Providers［J］. Health Promotion Practice, 2015, 16（5）：745 - 755.

［39］Johansson H, Stenlund H, Lundstrom L, et al. Reorientation to more health promotion in health services—a study of barriers and possibilities from the perspective of health professionals［J］. J MultidiscipHealthc, 2010, 3：213 - 224.

［40］Brotons C, Björkelund C, Bulc M, et al. Prevention and health promotion in clinical practice：the views of general practitioners in Europe［J］. Preventive Medicine, 2005, 40（5）：595 - 601.

［41］Rubio-Valera M, Pons-Vigues M, Martinez-Andres M, et al. Barriers and facilitators for the implementation of primary prevention and health promotion activities in primary care：a synthesis through meta-ethnography［J］. PLoS One, 2014, 9（2）：e89554.

［42］范坤，冯长焕. 因子分析中指标数据如何正确预处理［J］. 财会月刊，2013（6）：85 - 88.

［43］秦江梅. 国家基本公共卫生服务项目进展［J］. 中国公共卫生，2017，33（9）：1289 - 1297.

［44］李芬，陈多，朱碧帆，等. 大城市整合医疗卫生服务实施路径探讨——以上海为例［J］. 中国卫生资源，2019，6：420 - 424.

［45］Lu J, Lu Y, Yang H, et al. Characteristics of High Cardiovascular Risk in 1. 7 Million Chinese Adults［J］. Annals of Internal Medicine, 2019, 170（5）：298 - 308.

［46］饶克勤. 我国慢性疾病"井喷"与健康风险管控［J］. 中国卫生资源, 2015, 18（2）: 80 - 82.

［47］Bodenheimer T, Wagner EH, Grumbach K. Improving primary care for patients with chronic illness［J］. JAMA, 2002, 288（14）: 1775 - 1779.

［48］王欣. 我国卫生服务整合的体系背景分析及实施效果评价［D］. 济南: 山东大学, 2017.

［49］Koopman RJ, Mainous AR, Baker R, et al. Continuity of care and recognition of diabetes, hypertension, and hypercholesterolemia［J］. Arch Intern Med, 2003, 163（11）: 1357 - 1361.

［50］Kardakis T, Weinehall L, Jerden L, et al. Lifestyle interventions in primary health care: professional and organizational challenges［J］. The European Journal of Public Health, 2014, 24（1）: 79 - 84.

［51］王井霞. 长沙市社区医务人员关于 2 型糖尿病干预的 KAP 调查研究［D］. 长沙: 中南大学, 2008.

［52］Hetlevik O, Gjesdal S. Personal continuity of care in Norwegian general practice: A national cross-sectional study［J］. Scandinavian Journal of Primary Health Care, 2012, 30（4）: 214.

［53］Veillard J, Cowling K, Bitton A, et al. Better Measurement for Performance Improvement in Low- and Middle-Income Countries: The Primary Health Care Performance Initiative（PHCPI）Experience of Conceptual Framework Development and Indicator Selection［J］. Milbank Quarterly, 2017, 95（4）: 836 - 883.

［54］孙杨. 社会认知理论视角下医生职业行为研究的制约和突破［J］. 中国医院管理, 2015, 35（12）: 100 - 102.

［55］Frølich A, Talavera JA, Broadhead P, et al. A behavioral model of clinician responses to incentives to improve quality［J］. Health Policy, 2007, 80（1）: 179 - 193.

［56］Duncan C, Jones K, Moon G. Context, composition and heterogeneity: Using multilevel models in health research［J］. Social Science & Medicine, 1998, 46（1）: 97 - 117.

［57］魏来, 张亮. 我国整合型卫生服务的概念框架探讨［J］. 中国卫生经济, 2012, 31（7）: 12 - 15.

［58］Valentijn PP, Schepman SM, Opheij W, et al. Understanding integrated care: a comprehensive conceptual framework based on the integrative functions of primary care［J］. Int J Integr Care, 2013, 13: e10.

［59］陆萍, 朱杰, 金敏洁, 等. 以家庭医生为核心的社区卫生服务模式的构建与成效分析［J］. 中国全科医学, 2018, 21（28）: 3430 - 3435.

[60] 张霄艳，王雨璇，张晓娜．基于互动模型的家庭医生签约服务政策执行效果评价研究 [J]．中国全科医学，2019，22（31）：3786 - 3791.

[61] 王安琪，尹文强，马广斌，等．基于模糊 - 冲突模型的家庭医生政策执行困境分析 [J]．中国全科医学，2020，23（4）：1 - 8.

[62] 何志宏，王凌云，韩玎玎，等．基于医 - 护 - 助责任制的德胜家庭医生签约服务模式 [J]．中国全科医学，2019，22（22）：2681 - 2687.

[63] 荆丽梅．我国乡镇卫生院和城市社区卫生服务机构人力资源管理现状调查 [D]．济南：山东大学，2008.

[64] 李荀莉，王岩青，张光鹏．2011—2014 年我国乡镇卫生院人员流出特征的比较分析 [J]．中国初级卫生保健，2016，30（2）：18 - 21.

[65] 王少辉，马才辉，冯占春．湖北省乡镇卫生院卫生人力资源流动状况调查 [J]．中国公共卫生，2014，30（8）：1066 - 1068.

[66] 李立明．新中国公共卫生 60 年的思考 [J]．中国公共卫生管理，2014（3）：311 - 315.

[67] 龚向光．城市疾病预防控制体系的改革 [J]．中国初级卫生保健，2004（1）：31 - 34.

[68] 蔡立辉．医疗卫生服务的整合机制研究 [J]．中山大学学报（社会科学版），2010，50（1）：119 - 130.

[69] 王燕森，张蓓，张柏林．弥合医疗机构与公共卫生的裂痕 [J]．中国医院，2007，8：23 - 25.

[70] 杜明杰，李华，臧金玲．综合性医院在公共卫生中存在的问题及改进策略 [J]．医学与社会，2010，23（9）：58 - 60.

[71] 张爱华，肖婷婷，洪峰．医防结合培养实用性公共卫生人才 [J]．预防医学论坛，2007，10：954 - 955.

[72] 孙统达，陈健尔，程志华．医疗机构公共卫生和临床医学整合机制研究 [J]．中国预防医学杂志，2009，7：688 - 690.

[73] 王章泽，张浩元，祝芳芳，等．基本公共卫生服务经费纳入新型农村合作医疗的可行性分析 [J]．中国卫生经济，2009，28（10）：46 - 48.

[74] 周元鹏．推动医疗保障制度与预防疾病相结合的思考 [J]．南京人口管理干部学院学报，2010，26（3）：56 - 60.

[75] 余春欢．慢性病管理中城镇职工医保与公共卫生服务衔接研究 [D]．南昌：南昌大学，2014.

[76] 谭回林．高血压防治模式探讨 [J]．医学与哲学（临床决策论坛版），2006，12：1 - 3.

[77] 胡大一．缩小指南与实践差距提高心血管疾病防治水平——第 76 届美国心脏协会年会热点简报 [J]．中华心血管病杂志，2004，2：89 - 90.

［78］项海青，汪宁．突发公共卫生事件对构建现代医防结合机制的启示［J］．中国农村卫生事业管理，2004，10：12－14.

［79］葛敏，江萍，赵晓鸣，等．上海市长宁区构建区域医疗联合体的制度设计［J］．中国卫生政策研究，2013，6（12）：12－18.

［80］韩慧芳．某省县市两级公立医疗卫生机构医防关系研究［D］．太原：山西医科大学，2011.

［81］徐鹏，李彦奇，庄鸣华，等．社区卫生服务机构参与城市基层艾滋病防控工作的可行性、有效性和保障机制研究［J］．中国卫生政策研究，2010，3（6）：58－62.

［82］孙统达，陈健尔，许复贞，等．公共卫生和临床医学整合机制的研究［J］．中国医院，2006，4：23－24.

［83］邹雄，马才辉，周东华，等．县级多部门基本公共卫生服务项目合作现状调查［J］．医学与社会，2012，25（4）：32－35.

［84］王陇德．对SARS流行的反思及近期的防治控制工作［J］．中华医学杂志，2003，83（20）：5－8.

［85］何权瀛．哮喘教育与管理：临床医学与公共卫生结合的探索［J］．医学与哲学（人文社会医学版），2009，30（2）：10－13.

［86］韩同武，李玉秦，李锋，等．医护人员对预防保健科的认知情况调查研究［J］．实用预防医学，2007，4：1065－1067.

［87］田伟，张鹭鹭，欧崇阳，等．我国公共卫生服务系统的历史沿革和存在的问题［J］．中国全科医学，2006，17：1402－1404.

［88］刘宝，姚经建，陈文，等．从公共财政角度看公共卫生与医疗的伙伴关系［J］．中国卫生资源，2007，4：173－174.

［89］赵茜．对我国与公共卫生事业相分离的医疗保险制度的反思［J］．社会工作，2006，12：56－58.

［90］王涤非，王晓京．突发公共卫生事件下医疗保险统筹基金应急管理思考［J］．中国医院，2009，13（6）：57－58.

［91］毕红静．论新型农村合作医疗中的"预防"思想［J］．哈尔滨学院学报，2010，31（4）：30－32.

［92］夏新斌．我国农村公共卫生体系建设的历史沿革与现状分析［J］．现代医院管理，2009，7（6）：3－6.

［93］魏来．连续—碎片—整合——我国农村三级医疗卫生网络服务提供模式的历史演变及启示［J］．中国卫生政策研究，2014，7（12）：24－30.

［94］柯传尊，熊占路，陈羲，等．充分发挥新型农村合作医疗在农村公共卫生建设中的作用［J］．医学与社会，2008，21（5）：34－37.

［95］周海沙，阮云洲，王俊．财政视角下我国公共卫生政府投入的问题和成因分析

[J]. 卫生经济研究, 2009, 4: 11-13.

[96] 轩志东, 赵素琴, 刘志勇. 河南农村居民对新农合部分经费用于疾病预防控制工作同意度的调查分析 [J]. 中国循证医学杂志, 2011, 11 (8): 873-880.

[97] 李明, 张韬, 王洪兴. 基本医疗服务与基本公共卫生服务的统筹管理探索——英国国家医疗服务体系改革的启示与思考 [J]. 中国全科医学, 2014, 17 (19): 2197-2200.

[98] 祖述宪. 公共卫生教育的发展及其与临床医学重整的困境 [J]. 医学与哲学 (人文社会医学版), 2010, 31 (4): 1-4.

[99] 匡莉, 甘远洪, 吴颖芳. "纵向整合" 的医疗服务提供体系及其整合机制研究 [J]. 中国卫生事业管理, 2012, 29 (8): 564-566.

[100] Yang G., Wang Y., Zeng Y., et al. Rapid health transition in China, 1990—2010: findings from the Global Burden of Disease Study 2010 [J]. Lancet, 2013, 381 (9882): 1987-2015.

[101] 袁文清, 王冠军, 袁文红, 等. 防治结合型综合医院的构建与评价 [J]. 中国当代医药, 2013, 20 (7): 144-146.

[102] 郭梦, 班悦, 孙千惠, 等. 中国人口老龄化与疾病的经济负担 [J]. 医学与哲学 (A), 2015, 36 (4): 32-34.

[103] 胡安富. 沙县新型农村合作医疗制度配合基本公共卫生服务项目慢性病管理工作效果分析 [J]. 世界最新医学信息文摘, 2015, 15 (14): 170-171.

[104] 罗娅红, 邢晓静, 潘铁, 等. 辽宁省肿瘤防治医防结合实践模式探索 [J]. 中国肿瘤, 2014, 23 (12): 969-971.

[105] 程书钧. 肿瘤防治路在何方 [J]. 中国肿瘤临床, 2012, 14: 943-944.

[106] 王鲜平, 杨慧宁, 高敏, 等. 构建综合医院传染病预防控制体系的研究 [J]. 中华医院感染学杂志, 2010, 20 (21): 3389-3391.

[107] 罗建勇, 陈中文, 徐文贤, 等. 疾控-医院-社区 "三位一体" 艾滋病治疗随访工作模式 [J]. 中国艾滋病性病, 2014, 20 (8): 619-620.

[108] 徐鹏, 张大鹏, 马福昌, 等. 卫生系统内艾滋病防治工作的主要问题、原因及解决思路 [J]. 中国卫生政策研究, 2014, 7 (10): 68-72.

[109] 胡华莉, 王文娟, 章淑娟, 等. 实施风险管理程序对医务人员针刺伤干预的效果评价 [J]. 中华医院感染学杂志, 2010, 20 (2): 238-240.

[110] 董叶丽, 钟征翔, 金伟忠, 等. 医院、监督、疾控三方合作实施医院感染项目管理 [J]. 中国公共卫生管理, 2012, 28 (3): 356-357.

[111] 付航, 王旭辉, 唐尚锋, 等. 基本公共卫生视角下潜江市 "医卫结合" 模式研究 [J]. 医学与社会, 2015, 28 (10): 25-27.

[112] 郁东海, 杨燕婷, 叶盛, 等. 浦东新区构建新型中西医整合公共卫生服务体

系研究［J］．中国医药导报，2014，11（28）：129 – 134.

［113］陈林利，刘奕男，方红，等．基于信息化医防结合的糖尿病防治模式应用
［J］．解放军医院管理杂志，2015，22（4）：374 – 376.

［114］陈林利，严玉洁，方红，等．基于信息化的医防结合高血压防治模式研究及
效果分析［J］．中国初级卫生保健，2015，29（2）：63 – 65.

［115］朱小玲，欧阳琳，周颖，等．重庆市巴南区"三位一体"艾滋病综合防治模
式探讨［J］．中国艾滋病性病，2013，19（8）：602 – 604.

［116］王靖元，邵高泽，徐文彦，等．预防为主与新型农村合作医疗制度［J］．中
国农村卫生事业管理，2005，7：16 – 18.

［117］吕虎晓．泰安市中心医院公共卫生服务体系效率评价［D］．济南：山东大
学，2013.

［118］李自钊．河南省基于农村社区的艾滋病综合防治模式探讨［J］．中国艾滋
病性病，2010，16（4）：408 – 410.

［119］赵国祥，顾永祥，王振．新型农村合作医疗门诊总额付费与公共卫生服务购
买相结合的付费模式探讨［J］．中国初级卫生保健，2011，25（3）：
14 – 16.

［120］邱德星，李瑞莉，梁小云，等．高血压社区防治适宜技术应用效果评价研究
［J］．中国全科医学，2010，13（10）：1059 – 1061.

［121］谢彧洋，刘超，李彦奇，等．"三位一体"艾滋病病例管理模式的建立及实施
效果［J］．职业与健康，2013，29（7）：885 – 887.

［122］刘芹，陈丽萍，钱春燕，等．上海市嘉定区全科服务团队服务模式的实践与
思考［J］．中华全科医学，2011，9（11）：1765 – 1767.

［123］余昌泽．社区卫生服务机构全科服务团队组建现状与发展策略研究［D］．
广州：广州医科大学，2014.

［124］梁国钧．医疗机构在性病艾滋病防治工作中的作用［J］．江苏预防医学，
2012，23（1）：28 – 29.

［125］王伟东，张星宇．基于区域卫生信息交换平台的高血压病防治模式［J］．
中国农村卫生事业管理，2015，35（5）：571 – 572.

［126］邓大松，赵奕钧．全民医保与公共卫生服务体系［J］．湖南社会科学，
2012，6：82 – 84.

［127］轩志东，于文娟，庞勇，等．农村居民对于将疾病预防控制工作列入新农合
的意愿及相关因素调查分析［J］．中国卫生事业管理，2011，28（5）：
366 – 369.

［128］陈富新．定点医院预防医保拒付的对策思考［J］．中国医疗保险，2013，
9：56 – 58.

［129］国家卫生和计划生育委员会．2015 中国卫生和计划生育统计年鉴．1 版

［M］. 北京：中国协和医科大学出版社，2015.

［130］谢春艳，胡善联，何江江. 英国整合型保健发展经验：以牛津郡为例［J］. 中国卫生政策研究，2014，7（9）：69－75.

［131］何金戈，夏勇，张佩如，等. 四川省"十二·五"结核病防治规划实施效果分析［J］. 预防医学情报杂志，2015，31（1）：54－58.

［132］吴腾燕，刘飞鹰，韦所苏，等. 广西结核病定点医院工作现况、问题和对策探讨［J］. 广西医学，2015，37（4）：583－585.

［133］李峻，刘小秋，张修磊，等. 定点医院结核病防治模式实施情况的定性调查［J］. 中国预防医学杂志，2015，16（3）：167－170.

［134］李涛，孙燕妮，张慧，等. 2011年全球基金项目资金冻结对国际项目管理的经验与启示［J］. 中国预防医学杂志，2015，16（9）：728－730.

［135］黄成凤，申丽君，路越，孙刚. 广州市红山街社区2型糖尿病服务包的血糖控制影响因素分析［J］. 重庆医学，2019，48（19）：3337－3340.

［136］满清霞. 894例2型糖尿病患者血糖控制效果及影响因素［J］. 中国卫生工程学，2018，17（4）：545－547.

［137］Bragg F，Holmes MV，Iona A，et al. Association Between Diabetes and Cause - Specific Mortality in Rural and Urban Areas of China. JAMA，2017，317（3）：280－289. DOI：10. 1001/jama. 2016. 19720.

［138］胡如英，费方荣，潘劲，等. 糖尿病患病和死亡对浙江省居民健康期望寿命的影响［J］. 中华流行病学杂志，2017，38（6）：779－783.

［139］谷伟军，纪立农，郭晓蕙，等. 指南糖化血红蛋白达标值改变对中国城市2型糖尿病患者血糖控制的影响［J］. 中华内科杂志，2015，54（3）：193－196.

［140］吕和，闫雅更，董凤丽，等. 糖尿病患者饮食状况与控制达标情况分析［J］. 中国公共卫生，2015，31（10）：1321－1323.

［141］王玲，张卫华，刘恒. 2型糖尿病住院患者慢性并发症患病率及相关因素分析［J］. 中国现代医生，2014，52（8）：31－33.

［142］高巍，王岚，杨堂河. 健康教育对社区2型糖尿病血糖控制的影响分析［J］. 中国现代药物应用，2016，10（6）：265－266.

［143］嵇加佳，刘林，楼青青，等. 2型糖尿病患者自我管理行为及血糖控制现状的研究［J］. 中华护理杂志，2014，49（5）：617－620.

［144］唐雪峰，黄磊，李幼平，等. 2型糖尿病患者健康管理绩效评价指标体系研究进展［J］. 预防医学情报杂志，2018，34（2）：232－234.

［145］俞莉. 阿卡波糖联合磷酸西格列汀对2型糖尿病患者血糖控制及不良反应的影响分析［J］. 中国全科医学，2018，21（z1）：85－86.

［146］朱小柔，张幸，沈莹，等. 2型糖尿病患者血糖控制与糖尿病相关健康素养

关系研究［J］. 中国健康教育，2018，34（10）：873 - 878.

［147］Xu Y, Wang L, He J, et al. Prevalence and control of diabetes in Chinese adults. JAMA, 2013, 310（9）：948 - 959. DOI：10. 1001/jama. 2013. 168118

［148］秦鸣妍，梁雅茹，宫晓. 我国中老年糖尿病患者的血糖控制现状及影响因素研究［J］. 中国初级卫生保健，2019，33（9）：46 - 50.

［149］姜巍，张艳春，董亚丽，等. 我国基层卫生改革措施对糖尿病管理效果的影响研究［J］. 中国全科医学，2020，23（16）：2067 - 2071，2079.

［150］黄娟娟，管高峰，李红赞，等. 社区糖尿病患者自我管理能力现状调查分析［J］. 现代医药卫生，2015，31（17）：2662 - 2664.

［151］侯晓澈. 影响老年 2 型糖尿病患者血糖达标率的相关因素［J］. 中国卫生工程学，2019，18（4）：569 - 571.

［152］Marrero DG, Ma Y, de Groot M, et al. Depressive symptoms, antidepressant medication use, and new onset of diabetes in participants of the diabetes prevention program and the diabetes prevention program outcomes study. Psychosom Med, 2015, 77（3）：303 - 310. DOI：10. 1097/PSY. 0000000000000156.

［153］徐海，陈晓荣，厚磊，等. 社区 2 型糖尿病患者规范管理情况及对血糖控制的影响［J］. 中国慢性病预防与控制，2017，25（1）：25 - 28.

［154］李万莉. 社区高血压、糖尿病患者管理效果及影响因素探讨［J］. 深圳中西医整合杂志，2020，30（4）：83 - 85.

［155］Aghili R, Polonsky WH, Valojerdi AE, et al. Type 2 Diabetes：Model of Factors Associated with Glycemic Control Can J Diabetes, 2016, 40（5）：424 - 430. DOI：10. 1016/j. jcjd. 2016. 02. 014.

［156］Murrells T, Ball J, Maben J, et al. Nursing consultations and control of diabetes in general practice：a retrospective observational study. Br J Gen Pract, 2015, 65（639）：e642 - e648. DOI：10. 3399/bjgp15X686881

［157］Yuan B, Balabanova D, Gao J, Tang S, Guo Y. Strengthening public health services to achieve universal health coverage in China［2019 - 06 - 21］. BMJ, 2019, 365：l2358. DOI：10. 1136/bmj. l2358.

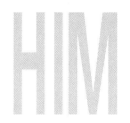

中医与西医的整合

◎张伯礼　郭义　边育红　王蕾　陈红梅

习近平总书记指出："纵观世界文明史，人类先后经历了农业革命、工业革命、信息革命。每一次产业技术革命，都给人类的生产和生活带来巨大而深刻的影响。"这三次革命引发和催生了医学发展的三个时代，即农业革命催生了经验医学（或传统医学）时代，工业革命催生了科学医学（或生物医学）时代，信息革命必将催生整合医学时代。由于医学是一门复杂的学问，事实证明，解决其中的难题光靠科学方法远远不够，需要将哲学、人类学、社会学、语言学、心理学等与人体相关的一切学问有选择地纳入医学研究和实践中，形成新的医学知识体系，才能解决复杂的健康问题；同时随着自然、社会的变化和人类对健康需求的提高，医学面临的形势和服务内容已经发生了一场极为广泛、深刻、复杂和迅速的转变，故需要向整合医学发展。

整合医学的全称是整体整合医学（HIM），既是一种认识论，又是一种方法学，其本身不是一种医学体系，通过整合，从人的整体出发，把与之相关的知识不断加以整合，从而形成更适合、更符合人体疾病防治和健康呵护的新的医学知识体系，其核心是整体观、整合观和医学观，三观为一体，缺一不可，而最核心的是整体观。整合的方法就是要全视野、多角度、多因素、立体、可变地去看待问题、认识问题、分析问题、解决问题。中医与西医整合是将传统的中医、中药理论知识和技术方法，与西医、西药的理论知识和技术方法有机整合起来，在提高医疗实践的基础上阐明机理，进而获得新的医学认识的一种途径，将中医和西医两种不同的文化、理论、技术进行有机整合，取长补短，不仅可以传承各自的优势，还可以创造新思想、新理论、新技术和新诊疗模式，为推进人类医学的发展、提升人类医学的水平、繁荣人类健康事业做出贡献。

一、中医与西医整合的必然性

（一）医学模式的变化为中西医整合提供了思路

1977 年，由美国罗彻斯特大学精神病和内科学教授恩格尔首先提出，应该用生物－心理－社会医学模式取代生物医学模式。他指出："为了理解疾病的决定因素，以及达到合理的治疗和卫生保健模式，医学模式必须考虑到患者、患者的生活环境及有社会设计来对付疾病的破坏作用的补充系统，即医生的作用和卫生保健制度。"

这就是说，人们对健康和疾病的了解不仅仅包括对疾病的生理（生物医学）解释，还包括了解患者（心理因素）、患者所处的环境（自然和社会因素）和帮助治疗疾病的医疗保健体系（社会体系）。

现在国际上的医学模式正在发生重大转变，即由疾病后治疗为主，向疾病前健康预测及干预为主转变；由单一的生物医学与生物化学医学模式，向多学科整合医学模式转变。强调个体化治疗、精准医学，中医学的辨证论治体现了个体治疗的原则，在循证医学的基础上进行个体化的精准治疗，这也是可以促进两个理论体系相互整合发展的良机。中医药和西医药可以优势互补、相互促进，共同维护和增进民众健康，已经成为我国医药卫生和健康事业的重要特征。要加强对中医药发展的政策、资金、人力的支持，为传统中医药创新发展创造空间，促进传统中医药现代化发展。

（二）科学技术的进步为中西医整合提供了条件

中医理论与现代医学科技相整合，现代科技的发展能够使现代中医借助客观指标更直观地了解和诊断疾病，在治疗上除了辨证论治、整体把握疾病的病理变化以外，也应根据这些客观指标，有的放矢地选方用药，借用现代科学技术，进一步为中医临床的深入研究提供有利的科学证据。大数据分析技术使中医临床经验可以进行总结归纳，变得易于重复，为中医名家的经验传承提供了技术支撑。因此，科技助力为中西医的整合提供了条件。

现代医学之所以发展迅速，新发现、新成果层出不穷，现代科技手段功不可没。开展中西医整合一定要打破所谓"西医学有害于中医学发展"的陈旧观念，充分借鉴西医的新成果及新方法，不要囿于门户之见，引入现代科学的方法和实验手段，特别是先进的诊断及研究方法，用于发掘、整理、提高中医药学，充分挖掘祖国医学精华，进行辨证量化诊断研究、证型客观化研究，使中医能更好地被人们所接受并推广。目前，一些做法已经在中西医整合的实践中取得了良好的成果，如中西医整合治疗骨折、针刺麻醉、获得诺贝尔奖的抗疟新药青蒿素，以及经络、气血、脏腑等方面的研究，都是利用现代科学，包括西医学在内的方法所取得的成就，并得到了世界卫生组织的认可。

（三）疾病谱的变化为中西医整合提供了动力

1. 中医理论的指导意义

随着社会环境和生活方式的改变，如今疾病谱也发生了巨大的变化，以代谢综合征、慢性脏器功能衰竭为代表的慢性病逐渐成为临床疾病的主流。这些疾病大都病因复杂且伴有多靶点损伤等特点，使得靶点单一的西药在治疗上显得捉襟见肘；中医理论的整体观与辨证论治思想历经千年的变迁，从古至今受到历代医家的日臻完善，并且仍能在现在医疗中占据重要地位，正是因其有一整套完整的理论体系，且有临床指导能力。

如在很多代谢性疾病发病前期，临床诊断指标表现正常，但机体某些系统（如神经内分泌轴功能）可能已发生异常，围绕这一阶段，需开展新型生物标记物的发现和确证研究，有利于早期诊断。中医药针对这一阶段，一方面可以从中医理论及纳入中医辨证的队列研究推进实现代谢性疾病的早期诊断和预警；另一方面可以提供患者依从性较好的前置干预手段，如药食同源的药膳食疗方案等，体现中医未病先防的优势。在代谢紊乱期，代谢性疾病往往涉及多器官、组织和细胞类型，发生多系统病变和多环节紊乱，而现有临床一线药物多针对特定代谢异常而"单病单治"。此外，临床不同表征的代谢性疾病在不同科室治疗，缺乏综合系统的治疗措施。中医临床具有整体辨证的优势，以及中药多成分、多靶点特点，有助于补充现有临床治疗在上述代谢紊乱期的不足。

2. 中西医整合的临床实践意义

中西医整合综合防控可补足目前慢性疾病临床防治的主要短板，解决临床实际困难。与此同时，随着国家层面的重视及科研人员的努力，我国中西医防治代谢综合征药物研究一直在积极推进，相关成果显示出中西医整合学科发展特点，日益受到国际学术界关注。在国家各类项目的资助和引导下，我国已初步建立中西医防治慢性疾病的基础、临床和创新药物研究平台，凝聚了一支人才队伍，取得了具有国际影响力的研究成果，具备协同攻关解决中西医整合防治慢性疾病领域的核心科学问题和技术难题的能力和条件。

3. 中医对传染性疾病的优势作用

中医药在重大传染病疫情防控中发挥重大作用，展现出强大生命力，这是中医药发展的重大战略机遇。中医和瘟疫的斗争从未停止，中医药抗疫屡建奇功。据文献记载，自公元 369 年至 1644 年，中华民族经历过 95 次瘟疫大流行，正是紧紧依靠中医中药，有效地维护了人民的生息繁衍。在 2003 年防治非典（SARS）的战役中，中医药参与了非典患者的治疗并显示出其独特优势，中医药介入治疗后死亡率明显降低。在 2019 年底爆发的新冠肺炎疫情的"阻击战"中，中医药的参与度非常高，并取得了良好的治疗效果。据国务院新闻办 2020 年 3 月 23 日在武汉举行的新闻发布会介绍，全国中医药系统 4900 余名中医药人员驰援湖北，约占援鄂医护人员总数的 13%；全国新冠肺炎确诊病例中有 74 187 人使用了中医药，占 91.5%，其中湖北省有 61 449 人使用了中医药，占 90.6%；临床疗效观察显示，中医药总有效率达到了 90% 以上。中医药能够有效缓解症状，能够减缓轻型、普通型向重型发展，能够提高治愈率，降低病死率，促进恢复期人群机体康复。

实际上，自西汉以来，中医药已有至少两千多年与瘟疫斗争的记载历史。由于中医的有效预防和治疗，疫情蔓延可以被控制在有限的范围内。而中医以与瘟疫斗争中形成的"正气存内，邪不可干"理念，在增强人体免疫力方面也是非常有效的。这也为中西医整合防治重大转染病提供了理论依据。

4. 中西医整合防治代谢性疾病的机遇和优势

国务院在"十三五"卫生与健康规划中针对我国慢性病的综合防控提出了战略规划和要求，代谢性疾病有效防治成为"健康中国"国家战略着力解决的重大健康问题。代谢性疾病的发病机制截至目前仍多为假说，许多关键科学问题亟待阐明；临床场所、生活、行为方式干预耗时长且患者依从性低，药物和手术治疗仍以对症治疗为主，手段十分有限，难以应对临床代谢性疾病暴发态势。

另外，目前以单病种、单靶点为主的主流治疗策略，对于代谢性疾病严重并发症的干预效果欠佳。以 2 型糖尿病的心血管并发症防控为例，多项大样本、长期随访临床研究结果显示，以控制血糖为单一靶点的治疗方案不能显著降低 2 型糖尿病患者远期心血管事件（代谢性疾病最严重的并发症）的发生率。上述现状反映出，针对葡萄糖或脂类代谢紊乱等单一靶点的治疗方案对于远期心血管并发症的干预作用不足，这已成为目前糖脂代谢紊乱性疾病的防控所面临的主要挑战及瓶颈之一。

我国传统中医药在代谢性疾病防治上有其特色与优势：一方面中医对代谢性疾病的病因和机制的理论认知与现代医学疾病概念和特征相吻合或互补；另一方面中医药在防治代谢性疾病的临床实践中，特别是保护重要组织器官损伤方面，优势明显。例如，葛根芩连汤具有很好的降糖效果，黄芪及含黄芪制剂在改善糖尿病视网膜病变方面具有明显的优势。因此，发展中西医的融合创新是攻克代谢性疾病的优势和特色所在。在该领域开展系统性、连续性和深入性研究工作具有重大战略意义，有助于我国率先在代谢性疾病防治领域的基础理论、发病机制、创新药物、防控体系等方面获得世界领先的突破性进展。

因此，中西医整合综合防控可补足目前代谢性疾病临床防治的主要短板，解决临床实际困难。与此同时，随着国家层面的重视及科研人员的努力，我国中西医防治代谢综合征药物研究一直在积极推进，相关成果日益受到国际学术界关注。

（四）国家政策的支持为中西医整合提供了保障

《中华人民共和国中医药法》的颁布和《中医药发展战略规划纲要（2016—2030 年）》为中医与西医整合领域明确了方向。要全面贯彻落实国务院相关文件精神，以正确的中医药文化和现代医学知识整合、比较、突出优势为内核，通过社会公众喜闻乐见的形式，开展中医与西医整合科普宣传教育。要本着科学性、实用性和共赏性三个原则。科学性是指科普一定要正本清源，以正确的理论为指导来开展宣传和教育工作，保证科普内容的精准性。实用性是指科普宣教内容必须符合人民群众的需求，针对性强，可以解决民众实际问题。共赏性是科普宣教时应深入浅出，使用简单通俗的语言解释其内涵，提升科普内容的趣味性，使民众更容易接受、理解和认同。要抓住城市社区和农村乡镇为重点，特别是不可忽视偏远与扶贫地区，加大投入，促进中西医整合科普与文化的社会宣传推广，让社区居民、广大村民了解中医、西医、中西医整合各自优势，提高有意识主动选择的自觉性。"蒙以养正"，民族文化传承的根基和希望在孩子。要推动中西医知识进校园，有助于增进青少年对健康理念普及与认知，有助于增进青少年对中华优秀传统文化的了解与认同，增强学生的文化自信、民族自信。让中西医知识走进校园、走进课堂、走进教材，即彰显了教育理念的理性回归。科普中西医知识，弘扬中医药文化，不仅要靠医务工作者的宣传和普及，更需要社会各界的共同支持与配合。

2016年10月25日颁布的《"健康中国2030"规划纲要》中指出，推进健康中国建设，要坚持预防为主，推行健康文明的生活方式，营造绿色安全的健康环境，减少疾病发生。要调整优化健康服务体系，强化早诊断、早治疗、早康复，坚持保基本、强基层、建机制，以更好地满足人民群众的健康需求。要充分发挥中医药独特的优势，提高中医药服务能力，发展中医养生保健治未病服务。

实施中医临床优势培育工程，强化中医药防治优势病种研究，加强中西医整合，提高重大疑难病、危急重症临床疗效。大力发展中医非药物疗法，使其在常见病、多发病和慢性病防治中发挥独特作用。发展中医特色康复服务。健全覆盖城乡的中医医疗保健服务体系。在乡镇卫生院和社区卫生服务中心建立中医馆、国医堂等中医综合服务区，推广适宜技术，所有基层医疗卫生机构都能够提供中医药服务。促进民族医药发展。到2030年，中医药在治未病中的主导作用，在重大疾病治疗中的协同作用，在疾病康复中的核心作用将得到充分发挥。

1. 中西医整合人才培养方面的政策

2018年9月17日，教育部、国家卫生健康委员会、国家中医药管理局发布《关于加强医教协同实施卓越医生教育培养计划2.0的意见》。紧紧围绕健康中国战略实施，树立"大健康"理念，深化医教协同，推进以胜任力为导向的教育教学改革，优化服务生命全周期、健康全过程的医学专业结构，促进信息技术与医学教育深度融合，建设中国特色、世界水平的一流医学专业，培养一流医学人才，服务健康中国建设。

新医科，为适应新一轮科技革命和产业变革的要求，提出了从治疗为主到兼具预防治疗、康养的生命健康全周期医学的新理念，开设了精准医学、转化医学、智能医学等新专业。通过探索全球工业革命4.0背景下的卓越医学人才教育新模式，实现医学从"生物医学科学为主要支撑的医学教育模式"向以"医文、医工、医理、医 X 交叉学科支撑的医学教育新模式"的转变。在"卓越医生教育培养计划"和"基础学科拔尖学生培养试验计划"的基础上，紧密结合以人工智能为代表的新一轮科技革命和产业革命，与"新工科"等其他体系建设交互推动，建立生物医学科学平台，培养基础医学拔尖人才；同时，全面整合精准医学、转化医学等医学新领域，打造中国特色的"新医科"教育新体系，培养能够适应以人工智能为代表的新一代技术革命和以合成生物学为代表的生命科学变革，能够运用交叉学科知识解决未来医学领域前沿问题的高层次医学创新人才。

2. 对中西医整合教育方面的政策

专业学科作为人才培养和科技发展的载体，必须顺应时代发展并进行创新改革，才能满足社会对人才的需求。新医科，是国家为应对新科技革命和产业变革提出的"四新"之一，是高等教育主动适应人类社会从工业文明逐步进入信息文明社会对人才需求的转变。创新是新时代医学教育改革发展的生命线。教育部高教司司长吴岩强调，发展"新医科"是新时代党和国家对医学教育发展的最新要求。

中西医整合教育要以教育部"新医科"为目标，培养新时代中西医整合多层次、多领域人才。要全面加强德医双修的素质能力培养，把德育作为医学人才培养的首要内容，将思想政治教育和职业素养教育贯穿教育教学全过程，加强以医学职业道德、职业态度和职业价值观为基本内容的职业素质教育，弘扬抗疫精神，引导学生将预防疾病、解除病痛和维护群众健康权益作为从医的神圣职责；主动适应医学新发展、群众健康服务新需求、健康产业发展新要求，形成符合中西医整合教育规律的人才培养方案，优化课程设计，整合医学人才培养的知识能力素质结构；推动医科与工科、理科等多学科交叉融通，前瞻性布局新兴医学或医学相关专业建设；围绕全周期全过程维护群众健康需要，加快培养中西医整合领域不同类型医学人才。

（五）多学科交叉为中西医整合提供了基础

中医的文化价值与实践价值毋庸置疑，中医的科学性、恰当地位和中西医关系却引发过长期争论，这种争论产生了对"科学"概念的绑架，民族情结的介入和学术问题的非学术泛化，以至于忽略了相辅相成与相反相成的一般哲理，以及中西医整合的学术方向才是最后的"合取"与旨归。学科交叉的现状已成国际趋势和时代特征，中西医势在必行。

我们将最具普遍意义的西方基础医学与中国中医学和中药学试做交叉连接，从中不难发现其新的"科学链接点""医学生长点"。对这些"科学链接点""医学生长点"可以包含的研究内容、范围、核心问题及主攻方向给出最初步的探索。

人体生理学是研究机体生命机能活动规律的科学，是通过对人体观察和实验总结出来的人体生命活动规律。中医理论是在中国古代朴素唯物论和自然辩证法思想的影响下形成的，是通过对有生命的人体直接观察和以象测脏的黑箱方法认识生命机能活动规律，是以形象思维为基本形式的医学理论。对人体各组成部分除物质实体（如脏腑）的认识外，更重视其自身功能及各组成部分间密不可分的相互关系，并用形象思维的方式进行描述。其阐明人体生命的现象、构成人体的各脏器（含西医之器官和中医之脏腑）、部位（上、中、下三焦）的生理功能和相互关系、构成及维持生命的基本物质（气血）的表现形式和生理功能（形态和功能的统一）。

中医药在慢性、多基因复杂性疾病中具有独特的临床治疗优势，通过多成分、多靶点、多环节发挥作用，同步干预疾病发生、发展的多个病理节点，逐步恢复机体内稳态，达到"治本"的作用。系列研究表明，中药可通过调节疾病状态下失衡的代谢网络发挥整体疗效。基于代谢组学与其他相关学科的交叉结合研究，将为解析中医药防治慢性、多基因复杂性疾病的作用特点与机理研究开拓新的视野，为深入探究中西医整合防治慢性病提供了理论基础和技术支持。

医学、理学、工学、农学及人文社会科学之间相互影响、互相交叉，各学科之间可以更好地交流互鉴，充分发挥学科群体优势，对中西医整合学科建设有较好的借鉴与引领作用。这种学科群体优势对中西医整合人才队伍建设尤其重要，多学科之间的重新整合、互相交叉，有利于中西医整合学科的发展与创新，并通过医学、文学、理学及工科等多学科的综合教育，培养知识更全面、能力更突出、素质水平协调发展的全方位人才，从而促进中西医整合的发展。

二、中医与西医整合对医学发展的重要性

中医、西医在中国沃土上的历史性发展，不仅为中医与西医的整合提供了可靠条件，也孕育了具有鲜明中国特色的中西医整合医学新模式。中西医整合，是将传统的中医、中药理论知识和技术方法与西医、西药的理论知识和技术方法有机整合起来，在提高医疗实践的基础上阐明机理，进而获得新的医学认识的一种途径。中西医整合发轫于医疗实践，以后逐步演进形成有明确发展目标和独特方法的系统学术体系。中西医整合是中、西医学的交叉领域，本身蕴含着中国特色与智慧。在中西医整合未来发展中，必须立足于人民健康事业，与国家宏观规划相融合。

坚持以习近平新时代中国特色社会主义思想为指导，全面贯彻党的十九大精神，坚持以人民健康为中心的发展思想，突出中医与西医各自优势，坚持改革创新，中西医并重，整合互补，协调发展，形成有利于预防、医疗、康养全周期的健康体系，为建设健康中国奠定坚实基础，为实现"两个一百年"奋斗目标和中华民族伟大复兴的中国梦提供坚实的健康基础。

（一）促进医学的协调发展

中西医整合的诞生源于医疗实践，发展更要以医疗实践为重点。毫无疑问，

在中西医整合协调发展的路径实施过程中，首先要将打造医疗实践为重点摆在首位。历史发展证明，在中西医整合的发展道路中，取得的标志性成果大都来自医疗实践。通过几十年的努力，中、西医学各自的优势在临床上得到越来越多的体现，许多疾病的中西医治疗取得了较之单纯西医或单纯中医更好的疗效。中医与西医正是在医疗实践这个平台的基础上，互相渗透、互相吸收、取长补短、不断创新、协调整合。放眼长远，着眼未来，中西医整合必须以更高的高度、更宽的视野、更强的历史责任意识，打造核心竞争力。"打铁还需自身硬，"夯实核心竞争力的基础，必须从医疗实践入手，在实践中锻造锤炼。在中西医整合未来发展中，要进一步加大中西医整合医疗实践的探索与总结，力争凸显出质量优、疗效好的新成果。在中西医整合医疗实践过程中，中医与西医在理论、方法、技术等领域不断协调，不断优化，相互促进，创新发展。

（二）优化医学的内涵建设

在党和政府的大力支持下，中西医整合不断探索，从规模、经费、机构研究等方面给予了投入，促进了外延式发展。但与此同时，内涵建设不能忽视，也不能一蹴而就，实力、质量、特色与国家贡献度需要积淀。因此，中西医整合发展必须进行转型发展的战略选择，由规模探索向提升质量转型的内涵式发展道路迈进。中医与西医在整合过程中，本身就存在对接、磨合、优化、协调的一系列过程，其出发点与落脚点在于提高质量、提升内涵。质量的提升重在源于内部建设。在中西医整合内部建设领域，要把握"创新"与"协调"两个关键主题。中西医整合本身就是创新，中西医整合的内涵建设更要坚持以创新为第一要务。发展理念是否正确，从根本上决定着发展成效乃至成败。在从"量的扩张"转向"质的提高"的关口，必须以创新为第一动力，着力实施创新驱动发展。发展不平衡是中西医整合存在的内部问题，也成为制约实现高质量发展的重要因素。在中西医内部整合、优化结构的过程中，协调发展，解决好发展不平衡问题，既是初心更是核心问题。因此，中西医整合内部建设，要做好顶层设计，坚持以新发展理念引领高质量发展，使"协调成为内生特点"，重视领域协调，以点带面，解决好局部与整体的关系，让发展的协调性不断增强，建立更加有效的优化协调机制。

（三）推动医学的创新发展

学科是在科学体系中学术相对独立、理论相对完整的科学分支。只有高水平的学科，才能形成人才和资源聚集优势，促进学术发展，推动科技创新。学科作为师资队伍聚集和人才培养、科学研究、社会服务的载体，发挥着基础性作用。中西医整合若需长足发展，必须以学科建设作为基点，促进产学研相结合，提升学科优势及科技创新能力。科学研究是学科发展的重要动力。中西医整合创新发展离不开科学研究创新和优秀创新团队的支撑，围绕中西医整合技术创新、方法创新、模式创新、理论创新，探索出一条范式创新模式。在未来一个时期内，要根据中医药的认识论和方法论特色，整合中医药学和现代西医优势，以及各自成功的经验，集成中医药学、生物医学、信息科学、系统科学等研究方法，建立面向未来、更为先进、更加适合中西医整合发展规律的研究范式，实现良性发展。

（四）助力医学的持续发展

事业的持续发展离不开人才供给的可持续性。而人才的培养根植于教育。在中西医整合发展战略规划中，教育是中西医整合事业未来的基础。要把中西医整合教育放在国家总体医学教育规划部署中，将中西医整合教育摆在中西医整合战略优先发展的位置。当前，在新时代背景下，中西医整合教育要面向现代化，适应社会主义现代化建设的需要；要面向世界，以开放的格局发展教育，促进国际化人才教育交流；要面向未来，用发展的眼光促进未来人才的培养，充实中西医整合的后备力量。教育的目的在于培养和输送大量德才兼备的人才。中西医整合发展需要一批又一批立志于探索、敢于担当、勇于进取的人才推动。要把培养仁心仁术的医学人才作为整合医学教育的初心，努力培养具有良好人文、科学素质和社会责任感，学科基础扎实，具有探索精神、创新能力和优秀的科学品质的人才，实现中西医整合可持续战略发展目标。

（五）实现医学的服务发展

坚持"人民至上"原则是中西医整合的"初心"与"根本"。习近平总书记始终强调要坚持人民主体地位，提出"以人民为中心、以健康为根本"的新时代人民健康理念。部署和实施"健康中国"战略，强调要树立大卫生、大健康的新理念，把以治病为中心转变为以人民健康为中心，提升全民健康素养。因此，实施中西医整合必须坚持服务大局的原则。将服务国家战略和经济社会发展，造福人民健康作为中西医整合发展的出发点与落脚点。在服务中提升实力，在服务中体现价值。只有将中西医整合未来发展目标融入新时代国家经济与社会发展，融入"两个一百年"奋斗目标才能发挥出更加突出的历史性意义。

（六）坚持医学的开放发展

开放是发展的重要前提。没有开放就没有发展，没有交流就没有提高。开放的心态，国际化的视野，海纳百川的胸怀，融入世界的自信是中西医整合开放发展的基础。广泛交流、多边合作是中西医整合开放发展的重要方式。党和国家重视合作交流及全球化、多边化、信息化、网络化快速发展，为中西医整合提供了前所未有的开放发展机遇。2013 年 8 月 20 日，习近平总书记在人民大会堂会见时任世界卫生组织总干事陈冯富珍时的谈话中指出："中方重视世界卫生组织的重要作用，愿继续加强双方合作，促进中西医整合及中医药在海外发展，推动更多中国生产的医药产品进入国际市场，共同帮助非洲国家开展疾病防治和卫生体系建设，为促进全球卫生事业、实现联合国千年发展目标作出更大贡献。"推动中西医在世界范围内整合，对丰富世界医学事业、推进生命科学研究，构建人类命运共同体具有积极意义，其根本目的在于造福全人类。

三、中医与西医整合的瓶颈问题

（一）诊疗方面的问题

1. 中西医整合优势病种方面的问题

问题1：对中西医各自诊疗特色的认识不够深入。

第六次世界中西医整合大会（2018 年 12 月）发布的《2018 年世界中西医整合大会宣言——中西医整合，为构建人类健康共同体而奋斗》指出，中西医整合不是中医和西医诊疗技术的简单加成，要将中医整体观念和辨证论治的特色与现代医学对疾病本质的深入认识整合起来，努力构建人类健康共同体。中西医整合并非简单的"1＋1＝2"，而是中医和西医的优势互补、取长补短。2020 年 2 月张伯礼院士在接受新华社采访时明确指出："中国有两套医学保驾护航，这是国人的福气。把两种医学吃透了，优势互补，可以给患者最好的医学护照。"

缺乏对中西医各自诊疗特色的认识，是中西医整合诊疗方面需要解决的首要问题。汤钊猷院士指出，文化背景的差异，使两种医学在认识疾病时的关注点不同。西医多关注局部，而中医多关注整体；在治疗方法的选择上出现了西医的"硬碰硬"与中医的"以柔克刚"之别。吴以岭院士从哲学角度，深入分析了中西医之别，传统中医与西方现代医学是产生于两种不同文化背景下的医学。中医形成于 2000 多年前，是中国哲学和系统科学孕育下的医学，基于"形而上"的研究思路和方法，建立起以阴阳五行等哲学思维为指导的临床辨证论治体系，形成了具有整体观念和天人相应等特点的理论体系。西方医学形成于人类第二次文化高峰期，特别是文艺复兴、工业革命以后，按照"形而下"的研究思路，以还原性科学方法，研究人的器官、组织、细胞、分子层次上的结构和功能的防病、治病的医学体系。因此两种医学的根本差别，在于认识论的差别。张伯礼院士指出："中医与西医思维方式的差异导致认识疾病的角度不同，中医注重宏观上的整体把握，西医注重微观上的局部研究。中西医整合的关键是既关注宏观，又兼顾微观；既研究功能，又注重结构；既考虑各部分间的平衡关系，又关注每个部分的状态。只有全方位、多层次地认识疾病，才能更好地指导临床治疗。"正是由于两种医学长久以来形成的理念，而理念决定的理论体系的不同，才导致了理论体系指导的临床诊疗实践各具特色和优势。湖南中医药大学何清湖校长认为，中医更注重患病的"机体"，而西医更注重机体所患的"疾病"。这决定了中、西医在诊疗思维模式上的差别，中医花费更多的精力研究患病的人，这是一个黑箱的思维方式，更多是思外而存内的过程。西方医学基于其研究对象——人患的病，采用白箱的思维方式，通过实验、仪器等方式搞清楚每一层的结构与运行原理。正如国医大师李佃贵所言，中医的治疗理念是调和，目的是使人体阴阳恢复动态平衡。以中西医治疗肿瘤的理念为例，存在"控、切、换"与"疏、补、泄"的差异，西医控制、切除、换掉肿瘤，损伤正常组织细胞，中医疏通经络气血，扶正，泄浊毒，人瘤共存，两者各有利弊。充分认识中西医各自诊疗特色，才能明确中西医整合的优势病种。

问题2：中西医整合优势病种有待更新完善。

改革开放以来中国居民疾病谱已发生重大变化，尤其是近10年随着科技和经济飞速发展及工业化城镇化进程加速，受到国家医疗保健体系、国民生产生活方式和环境生态环境及人口构成比变化的影响，国人的疾病谱又发生了变化，中西医整合优势病种的认定工作需要及时跟进和进一步完善。

2. 中西医整合诊疗模式和手段的问题

问题1：中西医整合诊疗模式研究不够深入。

中西医整合诊疗模式应该说是几十年来中西医整合研究中的一个重要的成果，而且也是主要的研究成果。目前临床实践中常见到的几种中西医整合诊疗模式中"病症结合"诊疗模式在客观和实际效果上更优于其他模式，也得到了更多行业内的认可。然而目前的关键问题是，临床实践中中西医整合病症诊疗模式以低水平的重复为主，几乎缺乏循证证据的研究，因此很少能形成相对固化的诊疗模式，不利于临床的推广应用。北京中医药大学副教长王伟教授指出，目前所谓的中西医整合诊疗基本相当于中医＋西医诊疗，中医和西医是两套并行的诊疗措施。例如，对冠心病患者，中医仅按照中医辨证为气滞血瘀给予益气活血治疗，西医根据诊断和检查结果也给予药物治疗，然而患者所服用的西药和中药是否有相当或相似的功能？在临床实践中很少加以考量，中西医整合诊疗在理论层面的研究不够，远远不足以为中西医整合诊疗实践工作提供发展基础；另一方面，目前的中西医整合诊疗很大程度是依赖于经验的总结，缺乏严谨的、可重复性的循证证据的支持。王伟教授进一步指出，中西医整合诊疗实践目前仍停在"一方一药""一针一穴"等"术"的层面上，缺乏"道"的层面的深入研究，导致中西医整合诊疗工作成为"无源之水、无本之木"；同时学科发展缺乏严谨的数据支持，因此在中西医整合诊疗实践工作中很难有质的突破。张伯礼院士多次强调，中医和中西医整合的临床疗效必须拿出循证证据。

问题2：中西医整合诊疗手段发展滞后性。

科学技术和信息化飞速发展的时代，制约中西医整合诊疗模式发展的又一关键问题集中在中医诊疗手段发展落后于时代，比如四诊的客观化、治疗手段的现代化，甚至人工智能等。陈凯先院士指出，中医注重整体观，采用中医药的多种有效成分对机体进行多靶点、多途径的综合治疗，具有原创的哲学思维和实践模式，但在分析方法的研究和应用上存在不足。汤钊猷院士谈到同样的问题，目前中医的辨证论治依然是建立在原始的"望、闻、问、切"收集资料的基础上，理化检查手段所获得的或者微观的资料并未纳入中医的辨证分析理论体系中，未能充分利用现代化科技优势，这是当代中医发展所面临的重大问题。

面对人工智能的时代大潮和产业技术革命带来的发展契机，中医要打开这扇窗，"用奇之时，不可失也"，所谓不破不立。中医在千百年来的发展中，生存靠的是实际临床疗效，传承则依托传统文化和意象思维理论，在诊断和治疗的方法和手段层面似与科技发展现状脱节，现代化手段对中医诊疗的介入远远不足够，如国家政策对中医诊疗现代化和人工智能的倾斜性不足、在中医诊疗现代化和人工智能发展中科技企业的介入不够，国家级的中医药知识开放共享平台，包括图像识别模块、语言识别模块、自然语言处理模块及中医机器人等尚待建设。目前人类已经取得了很多骄人的成就，不仅人工智能技术，各种学科的优势方法，均有进行合作的可能和空间。

在中医的诊疗临床实践应用层面，存在名中医的经验传承、中医诊疗技术客观化、用药风险控制等问题，也亟待人工智能解决。当下面临的研究，需要产业构架的规模更大，其所运行处理的信息量更多。中医也有海量的数据积累，也期待有方法能学习这些数据，提炼出指导临床实践的模式，这就为人工智能提供了用武之地。当前，并不是每个医学研究团队都拥有能利用的所谓海量数据。有专家已指出，相当一部分"大数据"仅仅是医院历年来累积的文字病历、诊断和处方信息，还未进行必要的标准化、关联化工作。虽然我们也能看到很多医学人工智能的成就，但其中诊断远多于治疗，基础多于临床而不易转化应用。由于在大数据阶段或多或少的"缺课"，将医学人工智能用于服务大众健康还有很长一段路要走，这也就是目前我们要努力破的局。

3. 中西医整合诊疗标准方面的问题

问题1：中西医整合疾病诊断标准和临床分型不统一、疗效评定标准杂乱。

吴以岭院士指出，临床疗效是检验医术的根本标准，也是架起中医和西医整合的桥梁。中医不乏临床确有疗效的方剂和治疗手段，然而由于缺乏现代科学所认可的证据，导致西医的不理解和不接受，在"形而下"层面中西医整合难以实现。目前中药新药缺乏中医特色、临床疗效评价标准忽视中医症候表现，可能会误导临床应用层面中西医整合的发展方向。

在中西医整合诊疗标准化方面，主要是中医诊疗客观化、标准化工作的不足问题。由于中医学标准化工作起步晚、基础薄，中医学本身所具有的独特性，使中医学标准化研究存在一些问题。第一，已制定的中医学标准适应性不强、系统性不够，对中医临床、科研、教学、对外交流等方面没有起到足够的规范和促进作用。例如，制定的中医临床诊疗技术类标准在临床医疗实践中采用不普及。有的中医病证基础类标准，在中医的教科书及其他标准中都没有被采用，同一内容甚至有几种不同的表述。第二，已制定的标准大多是国内标准，国际标准非常少，与我国作为中医科学的发源地的身份极为不符，在许多中医药国际标准的制定方面，我国的主导地位屡屡受到日本、韩国等国家的挑战，必须引起我们足够的重视。第三，全行业对中医标准化的认识有待提高，中医标准化工作还未完全走上正轨，科研人才缺少，科技投入不足，在中医科研、医疗、教学、国际贸易和对外交流中还远远没有充分发挥中医标准化的作用和价值。第四，中医药临床评价创新方法与技术问题，如适应中药特点和辨证论治模式的中药临床评价方法学有待进一步探索，这是未来中医药循证评价研究的关键问题。缺乏以临床应用为切入点的、具有明确数据支持的、可重复性的、具有现代循证证据的中医和中西医临床研究，多数传统中医临床疗效评价上多是经验性、主观性总结、可重复性低、难以规范化和量化。第五，能彰显辨证论治本质的疗效评价方法困境，不同于西医的是，中医的辨证论治不仅观察疾病，更关注患者的证候。证候是由症状提炼出的概念，又与治疗直接对应。中医的证候是个因人而异的概念，在同一人身上，又能随着时间、空间而改变。西医的思维模式和研究手段也就因此不能完全适用于所有的中医问题，并且会影响辨证论治的疗效评价，同时也可能固化中医的临床思维。如完全按照中医变化的特征开展研究，将固定临床问题延展出无序的变数，相应的数据、数据发生点将会暴增和复杂化，传统的统计方法就会显得效率更加低下。

问题 2：中西医整合诊疗指南尚需规范。

中西医整合诊疗指南是以中西医整合优势病种为主题，采取病症结合的模式，对当前可用证据进行严格系统评价的基础上，结合患者的偏好与价值观、医疗成本、利弊平衡、综合分析后得出的辅助临床医师和患者共同临床决策的指导性意见。截至 2020 年 5 月，国内共有中西医整合指南 175 部（此处以"指南中关注的干预措施是中医药领域干预联合西医干预，或者在诊断方面西医诊断同时有中医的辨证分型，在对照方面与其关注的干预措施相关联"为判断标准），对此 175 部指南的一般特征，如文献题名、发表时间、文献类型、制定和发布机构、更新现状及推广手段等进行分析。

课题组应用指南研究与评价系统Ⅱ（AGREE Ⅱ），分析 2016—2018 年国内已经公开发布的 35 篇中西医整合诊疗指南和专家共识，一般特征为指南 7 篇、专家共识 28 篇；更新率为 22.86%，其中消化系统疾病和心脑血管疾病占比达 60%；其中中国中西医结合学会独立制定完成 27 篇，占比达 77.14%。AGREE Ⅱ评价中西医整合诊疗指南的编写质量，涉及指南的范围和目的、表达的明晰性、参与人员、制定的严谨性、应用性、编辑独立性。

以全国范围内心内科医生为调查对象，课题组对 2016—2018 年公开发表的 4 部心血管疾病中西医整合临床诊疗指南/共识（简称指南/共识）的熟知度和质量评价开展了广泛的调研工作，受访者普遍认可心血管疾病中西医整合临床诊疗指南/共识的重要性，对指南/共识的质量较满意，提高指南/共识适用性在开放性意见占比最高，达到 72.7%。

从课题组以上的工作中，发现并总结中西医整合诊疗指南面临如下问题：

1）175 部文献中，文献类型为指南的 49 部（包括指南试行版 5 部、指南草案 3 部、基层版 2 部），专家共识 103 部，其他 22 部（包括标准 8 部、建议 4 部、方案 8 部、规范 1 部和意见 2 部）。由此提示，中西医整合诊疗指南工作起步较晚，近年来虽已有了长足的进步，然而整体质量亟待提高。

2）175 部文献更新分析显示，13 部文献为再版更新、2 部文献为三版更新，平均更新时间为 5 年，其余文献没有更新版发布。

3）175 部文献中 174 部由学术组织、单位完成，1 部由个人完成，提示我国中西医整合诊疗指南制定缺乏系统性总体设计和组织实施，缺少固定的指南工作组，指南之间缺乏联系。

4）175 部文献中几乎均是发布于学会的系列杂志，其中 9 部文献有解读，2 部有基层医师版，37 部文献未列出参考文献，138 部列出参考文献（参考文献数量在 20～200 条）。我国中西医整合诊疗指南的管理机制不成熟：例如，缺乏公认的指南发布平台、杂志指南发布质量良莠不齐、指南评审机制不健全、指南发布前后的监控及评估无系统性追踪。

5）中西医整合诊疗指南推广方式和途径尚需进一步拓展，尤其针对条件较差和边远贫困的基层医院。

6）"指南的适用性" 和 "指南的经济性" 满意度亟待提升，如我国经济发展不均衡、导致不同地区的医疗水平差异较大，单一版本的指南远不能满足全国不同地域、不同级别医院的医务工作者等。

（二）人才方面

1. 中西医整合人才培养的问题

问题 1：缺乏真正对中西医整合有深刻认识与研究的师资队伍。

中西医整合临床由于学科的特殊性，对于讲授中西医整合临床课程的师资队伍提出了较高的要求，它要求教师同时掌握两种知识，一方面要求教师可以熟练运用传统的中医思维方法，另一方面又要求教师能熟练操作和把握西医学技术的思维模式。各医学院校的中西医临床专业缺乏中西医整合专业师资队伍，没有单独的中西医临床教研室，课程几乎都由中医教师或西医教师承担，仍然是传统的纵向知识传授，缺乏横向知识的贯穿与融合，教学效果不理想。对于中西医整合的认识，很多老师都没有真正弄清楚，更别提学生了。尽管国家培养了不少中西医整合专业的硕士、博士，但其毕业后从事科研或西医临床偏多，真正从事中西医整合临床并对中西医整合教学进行探索的相对较少，此种情况直接导致中西医整合专业临床教师匮乏，难以完全承担中西医整合专业课程教学，致使中西医整合专业课程教学部分只能由中医与西医专业的专业基础教师和临床各科教师分别承担。且中西医整合专业师资自身的知识差距较大，他们对中西医整合理解程度不一致，对中西医整合切入点的把握不同，对中西医知识融会贯通的能力不同，对中西医如何整合也没有统一的认识，这大大限制了中西医整合教育的发展。

问题 2：中西医整合专业的课程设置不合理。

2018 年，有文献对部分院校中西医整合专业课程设置进行了分析。首先，不同医药院校课程设置板块对比分析发现，湖南中医药大学中医所占比例为31.70%，西医所占比例为37.30%，中西医整合所占比例为31%；上海中医药大学中医所占比例为41.90%，西医所占比例为44.60%，中西医整合所占比例为13.50%；南京中医药大学中医所占比例为38.90%，西医所占比例为35.30%，中西医整合所占比例为25.80%；南医大与南师大联合中医所占比例为32.10%，西医所占比例为51.30%，中西医整合所占比例为16.50%；南方医科大学中医所占比例为35%，西医所占比例为59.80%，中西医整合所占比例为5.20%。由此可见，各医药院校课程设置中中医课程在医学课程中所占比例较为平均，均为30%~40%。区别在于中西医整合课程设置所占的比例，其中最高为湖南中医药大学，占31%；最少为南方医科大学，仅为5.2%。其次，课程类别设置对比分析。各院校课程大体上可分为公共课及专业课两部分，公共课包括思想教育、军事教育及人文教育，医学专业课则涵盖了中医、西医、中西医整合3种不同课程。医学专业课设置分析。各医学院校在各类医学专业课设置上大同小异，中医、西医类课程均包括基础课和临床课程，中医课程开设了对应的经典课程，而中西医整合课程大多仅开设了临床课程，基础课程方面仅有湖南中医药大学开设了中西医整合方法学，南方医科大学开设了中西医整合导论。从各个高校医学院校对相关课程的设置明显表现出各校对医学课程的重要性认识存在较大差异，尤其是中西医整合课程，对基础课程的忽略往往导致学生在刚开始接触临床课程时不知所措。上述情况说明，中西医整合专业的课程设置存在较大问题，不能很好地体现中西医整合专业人才培养目标。

问题3：培养中西医整合专业学生的学制和模式亟待调整。

中西医整合专业发展近30年，专业建设初期制订的本科教育学制和培养模式如今已不能适应培养具有较强的中、西医学知识和技能，以及中西医整合诊疗理念的临床应用型中西医整合人才的需要。要想使中西医整合专业成为融中西医思想精髓的新医学，现在的五年学制显然不够。临床医学人才的培养很难，本科学制就长于普通院校专业，而中西医整合专业人才的培养则更难。在5年的学习中，中西医整合专业的中医、西医课程各占一半，再加上公共课和英语课程，有效的学习时间被零碎分割，结果是中医吃不透，西医学不精，中西医两种体系不但不能融合，而且相互碰撞和排斥，专业设计初衷的加法变成了减法，所以实施"5+3"一体化八年制及试行九年制等长学制更加合理。

那么，如何做好"5+3"一体化八年制或九年制等更高层次的中西医整合人才培养工作，如何在一体化临床教学过程中体现中西医整合特色，这都是目前面临的难点。因为，即使是在研究生期间，学生所从事的只是针对某一专业方向的研究，很少能去系统地学习中医和西医的基础知识。试想，一个缺乏系统的中医或西医基础知识的中西医整合工作者，如何能对这门专业进行深入、准确、成功的科学研究探讨？

2. 中西医整合人才发展的问题

打破中西医壁垒，融合中西医知识，最终实现中西医整合临床诊疗，需要大量优秀的中西医兼通的医务工作者，而中西医整合专业的医学生就像是"多能干细胞"，具有多种分化潜能，正是担此重任的主力军。而当下的中西医整合专业的学生在考研、就业、职业医师资格考试及职业发展方面均受到不同程度的限制，已成为实现中西医整合宏伟目标的障碍。因此，通过改革打破中西医整合专业学生执业及就业的限制，放开中西医整合专业学生的就业出口，实现中西医整合专业学生与西医临床医学专业学生在考研、就业及职业医师资格考试、职业发展等多方面的公平竞争资格，有利于中西医整合专业的学生发挥其"多能干细胞"的功能，使其依据自身喜好及学习优势选择向中医或是向西医发展，通过在不同就业环境的培养，诱导其分化潜能，成为中医里懂西医、用西医的人才，和西医里懂中医、用中医的人才。同时也需要通过政策层面鼓励西学中，使其与中西医整合专业人才一道发挥其专业优势，成为实现中西医整合的中坚力量。

目前我国各大医院的科室设置比例是"西重中轻"，每个西医医院里的中医科室都较少，配备也相对简单，人员流动频率极低，对中医毕业学生本身的接纳额也很少；而作为能接纳中医毕业生的主体——中医医院，又十分欢迎西医学生。中医药大学的毕业生，毕业后仅三四成能够从事与本专业有关的职业，其中中西医整合专业学生的境遇尤为尴尬，影响中西医整合人才发展的具体问题有：①就业受限，中西医整合专业毕业的学生在就业时存在医院和科室的局限性，未设置中西医整合科的西医院一般不招收中西医整合专业学生。②考研受限，中西医整合专业的学生无法考取西医专业的研究生。③执医受限，中西医整合专业的学生无法参加西医执业医师资格考试，中西医整合专业医师只能从事中医类别临床工作。④职称晋升难，中西医整合专业医师在培训、进修和职称晋升方面受限；"西学中"人员职称晋升缺乏政策扶持。

中西医整合专业的学生毕业时，其中、西医的水平都达到了国家考试能力标准，应该同时认可他们的中、西医学历，授予中、西医双学位。学生毕业后可以自由选择执业领域，为患者以最适合的方式诊治疾病，真正践行中西医整合之路。

（三）资源方面

1. 中西医整合科研水平和投入有待提高

中西医整合学术发展的重点应该是提高中西医整合临床疗效，其次是建立中西医整合理论体系，再次是现代医学促进中医理论发展。从过去 10 年项目资助的情况看，中西医整合学科在中西医整合临床基础研究方面资助的体量相对较大，产出的成果也较多。但中西医整合基础理论研究体量相对较小，研究基础相对薄弱，目前的研究也不太成熟。中西医整合基础理论研究，包括中西医整合诊断、生理、病理相关研究有待加强。当前科学研究存在的主要问题是缺乏系统的理论体系和完整的评价标准，其次是缺乏明确的研究目标和成熟的研究方法。从近 10 年基金委的统计数据看，中西医整合学科的资助未见明显提高。中西医整合学科获得国家杰出青年科学基金项目 2 项，优秀青年科学基金项目 3 项，重点项目 10 项。可见学科研究队伍迅速扩大，但中青年科技领军人才相比之下有所不足，高水平人才梯队的建设亟须加强，中西医整合科研投入比例也应适当增加。

2. 中医类医院医疗卫生资源配置不合理

问题 1：中医药医疗卫生物力资源不足，区域内差异较大。

中医类医院医疗卫生物力资源，主要从机构数和实有床位数两个角度分析。从机构数量来看，2018 年中医类医院的机构数为 4939 个，占全国医院机构数的比重仅为 15.80%，总体上讲，中医类医院机构数的占比不足 20%，且机构数占比呈下降趋势。从床位数量来看，2018 年中医类医院的床位数为 102.2 万张，占全国医院床位数的比例在 15.67%，整体上看，中医类医院床位数的占比不足 20%。中医药医疗卫生资源区域配置总体较好，区域内差异远远大于区域间差异，各区域内省市间的经济发展水平各不相同，不公平性主要来自区域内各项资源配置的差异。

问题 2：中医药医疗卫生人力资源不足、分配不均。

中医类医院医疗卫生人力资源，主要从卫生技术人员数和中医执业（助理）医师数两个角度分析。截至 2018 年，中医类医院卫生技术人员数为 98.82 万人，占全国医院卫生技术人员数的 16.12%，占比不足 20%。其中，中医执业（助理）医师 17.46 万，占比基本维持在 30% 左右。中医药卫生人力资源的区域配置不平衡，依然集中在经济水平较高的地区，欠发达地区中医药人才缺乏、整体水平较低。

整体上看，我国中医药医疗卫生资源占比仍然相对较低。中医药事业发展投入不足，中医药医疗卫生资源的配置存在不科学、不合理现象，社会资本和社会力量参与中西医整合诊疗引导不够，中医药卫生服务供给亟须扩大。中医药卫生人力资源从相对过剩的区域向相对不足的区域流动，促进区域人才协调发展的人才政策有待出台；另一方面，人才基础薄弱的区域体现中医药行业特点的人才薪酬制度、激励制度和评价体系等亟须健全。另外，中医药人才的培养力度不足、促进各区域间中医药人才经验交流和提升的手段亟待丰富和加强。

（四）人文方面

1. 中西医整合医学的宣传推广有待加强

中西医整合是我国政府在卫生工作方面的一个基本政策，它除体现了一定的学术思想外，更主要的是体现了国家对中医学的保护和宣传政策。几十年来，医学界在中、西医两方面都做了许多工作，其中最大的成绩是不论在医学界内部，还是在一般的社会领域中，中医都得到了普遍的承认和尊重。与此同时，中、西医双方也达成了一个共识，即中医和西医是两个完全不同的、相对独立的理论体系。这种共识，在学术上再一次肯定了中医学的地位。但是，一个更深层次表达出来的信息则是，既然这两个理论体系是完全不同的、相对独立的，那么怎么会有相互整合的可能呢？这种认识影响着学术界与社会大众对中西医整合医学的广泛关注与认同。其实，大量的研究表明，中医与西医在病机、病理、治则治法上存在着很多的相似性、互通性和互补性，二者进行有机整合并运用到治病救人中确能发挥更大的作用。而且，随着研究水平和认识论的不断提高，形成中西医整合医学新理论并不是没有可能。在中西医整合成功防治新冠肺炎疫情的大背景下，我们应进一步加大对中西医整合医学的宣传力度，使中西医整合的观念更加深入人心。

2. 中西医整合医学的交流合作有待提高

王嫒院士认为，中西医整合的研究之所以长期没有重大的突破性发展，就是因为缺乏学术交流和合作，像德国研究植物药复方，既没有遵循中药理论，也没有专门做中药成分的提取纯化，最后用于临床的仍是个复方提取物。虽然他们的基础不如我们，我们有几千年的临床经验，积累了近百年来对每一种中药成分的化学和药理学研究的资料，但在如何利用复方的问题上，他们给我们上了一课。我国广大研究人员必须充分认识到科研合作将产生双赢局面，而拒绝合作或没有诚意的合作不利于创新，只能造成落后局面。没有哪个实验室或者科学家可以不与同行进行交流和合作而取得重大成果，但在我国，中西医整合科研合作的氛围还不浓。在许多地方往往能见到研究内容相近甚至相同的实验室，实验仪器也重复购置，但这些实验室各自为政，很少进行合作和交流，造成研究的重复进行及经费的浪费。

四、中医与西医整合的意见建议

（一）诊疗

针对中西医整合优势病种、诊疗模式和手段等问题，力求明确中西医整合优势病种，形成中西医整合专科诊疗模式，推动中西医整合预防、诊疗、康复的发展，实现中西医整合服务领域全覆盖，以创立"新医学"为目标，以服务人类健康为宗旨，为世界健康事业贡献"中国方案"。

1. 中西医整合服务领域覆盖生命健康全周期

充分发挥中西医整合优势，不断拓展中西医整合服务领域，将中医"治未病"、优势病种、传统康复技术等与现代医学相结合，构建集预防、诊疗、康复于一体的，覆盖生命健康全周期的中西医整合服务模式。

（1）构建中西医整合公共预防体系

以"治未病"为核心理念，重点关注亚健康状态，强化中西医整合在疾病预防中的作用。大力普及中医养生保健知识和太极拳、健身气功（如八段锦）等养生保健方法，推广体现中医治未病理念的健康工作和生活方式；结合现代医学技术，通过临床经验总结、专家评估等途径形成并推广中西医整合治未病干预方案；成立社区中西医整合治未病门诊，鼓励家庭医生提供中西医整合治未病签约服务；结合实施健康中国行动，促进中西医整合公共预防体系形成。

（2）构建优势病种的中西医整合专科诊疗模式

1）筛选中西医整合优势病种：参考国家中医药管理局确定的百种中医重点专科专病列表，以专家调查法、机构调查法、病例回溯法、文献计量法等方法，筛选中西医整合优势病种，要求其临床疗效以中西医整合方法为优，其治疗方法具有明显的中西医整合特色，卫生经济学指标具有缩短疗程、降低费用等特点。及时总结形成中西医整合优势病种诊疗方案，逐步形成诊疗规范，为中西医整合优势病种专科建设提供指导。

2）整合优势资源，加强专科建设：分析所在医院医疗资源状况、深入研究疾病谱的变化和医院的历史、自身基础条件（包括人才、软硬件情况）、特色优势的发展水平、区域地理特点和医疗服务需求的基础上，整合医院优势资源，开展1～2个中西医整合优势病种的专科建设，如成立中西医整合专科门诊部、中西医整合专科专门病房、区域中西医整合专科医疗中心等。逐步加强专科专病防治网络建设，为患者提供综合、有效、便捷的诊疗服务。如加强中西医整合医院老年病科建设，加强中西医整合应急救治队伍和条件建设，建立应急工作长效机制，不断提高应对新发、突发传染病和突发公共卫生事件应急能力和水平。

3）明确理论指导，强化临床思维：在中西医整合的临床实践中强化"辨病与辨证相结合""宏观辨证与微观辨证相结合"为主的新的临床思维。逐渐克服中医、西医的弊端，逐步提高现代临床医生综合运用中医和西医两种医学的能力，从而提高中西医整合临床诊疗水平。

4）开展中西医整合技术的临床实践及经验总结：以疾病疗效的提升为根本，通过调查研究、临床实践等手段全面总结中西医整合医学在攻克医学难题中的突破性进展（尤其是专科专病方面的先进经验），从中发现思路、凝练方法，并在全国范围内推广最新的中西医整合重大技术成果，使成果惠及更多患者。在医疗设备等资源上中西并重，相应增加中医诊疗设备。

5）重视人才培养，加强专科队伍建设：优化中西医整合医院的人才引进与培养等建设机制。在人力资源配置上，规定中西医整合科人力配置要以中西医整合人才为主力。大力引进优质中西医整合师资，建立高年资中西医整合医生带徒制度；完善专业技术职务任职资格考试的内容、标准；以中西医整合优秀人才带动中西医整合专科发展。

6）保障专科建设规范性：以疗效为中心，结合专科特色，制定具有科学性及可操作性的医疗质量评价与管理体系。健全专科科室综合监管信息系统，运用抽查抽检、定点监测、违法失信惩戒等手段，实现精准高效监管；完善专科科室的评价和绩效考核制度；进一步培养院长等高水平中西医整合医院管理人才，建立分级管理的中西医整合专科医院管理体系，以此完善中西医整合医疗网络评价与管理体系。

7）引领区域协同发展，壮大专科辐射能力：科学地分析区域医疗的市场前景，结合本地区和医院实际情况确立"院有专科、科有专病、病有专药、人有专长"的专科建设指导思想，本着整体规划、分步实施、公平竞争的方法推进专科建设，将优秀中西医整合专科医院作为范例，引领区域协同发展。

8）建立中西医临床协作的长效机制和模式：促进中西医临床协作机制建设和服务模式创新，鼓励地方开展不同层级的中西医临床协作培育工作。建立综合医院、专科医院中西医会诊制度，将中医纳入多学科会诊体系，营造中西医深度融合氛围，建立长效可持续中西医协同发展机制；鼓励中医、西医相互学习，发挥各自优势，支持非中医类别医师学习中医药理论、知识和技能，并在临床实践中加以应用；加强基层医务人员常见病、多发病中医适宜技术方法培训推广，提升基层运用西医和中医两种手段综合服务能力。

（3）建立中西医整合特色养生康复体系

促进中医药传统技术与现代康复技术融合，发展具有中国特色的中西医整合养生康复医学；重视传统养生古方的发掘和抗衰老中药的研究；强化中西医整合医院老年病科建设，并积极开展中西医整合医院与养老机构的合作；针对心脑血管病、糖尿病等慢性病和伤残等，制定推广一批中西医整合康复方案；依托现有资源成立一批中西医整合康复中心，并逐步完善中西医整合康复服务标准及规范。

2. 大力发展中西医整合医疗服务

通过完善覆盖城乡的中西医整合医疗服务体系，全面提升中西医整合医疗服务质量，提升基层中西医整合服务能力，建立中西医临床协作的长效机制和模式等方式，不断满足民众的医疗服务需求，建立覆盖广、质量高、内容丰富、区域协同发展的中西医整合医疗服务体系。

（1）完善覆盖城乡的中西医整合医疗服务体系

完善公立中西医整合医疗机构为主导、非公立中西医整合医疗机构共同发展，基层中西医整合服务能力突出的中西医整合医疗服务体系。省（区、市）要建设好省级中西医整合医院，每个地市级区域原则上至少设置1个市办中西医整合医院，鼓励有条件的县区举办中西医整合类医院；促进社会办中西医整合医疗机构发展，到2025年非公立中西医整合医疗机构提供的中西医整合服务量力争达到20%，鼓励社会力量优先举办儿科、精神（心理）科、妇科、外科、骨科、消化科等非营利性中西医整合专科医院，发展中西医整合特色的康复医院、护理院。

（2）全面提升中西医整合医疗服务质量

1）实施中西医整合临床优势培育工程：三级中西医整合医院要充分利用中医

药诊疗技术和现代科学技术，优势互补、协同创新，进一步优化优势病种中西医整合诊疗方案，提高急危重症、疑难复杂疾病的中西医整合诊疗服务能力和优势病种的中西医整合诊疗水平。二级中西医整合医院要不断提高区域内常见病、多发病、慢性病、精神疾病的中西医整合诊疗能力和急危重症患者的抢救能力，做好疑难复杂疾病的向上转诊服务。

2）完善中西医整合医疗质量控制体系和评审评价体系：把握办院方向，明确功能定位，完善《三级中西医整合医院评审标准》和《三级中西医整合医院评审细则》，加强中西医整合医院品牌内涵建设。

（3）提升基层中西医整合服务能力

实施基层中西医整合服务能力提升工程"十四五"行动计划，扩大服务覆盖面，丰富服务内容，提升服务质量。强化县级中西医整合医院特色专科专病建设，提升中西医整合特色诊疗和综合服务能力，夯实分级诊疗基础。85%以上的社区卫生服务中心和70%以上的乡镇卫生院设立中医综合服务区（中医馆），信息化得到加强，中医诊疗量占诊疗总量的比例力争达到30%。大力推广中医非药物疗法和适宜技术。加强对口帮扶，三级中西医整合医院对口帮扶贫困县县级中西医整合医院，二级以上中西医整合医院对口帮扶基层医疗卫生机构中医药服务能力建设，支持县级中西医整合医院与基层医疗卫生机构组建医疗联合体，开展县乡一体化服务。

（二）教 育

围绕医药院校综合改革、中西医整合继续教育、人才工程建设、中西医整合文化建设四个方面的政策建议进行详细展开讨论，致力于加强中西医整合人才培养，医教研协同，促进协同培养人才制度化，形成以医疗需求为目标的医学模式；优化顶层设计，制定并贯彻落实相关就业保障政策以解决中西医整合人才出口、就业难题；促进中医药文化传播的推广工作，提升中医药文化影响力，最终为深入持续推进中西医整合教育与人才可持续发展的战略目标助力前行。

1. 积极开展中西医整合人才培养主体医药院校综合改革

（1）优化"两个基础，一个临床"教学模式

调整中西医课程顺序及比重：在中医课程的时间先后顺序及比重安排上作出调整，即中医药大学本科一、二年级最好用纯粹中医教学，不安排西医课程，让学生建立起中医思维，之后的学年再学习西医课程，建立西医思维。中西医两种思维先后分别建立，互不干扰。

注重临床实践：临床是西医结合的重要切入点和突破口，要让学生系统扎实地掌握中西医基础理论，然后从临床实践这个结合点入手让两种思维相结合。增加临床实践课，给予学生更多的临床实践时间及机会，增强临床思维能力和提高临床实践能力。

开设中西医整合桥梁课程：在学生学习完中医、西医基础课程，形成中西医

两种思维之后，进而学习中西医桥梁课程，使学生正确认识、比较和联系两种医学体系，拓展中西医整合思路，引导启发学生思维，以更好地将两种思维结合运用。

（2）编写中西医整合教材

紧密结合现代中西医整合的最新研究进展，编写中西医整合教材。中医基础要纳入新的研究内容，西医基础要反映与中医联系的内容或单开辟与本学科密切相关的中西医整合讲座。中西医整合临床教材，要突出病证结合中同病异证的中医理论，为中西医整合治疗提供理论基础。将临床重点疾病的高效经验疗法编入教材。

（3）加强中西医整合优秀师资的培养力度

师资上应选择中西医理论都扎实的老师，老师应有正确的中医体系的理解，给学生传授系统的中医诊疗思维，对学生形成良好影响。①要求年轻教师自觉提高自身学术、专业水平，完善自身知识构架；②中西医教师相互学习、相互培训，定期核查，提升自身理论与实践操作水平；③定期开展前沿学科的学术报告，让教师思考、探索如何将这些知识转化到实践当中。

（4）重视研究生人才培养

探索新的培养模式，培养真正精通中西医整合学科理论、掌握现代科学技术研究型人才。

培养高尚的医德医风，构建合理的医学知识结构，建立中西医整合思维模式，全面提升研究生综合能力。

2. 积极发展中西医整合继续教育

（1）推进"西学中"教育

在政策引导下，大力提倡、普及"西学中"，并将各类规定进一步制度化。西医院校增设中医课程，西医院校学生增设一定量的中医课程并进行考核，并与临床开中成药、中药注射剂、汤药资格考试挂钩。进一步完善"西学中"培训体系，进行分层次培训，开展 1 年或 2 年的"西学中"的培训班，2 年的培训班适当增加理论和临床实践的内容以达到一定的要求，建立稳定的实习带教基地，完善理论及临床实习的考核体系。创新"西学中"培训方式和手段，运用"互联网＋"等教学手段等方式，开展线上和线下的多模式培训，建立符合新时期中医药学科发展规律的"西学中"培养模式。"西学中"学员要结合自己的临床方向，制定个人发展规划，理论联系实践，不断提高自己的业务水平。

邀请知名专家，在学员所在医院建立名中医工作室：学员所在医院要重视"西学中"人才培养，继续邀请中医专家定期到基层医院进行门诊、教学查房及开展病案讨论等，建议在基层医院成立"名中医专家工作室"，形成专家带教小组，并根据疾病中医诊疗规范，制定治疗常见病各个证型的协定处方，并学习随证加减。培训学员熟练掌握中医特色技术，如针灸、小儿推拿、拔火罐、刮痧、穴位敷贴等，达到防治疾病的目的。

（2）优化中医自身的继续教育培养方式并推进"中学西"教育

中医从业人员要继续进修西医，紧跟现代国际医学发展，不断革新对西医疾病种的认识和研究，要会诊断、会治疗。中西医整合研究人员要具备扎实的西医科学基础，用科学的方法来整理中医，在系统学习中医的基础上，实现对中医药的研究与提升，进而开展中西结合研究。

3. 人才工程建设的改革

（1）就业

国家有关部门应尽快出台扶持中西医整合事业发展的法律、法规、政策。设立中西医整合专业医师，尽早设立中西医整合专业医师这一单独类别。拓宽中西医整合执业医师执业范围，对确实拥有西医专长且已在西医临床工作一定时间的中西医整合执业医师和中医执业医师，通过一定的考核后，应准予在西医医院临床科室开展诊疗工作，允许有中西医整合本科以上学历人员根据目前所在医院和科室自愿选择参加临床执业医师和中医执业医师的考试。并在执业医师法中明确中西医整合执业医师范围，允许其在中医临床和西医临床各科室开展医疗工作。实施医疗执法部门合理执法，医疗执法部门在国家医政部门和相关法规的指导下进行合理执法

（2）从业资格

允许中西医整合医生在西医医院各科室工作，这些人员应经过 2 年的专业培训；中西医整合专业五年制本科毕业后可以自由选择中医学、临床医学、中西医整合医学 3 个不同方向报考执业医师；允许西医从业人员申请中西医整合执业医师资格。允许临床类别医师通过考核后提供中医服务，参加中西医整合职称评聘。允许中西医整合专业人员参加临床类别全科医生规范化培训。

（3）人才培养

健全中西医整合终身教育体系：基本建成院校教育、毕业后教育、继续教育三阶段有机衔接、师承教育贯穿始终的中西医整合人才终身教育体系。深化医教协同，推进中西医整合人才培养主体医药院校综合改革。紧跟社会需求，促进中西医整合学位授权点的动态调整。全面实施中西医整合住院医师规范化培训，探索开展中西医整合医师专科规范化培训，健全中西医整合毕业后教育制度。

建立基层中西医整合人才队伍：强化以全科医生为重点的基层中西医整合人才队伍建设。推进中西医整合类别全科医生、助理全科医生培养，实施农村订单定向免费医学生培养和全科医生特设岗位计划等。

推进高层次中西医整合人才培养：加强中西医整合重点学科建设，支持中西医整合学科纳入国家"双一流"建设，推进中西医整合领军人才和青年人才培养，依托国家中西医整合临床研究基地、重点学科、重点专科等资源，形成一批具有影响力的学科团队。加强中西医临床医学专业"一流专业"建设，打造一批中西医整合高层次人才培养基地。完善中西医整合人才培养政策措施，鼓励西医离职

学习中医，培养高层次中西医整合人才。开展中西医整合医院院长职业化培训和各类中西医整合管理人员培训，造就一批高水平中西医整合管理人才。

促进中西医整合健康服务技术技能人才培养：拓宽中西医整合健康服务人才岗位设置，逐步健全中西医整合健康服务领域相关职业（工种），建立适应中西医整合健康服务发展的职业技能鉴定体系。建立产教融合、校企合作的中西医整合技术技能人才培养模式，加快培养中西医整合养生保健、康复、养老、健康管理等技术技能人才。

完善人才评价激励保障机制：深入实施人才优先发展战略，破除束缚中西医整合人才发展的思想观念和体制机制障碍，构建科学规范、开放包容、运行高效的中西医整合人才发展治理体系。逐步建立符合中西医整合不同岗位要求的人才标准，完善体现中西医整合行业特点的中西医整合专业技术人员评价体系，推进完善公立医院薪酬制度试点工作。加大中西医整合青年人才培养支持力度，促进中西医整合优秀人才脱颖而出。

（4）晋升制度

中西医整合医院应该建立一个多层次、多维度、多方法的整合系统进行人力资源评价，应按照不同类别和层次的人员，确定不同的绩效考核内容和指标，评价内容应包括工作态度、工作能力和工作业绩等，明确关键业绩指标，并以岗位责任、技术劳动的复杂程度、承担风险的高低、工作量的大小及管理要素等为主要评估内容进行考核，考核结果作为员工晋升、聘任、培训、调职及薪酬分配等的依据，只要业绩突出、能力超群，不管年龄与资历，都能得到晋升和重用。放宽长期服务基层的中医医师职称晋升条件。改革完善中西医职称评聘制度，注重业务能力和工作实绩，克服唯学历、唯资历、唯论文等倾向。

（5）薪酬体系

建立公正合理的薪酬体系，稳定和吸引优秀人才，薪酬的设计要真正体现按劳分配、效率优先、兼顾公平的原则。"平均绝不是公平"，在实际的薪酬分配中，要敢于根据不同的工作态度、工作能力和工作业绩拉开分配档次，向关键岗位与优秀人才倾斜，对于少数能力、水平、贡献均十分突出的技术和管理骨干，可以通过一定形式的评议，确定较高的内部分配标准，同时保持中西医整合医院在卫生行业中薪资福利的竞争性，吸引优秀人才加盟中西医整合卫生事业。落实允许医疗卫生机构突破现行事业单位工资调控水平、允许医疗服务收入扣除成本并按规定提取各项基金后主要用于人员奖励的要求，完善公立中西医医疗机构薪酬制度。研究建立中西医人才表彰奖励制度，建立中西医行业表彰长效机制，各种表彰奖励评选向基层一线和艰苦地区倾斜。

4. 推进中西医整合的文化建设

（1）弘扬中医药文化精髓，于通识教育中进行中医文化启蒙

深入挖掘中医药文化内涵，宣传中医药文化核心价值和理念，引导人民群众

自觉培养健康生活习惯和精神追求。推动中西医整合进校园、进社区、进乡村、进家庭，将中医药基础知识纳入中小学传统文化、生理卫生课程。

面向西医院校、非医学类院校，以选修课、视频公开课程、讲座等形式开展中医通识教育，有利于西医专业及非中医专业大学生对中医药文化的了解，从而增强学生的文化自信；有利于加强对中医药文化的传承与发展，提高中医与其他多学科交叉共进的可能性，尤其是推动中西医整合发展进程。

（2）加强中西医整合文化宣传和知识普及

加强中西医整合医疗、保健、教育、科研、产业等机构文化建设，塑造中西医整合行业特有的人文环境，实施中西医整合健康文化素养提升工程。基层社区逐步深入，突出中西医整合优势病种，在居民疾病的治疗和预防等方面积极应用中西医整合疗法，进一步增进民众对于中西医整合的认可度。丰富传播内容和方式，建设中西医整合文化传播人才队伍，加强中西医整合文化全媒体传播平台建设，创作中西医整合文化精品，促进中西医整合与广播影视、新闻出版、数字出版、动漫游戏、旅游餐饮、体育健身等有效融合，打造优秀中西医整合文化品牌。

（三）科 研

1. 建立国家级中西医整合重点实验室和创新型科研团队

以国家和省级中西医整合科研机构为核心，以高等院校、医疗机构和企业为主体，以中西医整合国家和省级重点实验室及中西医整合临床研究基地（平台）为支撑，加强中西医整合一流学科建设，支持中西医整合学科纳入国家"双一流"建设；不断加强科研平台的软硬件建设，以支撑中西医整合学科科学研究工作的可持续发展。

针对中西医整合优势病种和重大疾病，建立重点实验室和创新科研团队；加强国家中医药重点实验室、临床研究中心、数据中心、康复中心等一批国家级平台的布局和建设工作，形成科学管理办法及相应的职能机构，以提高科研项目水平。

2. 培养卓越的中西医整合学科带头人和中青年骨干

国家和社会提供必要的研究条件和良好的工作氛围。通过优化资源调控、设立专项研究、建设高水平科研中心和科研基地、政策倾斜等措施，为整合医学的科研工作者创造良好的科研环境，尽力解决科研工作者工作和生活中的问题，为组建高端人才队伍和产出先进成果打下坚实的基础。推进中西医整合领军人才和青年人才培养，依托国家中西医整合临床研究基地、重点学科、重点专科等资源，形成一批具有影响力的学科团队。

3. 加强中西医整合优势病种科技创新研究

（1）制定优势病种和重大疾病的中西医整合临床实践指南

设立中西医整合专项研究，利用学科交叉和团队合作方法等先进方法，孵育一批中西医整合的国际合作基地，利用先进科技对中西医整合进行严谨的大数据研究，初步形成中西医整合优势病种和重大疾病临床评价体系，获得优势病种和重大疾病的中西医整合临床实践指南。

（2）开展优势病种的中西医整合临床方案的临床验证和机制研究

建立多渠道投入机制，加大中西医整合科研投入经费，针对优势病种的中西医整合临床方案和关键技术，开展深入的临床验证和机制研究，形成一系列中医学整合学术创新成果。

（3）实现基础与临床转化、科技转化服务社会模式

加强转化医学的教育，加强专业化科技成果转化队伍建设，培养有牢固的专业基础和知识架构、敏捷的科研思路和创新思维的转化型人才，优化科技成果转化流程，建立各级的中医药成果转化平台，加强专业化科技成果转化队伍建设，优化科技成果转化流程，提高转化效率。以临床疗效为准绳，加强临床与基础科研合作，建立一种基础研究与临床研究相互转化的先进模式。

（4）加强中西医整合理论的科学研究

加强学科交叉，利用先进科技对中西医整合理论进行研究，并将其与临床诊疗相结合，从还原分析阶段转到系统综合相结合的研究道路上来，建立起立足于现代科学微观化和中医学整体观思维基础上的新型整体医学。以中西医整合临床实践为基础，阐释中医药核心理论的科学内涵，开展中药药性理论、方剂配伍理论、中药复方药效物质基础和作用机理等研究，丰富发展中西医整合理论。在中西医整合的临床实践中强化"辨病与辨证相结合""宏观辨证与微观辨证相结合"为主的新的临床思维。逐渐克服中医、西医的弊端，逐步提高现代临床医生综合运用中医和西医两种医学的能力，从而提高中西医整合临床诊疗水平。

（5）多层次、多渠道加强开展中西医整合内外交流与合作

对内，吸收更多不同专业的专家参加中西医结合学会学术交流，增加中西医结合学会不同专业委员会之间学术交流，进一步探讨整合医学最新进展；对外，各级中医药行政管理部门要重视建立国家和地区间的学术交流与技术合作的渠道，鼓励各中西医整合医疗、教育、研究机构与国外学术机构建立稳定的合作关系，开展中西医整合对外科技合作项目；促进国内外著名科研机构与著名科研团队建立中西医整合科技平台，为长期持续的交流合作提供保障。

（四）国际发展

1. 积极参与国家"一带一路"建设

配合国家总体战略，制定并实施中西医整合"一带一路"发展规划，充分发挥中医药在服务外交、民生、人文交流等方面的独特作用。

（1）实施中医药国际专项，做好区域布局

支持各类优秀中医药机构与"一带一路"沿线国家合作成立中医药中心或中西医整合医药中心，面向当地民众提供中医医疗和养生保健服务，推动中医药理

论、文化、服务融入沿线各国卫生体系。

（2）以医带药，扩大中药产品在沿线市场所占份额

以医带药，针对不同国家的药品管理制度，推动成熟且有中药材资源充分保障的中药产品以药品、保健品、功能食品等多种方式在沿线国家注册，形成知名品牌，扩大中药产品在沿线市场所占份额。

2. 打造高水平合作机制与平台

（1）深化与世界卫生组织、国际标准化组织等国际组织的合作

积极参与国际规则、标准规范的研究与制定，构建中医药国际标准体系和认证体系。

（2）巩固和拓展双边合作机制

加强传统医学政策法规、人员资质、产品注册、市场准入、质量监管等方面的交流沟通和经验分享，为有条件的中医药机构"走出去"搭建平台，营造良好的政策发展环境。

（3）举办高级别论坛

支持开展学术交流、文化传播、海外惠侨等大型活动。

3. 大力发展中医药服务贸易

支持有条件的中医药机构在境内、外设立中医药服务贸易机构，培育一批国际知名品牌。鼓励有条件的非公立中医医疗机构，面向境外消费者提供高端中医医疗保健服务。提高中医药国际教育合作质量和水平，吸引境外留学生来华接受学历教育、非学历教育、短期培训和临床实习，鼓励中医药院校赴境外办学，将中医药教育纳入境外高等教育体系。整合中医药科研优势资源，支持开展高水平国际多中心科研合作。积极参与多边、双边自由贸易区谈判，降低中医药产品和服务海外准入壁垒。

4. 培养中医药留学人才，营造有利于中医药海外发展的国际环境

（1）国家层面要制定明晰的来华留学政策

要充分认识到来华留学生的资源价值，国家要重视发挥留学生在中医药传统文化国际传播中的重要作用，加大奖学金投入，吸引更多的外国留学生来学习中医，借助他们的语言、文化服务于中医药事业的进步。

（2）学校要明确来华中医留学生培养目标

中医药大学要明确"知华友华"教育目标，重视专业教育，创造更多的条件让他们在课堂之外更深入地体验中国生活、中医文化，要把中医文化教育的场域扩展到医院、诊所、社区、网络各个地方。同时，学校不仅要关注他们在中国的学习，更要关注他们学业完成之后的职业发展和回国后的发展。

（3）我国中医留学生要树立国际化思维，加强国际化交流水平

以推动中医药发展为己任，增强学生的责任感和使命感。积极利用中医药海

外中心、孔子学院和海外中国文化中心等多种平台，参加中医药文化展览、义诊、健康讲座和科普宣传，积极参加出国游学等对外学习交流活动和国际学术会议，提高国际化适应性能力，增强专业外语水平和国际交流能力，在掌握专业基础的同时加深对中外差异的理解，在中外文化的交流中开阔视野。

（4）加强留学生海外创业意识的树立

鼓励学生在参加对外学习交流活动时，对当地中医药发展情况进行调研，结合我国特色，探索适合该地区的新型中医药产业创业模式。

参考文献

［1］汤钊猷．西学中，创中国新医学——西医院士的中西医结合观［M］．上海：上海科学技术出版社，2019.

［2］张伯礼，李振吉．中国中医药重大理论传承创新典藏［M］．北京：中国中医药出版社，2018.

［3］张大庆．医学史［M］．北京：北京大学医学出版社，2003.

［4］宫正．新中国中医方针政策的历史考察［D］．北京：中共中央党校，2011.

［5］金凤丽，丁长青．中西医结合的学科交叉探索［J］．浙江中西医结合杂志，2010，20（3）：146－149.

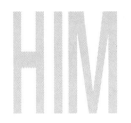

医学与人文的整合

◎郎景和　谭先杰　王琦　王姝　李玲

　　医学，是随着人类痛苦的最初表达和减轻这份痛苦的最初愿望而诞生的。人类痛苦的表达和减轻痛苦的愿望是什么？这就是人文。医学是人学，是集中表现人文精神的一门传统学科，是一个探索生命奥秘、防治疾病、增进健康的综合体系。它为正在经受身体或心理折磨的患者提供力所能及的帮助，缓减患者的痛苦，医学与人文精神关系密切，二者相辅相成。医学从诞生那一天起，就不是单纯的技术，伴随它同时产生的是对患者的同情和照顾，是人道主义的关怀。美国学者佩里格利诺指出："医学居于科学与人文之间，并且非二者中的任何一方，而是包含了双方的许多特性。医学是最人文的科学，最经验的艺术，并且是最科学的人文。"

　　医学兼具自然科学和人文科学的属性，一方面，现代医学的技术方法有赖于生理、生化、病理、药学、解剖等基础科学研究；另一方面，医学又具有非常强烈的人文社科色彩。威廉·奥斯勒在《行医的金科玉律》中写道："行医，是一种以科学为基础的艺术。它是一种专业，而非一种交易；它是一种使命，而非一种行业；从本质来讲，医学是一种使命、一种社会使命、一种人性和情感的表达。这项使命要求用心要如同用脑。"

　　医学科学的属性是一门直接面对人的科学，它既以"人"为研究客体，又以直接服务"人"为主体。医疗服务的对象是有思想、有灵魂、有丰富心理活动、受复杂内外环境影响的人的整体。因此，医疗工作必须强调以人为本，体现人文关怀。在医疗活动中，不仅要关注疾病，同时也要关注患者本身。

　　"人文"一词最早出现在《易经》。《易经》写道："刚柔交错，天文也。文明以止，人文也。"按照钱穆先生的解释，人文精神其实就是在"人与人、民族与民族、文化与文化相接相处的"时候必须坚持的以人为本的精神。医学，正是以人为本，以人的健康为本而产生和发展起来的一门科学。《黄帝内经》强调"天覆地载，万物备悉，莫贵于人"。唐代名医孙思邈认为医者应有"誓愿普救含灵之苦"的信念。晋代杨泉也说过，"夫医者，非仁爱之士不可托也；非聪明理达不可任也，非廉洁淳良不可信也"。

在公元前8世纪之前，希腊人认为治疗疾病的力量专属于神祇，医疗手段以祈祷和巫术为主。公元前7世纪，爱奥尼亚的自然哲学开启了希腊人理性认识世界、认识疾病和认识自我的时代。公元前5世纪的古典盛期，自然哲学在希腊的传播已经十分广泛，这为希腊医学的发展和传播奠定了理论基础。希波克拉底时代，医学与巫术的分离趋势日益明显，虽然医生们仍然常常将自身的医学知识归结于医神的馈赠，但直接接受医神的治疗，已经不再是垄断性的治疗方法。寻找疾病的自然原因是医学与巫术分离的重大标志，是人认识自然的理性尝试，是对人自身认识能力的肯定。医学人文的概念虽源于20世纪70年代，但强调医学对人的尊重和关爱的观念，于西方医学，必溯及希波克拉底。《希波克拉底誓言》中提出，"医术的唯一目的是解除和减轻患者的痛苦，是为患者谋利益"。其医学理论展示了对人类认识世界、认识疾病和认识自身能力的肯定；其注重从患者实际出发的诊疗方法体现了对人的尊重，其道德誓词蕴含了医生职业的人文关怀。这些理念成为西方医学人文传统的第一块基石。1948年世界医学会制定的《日内瓦宣言》强调，"行医中一定要保持端庄和良心。把患者的健康和生命放在一切的首位"。由此可见，几千年来中西医都有着共识：医学的目的因、动力因、本质和灵魂就是人道，就是人文。之所以医学必须回归人文，还在于医学必须遵守人的规范。医学的一切研究、服务及其过程都必须遵守为人服务的规范。它必须把人的地位放得高于一切，它的一切成果必须为人的健康、幸福和发展服务。

医学人文精神究其本质依然是一种人文精神，但是在医学这个领域里它又有了特殊意义，因为医疗工作的特殊性，决定了医学人文精神的本质又不同于其他人文精神。医学人文精神体现了一个医务人员的人文素质水平，表现为对患者身心的关怀、生命的尊重、尊严的维护和价值的认同，是调动医患二者积极性和解决其病痛的重要组成部分。在这里，医学人文精神更关注的是人的生命至上的观点，以及医疗过程中的人文关怀。特鲁多医生墓志铭上的"有时去治愈，常常去帮助，总是去安慰"，很好地诠释了医学人文精神的基础应该是安慰和帮助，这是医务工作者对生命最起码的关怀与关爱，是最简单也最需要的医学人文精神。

一、医学与人文的关系

（一）医学人文：人文引领医学发展

"医学人文"这个名词是于1919年才由奥斯勒首次提出来的，历经3次人文浪潮，并成为医学界与人文学界普遍接受的全球性学术话语。在我国备受关注，一方面是基于市场化医疗改革背景下，医疗纠纷愈演愈烈，为构建和谐医患关系而提供的一种可行路径。另一方面是基于"医乃仁术"的中国文化传统，本就注重医德教育。二者的叠加及人们对医学价值理解的拓展，最终促成了医学人文学科群的初步确定，对于其核心理念已经达成基本共识。医学人文是医学产生以来就存在的，它与医学相伴而生。医学人文在20世纪兴起，是以反思医学目的、维护医学尊严、坚守医学良知为内容的学术思潮和社会文化运动，也是应用人文社会科学的知识与方法对医学的本质与价值、卫生保健的目的与意义、医疗保障的公平与公正等问题进行探究的实践。医学人文能激发医务人员对人性、对苦难、对生命的敏感性和洞悉力，能确立医学研究、临床治疗、预防保健及卫生政策制定过程中自主、尊重、宽容、公正的价值观。"无论进入谁家，我将以患者利益为念"和"凡大医治病，必当安神定志，无欲无求，先发大慈恻隐之心，誓愿普救含灵之苦"等，都属医学人文范畴。

《辞海》中对于人文的解释是，指人类社会的各种文化现象。中国医师协会张雁灵会长在一篇文章里曾说过："医学人文精神是医学的灵魂，是对生命的尊重和关注，反映了人类对生命的认识和态度。塑造医学人文精神不仅有利于构建和谐社会，也是人类进步和文明发展的重要体现。"医学人文精神是对医学本真的"回归"，而不是两种不同要素的重新组合。

医学整合的目的是要实现整合医学，它不是将医学科学与人文医学简单地扭合、拼凑在一起，而是回归医学应有的科学性和人文性。这种回归的重点不是停留于知识层面，而应内化到人们的理念之中，需要从医学科研、医学教育、技术创新、临床服务、政策制定等方面全方位推进，在观念中将两种属性统一和整合并用于指导具体的医疗实践。例如，医学科研中坚持正确的价值导向，树立纯正的科研动机，恪守科研伦理规范；医疗技术创制中避免盲目追求高精尖、片面强调效率的极端功利主义行为；卫生政策制定中坚持以人为本、公平公正的价值理念，把社会效益放到首位；临床医疗中坚持病与人的统一，强化同理心及医患间的情感交流；医学教育教学中坚持医学科学与人文医学一视同仁，力避重医学科学而轻人文医学的现象。正如威廉·奥斯勒所述，医学实践的弊端在于"历史洞察的贫乏，科学与人文的断裂，技术进步与人道主义的疏离"。

现有的医学实践过于依赖技术，这在更好地治疗疾病的同时却损害了医患关系。如罗伊·波特所说："在西方，人们从来没有像今天这样如此健康、长寿，医学的成就也从来没有像今天这样如此巨大。然而，具有讽刺意味的是，人们也从来没有像今天这样如此强烈地对医学产生疑惑和提出批评。"

医学本身发展过程中面临的挑战，也给人文带来挑战。无论是最早的医巫不分，还是现代医学，从医学行为产生的初始，它的对象就是人；不同的是，随着社会和科技的发展，随着人口老龄化和疾病谱的改变，医学正在经历以"病"为主体向以"人"为主体的转变；医疗行为也从"医不叩门，有请才行"转为在关注治疗的基础上，对生命周期全过程的呵护和管理。

从最初的人文需求到今天现代医学里面需要发展的人文，从它的重要性到它的历史定位，还有它的内涵都有所不同。首先从需求来讲，以中国为例，社会的快速发展、人们生活压力增大、人口老龄化、慢性疾病发病率上升、人们对健康的重视程度提高等现象，使人们对健康的需求趋于多元化。其次，基因组学、大数据、人工智能等前沿技术发展快速融入医疗服务中，它也颠覆了很多传统医学的实践模式。人工智能未来一定会更快地进入医疗里面来，但一定是辅助医疗手段，不能取代医生。医疗服务肯定不能只是单纯的同等的医疗技术服务，它是医疗技术服务 + 医学人文，才能是一个完整的医疗服务，所以医学人文情怀是永恒的，永远都不能丢掉。由于在整个人类长期进化的历史进程当中，医学研究快速发展只有近几十年，或者是近百年。这个过程当中不可能把健康和医疗面临的很多重大问题解决掉。所以我们的医疗技术和医疗手段都有局限性，把这些情况跟人们解释清楚，这也是医学人文应该做的事情。认识到今天医疗的局限性，正视对待生命面临的自然现象、生老病死。

医学模式，是指人类对医学问题和医学实践开展研究时需要遵循的实际原则和方式。为适应人类发展的需求，医学模式随时代而变迁。

18 世纪中叶的第一次工业技术革命，推动了人类的进步，使医学冲破了中世纪的僧侣医学和经验医学模式而发展为机器医学模式。19 世纪以电力应用为标志的第二次工业技术革命中电力在整个医学领域得到了广泛应用，医学模式发展到生物医学模式。第二次世界大战以后，以电子技术为中心的第三次工业革命，使人类对生物性疾病的诊断、治疗、预防的认识都得到了较大提高，医学生物模式发展到高级阶段。20 世纪 70 年代以来，随着电子技术、生物工程、遗传工程、无性繁殖、重组 DNA 等高科技技术的广泛应用，社会的生产结构、社会关系、社会生活都发生了空前的变化。自 20 世纪 70 年代以来，医学模式从生物医学模式向"生理—心理—社会"医学模式转变，这种新的医学模式要求人们从生物的、心理的、社会的等方面全面、综合地来认识疾病和健康，历史呼唤整合医学时代的到来，整个社会对医疗的需求也从传统的治疗疾病方式转变为预防、治疗疾病，随着人们生活水平的提高，对预防疾病的要求也越来越高。关于医学的"目的和价值"问题的探讨随即成为热点，驻足当下，我们不禁要重新思考医学与人文的关系，也重新思考医学的"目的和价值"。

21 世纪经历了巨大的科技变革，大数据、人工智能为医学的发展带来新活力，传统医疗模式不能满足社会进程发展的需求，而人工智能作为一种技术的创新，成为连接未来医学模式的桥梁，多元医疗模式共存局面由此产生，包括个体化医疗模式、智能医疗体系、多学科合作医疗模式。个体化医疗模式强调"以人为本"的人性化科技，打破长久以来"千人一方，头痛医头，脚痛医脚"的医疗模式。人工智能医疗的应用涉及医学、计算机、伦理学、法学等不同学科的交叉，因此需要多学科共同合作以解决和论证不断涌现的实际问题。虽然某些医学研究区域可能更容易进行人工智能替换，但个体的社会环境或微妙的医疗环境，不能被"机器"所感知，医生在这众多关系中应始终保持权威立场，由医生、患者二人组决定要做什么，人工智能协助医患双方做出决定。总之，人工智能只是提供决策支持，而不是决策替换。

人文精神是以人为本，对人类的命运、幸福与痛苦，对人的存在、价值与尊严的强烈关怀，以及对价值理想或终极理想的执着追求的总和，强调人性、理性和超越性。科学技术的发展作为人类社会的产物，始终服务于人类，而科学技术附着的价值属性也与人类社会息息相关。人工智能和医学人文的结合顺应时代要求，也是科学与人文的互动、互补和共融关系的呈现，只有人文和伦理的回归才是医疗生命主题的魂魄、精神与落脚点。一百年后，当我们再回首，不要因为"我们走得太快，走得太远，以至于忘记了为什么而出发"！

只有将医疗技术与医学人文整合在一起，才能提供更好的医疗服务。医疗技术是用于行善还是用于作恶，用于造福人类还是用于伤害人类，需要医学人文的引导和规范。所以"没有人文精神的科技是破坏力，医疗技术尤其如此"。

人文素养对现代医学技术具有提升作用。①医学技术本身只是医学的辅助工具，是为人类谋取健康的基础手段。在现代医学技术进步中，医学对方法正确性、过程有效性的追求大大超出了结果准确性的要求，大多医疗学者过分依赖现代医学技术，忽略了对通过工具、手段探究得到结果合理、准确性的探究；而人文素养本质为"以人为本"，需要医者掌握医学技术运用中存在的客观规律，积极探索通过医学技术这一工具室所得结果的合理性，只有全面提高了医者人文素养才可有效保证医学技术在医者设想的规范内发展。②医学人文为进一步促进医学技术提升的基础条件，医学技术进步永远无法脱离"人"的影响，在热爱科学的人文环境中，医学技术发展将得到全面进步，且良好的医学人文将影响医学技术价值评价，使医学技术的临床应用更具目的性，全面提高应用效果。人类历史的发展充分证实科学技术为人类文明进步的主要推动力，可为人类社会提供巨大财富，为医学人文精神文明组成之一，现代医学技术可通过科技能量为医学人文提供良好的物质技术，全面促进医学人文提高。③医学人文提升可为现代医学技术作为支撑，医学技术可为医者搭建完善知识、文化、信息交换网络系统，各医者可在此系统内更加迅速便捷地分享、交流先进思想知识，综合提升医学文化，促进精神文明建设与社会发展，进一步推动人类文明迅速发展，并使医者思想观念发生巨大转变，提高医学文化。④医学技术的提升可进一步提高临床病症诊断准确率及治疗有效率，进一步丰富了治疗的多样性，并可为患者提供更加舒适、科学的治疗方式，在无形中提升了医学中人文关怀医学的进步，不能单纯依赖科学技术的进步，更需要有人文精神的滋养。医生要恪守"以人为本"的理念，切身感受患者的痛苦，从多个方面关爱患者、尊重患者、鼓励患者，这种人文关怀比为其开一剂良药更有效。一个医生能够在诊疗患者的过程中时刻关心患者的病痛，安慰和鼓励患者战胜病痛，使用得体的语言和患者交通沟通，了解患者的身心状况和家庭情况，恪守"以人为本，仁心仁术"的职业理念，将人文关怀贯穿于整个服务过程的医生才是一个具有人文精神的医生。如今，医疗诊断技术突飞猛进，治疗手段日新月异，医生重检验轻临床，重"病"轻"人"，走近患者床边的时间越来越少。随之而来的问题就是患者越来越不满意。早在唐代孙思邈就要求医生"见彼苦恼，若己有之，深心凄怆。勿避崄巇、昼夜寒暑、饥渴疲劳，一心赴救"。策发"大慈恻隐之心"，进而立誓"普救含灵之苦"，且不得"自逞俊快，邀射名誉""恃己所长，经略财物"。威廉·奥斯勒也曾说过："医生绝不只是在治疗疾病，而是在医治一个独一无二、有情感、正为疾病苦受煎熬的人。"被评为 100 位新中国成立以来感动中国人物之一的"万婴之母"林巧稚大夫，一生都没有离开临床。她经常告诫学生："患者是活生生的人，他们有思想有感情。看患者不是修理机器，医生不能做纯技术专家，不要凭医学报告下诊断开处方，而要到患者床边做面对面的工作，悉心观察，关心照顾患者。"她的一举手一投足都透露着她对患者的爱，她用对亲人的方式对待她的患者，直接用耳朵贴在患者的肚子上，为患者擦擦汗水，掖掖被角，拉住患者的手，给患者以安慰，给患者以信心。她说："生平最爱听的声音，就是婴儿出生后的第一声啼哭，那是一首绝妙的生命进行曲，胜过人间一切最悦耳的音乐。"唯有如此，医患关系才可能逐渐回归和谐。

（二）人文医学：人文是医学的一种手段和方法

对医学人文和人文医学，国内学者提出不同的概念。比如医学人文是医学中"人文性"的揭示，而人文医学是医学中"人文化"的掘进；医学人文是人文学者看医学，人文医学是医生看医学；医学人文是医论，而人文医学是医术；医学人文精神是医学世界的统领，把握医学的发展方向，而人文医学是医学人文精神和关怀的归属，是以人文作为工具去实现医学目的。关于医学人文和人文医学的区别，国内杜治政教授认为：①历史发展渊源不同，医学人文早，人文医学晚。②内涵具有差异，医学人文重在价值判断，表现为一种精神理念，比如大医精诚；人文医学重在具体实践，比如人文关怀。③涉及范围不同，医学人文宽，人文医学窄。④落脚点不同，医学人文落脚点在人文，而人文医学落脚点在医学。⑤使用的语境和学术范畴不同。⑥使用的情境和场合不同。只有人文精神和人文关怀才使医学具有了人的属性，才涉及医学的本质。国内刘虹教授提出，要高扬医学人文属性，彰显医学人文精神，铸造医学人文素质，提供医学人文关怀，构建和谐医患关系来体现医学本质。

20 世纪 90 年代，学界开始提出人文医学概念，代表是贺达仁 1995 年在《医学与哲学》杂志发表的文章《关于人文医学的分类》。医学人文归属于"人文"，是人文的二级学科；人文医学归属于"医学"，属于医学的二级学科，二者的侧重点也有差别。

医学人文是达到人文医学的手段，人文医学是弘扬医学人文精神、倡导医学人文教育的终极目的。人文医学不仅是医学发展的新阶段，潘荣华等在"人文医学与医学人文学引论"中指出，在时间维度呈现的"四个阶段：与神学阶段、经验医学、生物医学与人文医学阶段"，更是医学发展的新范式。人文医学的落脚点是医学，它的对应部分是生物医学，它和生物医学相对应组成了更为完整的医学，它比将人文医学视为与基础医学、临床医学、预防医学一样的医学组成部分的表述更为准确，因为与人文医学相对应的不是基础医学、临床医学、预防医学，而是生命医学。刘虹利用欧拉图将医学主要分为生物医学与人文医学。有学者认为，依据医学与自然科学和人文社会科学的渗透、交叉、融合，二分为生物技术医学与人文社会医学，符合分类学学理和医学客观事实。医学本就是生物技术医学与人文社会医学的统一体，生物技术医学与人文社会医学实质是同根相伴而生，是医学的并蒂莲。

神灵主义医学模式、自然哲学医学模式、生物医学模式和生物心理社会医学模式，这4种模式无论从历史的角度还是从现实的角度来看，生物技术医学范式下的生物医学模式的产生和发展，都是一种医学技术的巨大进步在医学上的应用。医学技术的进步为生物医学模式下的医疗活动奠定了诊治基础，但是缺失了人文社会医学的生物医学模式，注定会被生物心理社会医学模式替代。生物技术医学模式是一种以维持动态平衡的医学观所形成的医学模式，注重生物医学方面的诊治技术，在其结构内缺乏心理、社会行为方面的诊治、思维空间。生物医学模式，在人类与疾病的抗争史上立下了汗马功劳。然而生物技术医学脱离"人"的整体，也给医学思维活动造成了一定的消极影响。

"技术至上主义"和"医学万能论"一度让人们误以为生物技术医学可以与一切疾患抗衡，但现实与理想的落差使辉煌的现代医学屡次遭遇难题和尴尬。生物技术医学过度重视医疗科学技术的应用，却忽略了人文精神的客观存在，造成了医患关系的物化。对于生物技术医学而言，重视科学技术的应用本身无可厚非，然而技术上的一叶障目，形成了"只见疾病不见患者"的一孔之见，演变为近现代生物技术医学的根本特征和危害之源。生物医学范式下医学人文精神的暂时衰落，成为人文社会医学复兴的历史动因。人文社会医学伴随生物技术医学的发展，20世纪中期以来，社会和医学界认识到，许多新医学技术的出现，如新诊疗技术、新药物和新材料的开发与应用，现代医学迫切需要人文社会医学的许多知识和理念。

医学是研究身体的学科，人文社会医学说到底是研究医学与身体关系的学科。生物技术医学追求医学技术的进步，将疾病打败、扼杀；人文社会医学则追求安抚患者的情绪，让患者得以宁静。医学需要将人文社会医学的内容渗透至生物技术医学之中，两者合二为一，使人能够"认识自己"。基于物质关怀的人文精神关怀，是人文社会医学基于人的社会本质出发的一种力量。人文精神是人文社会医学的核心精神。深入研究医学人文精神，是人文社会医学理论研究之纲，也是人文社会医学的历史使命。生物技术医学以求真求精，人文社会医学以求善求美，前者以科学精神为导向，后者以人文精神为导向；前者以躯体为研究对象，后者以精神为研究对象。没有人文精神的身体只是躯体，没有人文精神的医生只是医匠，没有人文精神的医学纯粹是生物技术医学，缺乏形而上的精神关怀，医学关怀终将无法走向终极。

人文医学是以医学人文精神和医学人文关怀为研究对象、涉及医学价值世界和身体感受性的医学分支学科，是当代医学体系的重要组成部分。人文医学的概念有两种含义，一是指一门独立的学科，二是指一个学科群。作为独立学科意义上的人文医学，具有独立的研究对象、研究内容和研究进路，其人文医学研究对象具有 3 个特征。①人文医学研究对象的特征是以求善为目标。②当代医学体系庞大，分化精细，以生物医学为主干，都以求真为目的；唯有人文医学将涉及医学本质的医学人文精神和医学人文关怀作为自己的研究对象，以求善为目标。医学因具有医学人文精神和医学人文关怀而具有人的属性，人文医学因以医学人文精神和医学人文关怀为研究对象而得以显现其在现代医学体系中的价值。③作为一个学科群意义上的人文医学，其包括医学伦理学、卫生法学、医患沟通学、医学哲学、医学史等。人文医学之独立学科与学科群中诸学科在研究对象、内容、方法等方面，尤其是研究视角和学术位置方面是有区别的。卫生法学、医学伦理学、医学史等，分科清晰，都是从特定专业角度，研究发生在医学场域中具体的专业问题。如卫生法学是从法学专业的角度，研究发生在医学实践中的卫生法学问题。作为独立学科的人文医学是从总体的视角研究人文医学一般性问题的学科，是总论性质的学科；作为学科群的人文医学，由医学伦理学、医学哲学等学科组成，是从各自专业的角度研究发生在医学领域中的专业性问题。人文医学则是当代医学为完善其功能的内在需要而形成的学科，是医学人文精神适应医学实践需要的具体化、对象化和实践化，表现为一门门的系统知识、医疗程序和操作规程，它有时与医学技术融为一体，但更多地表现为独立存在的医学诊疗行为或行为规范，如放弃治疗的程式、严重缺陷新生儿的舍取、干细胞技术研究与应用伦理规则、生前预嘱的安排、安宁疗护的心灵支持等。人文医学的某些学科或学科中的某些部分，已成为显学；人文医学的灵魂是医学人文的精神和理念，但它的重点是实践，是人文精神在医学中的实践，是作为生物心理社会医学模式中包括心理社会因素在内的新的医学组成部分存在的。

人文社会医学作为医学属一门独立的学科种，是伴随生物技术医学的实践产生，并且不断强大起来的，其作用也越来越明显，是形而上的医学，是生物技术医学学科种的并行医学种类。脱离生物技术医学的人文社会医学是不具有锐度的，没有人文社会医学伴行的生物技术医学也是缺乏温度的。医学现象本质是一种人文社会实践。在医学发展史中，曾经由于科学技术进步的易显性，使人们过度倚重技术，反而偏离了人文社会属性，一度使人们认为生物技术医学就是医学全部，向技术索要一切健康要素。虽然人们对医学的认识产生了偏差，但是医学中人文的特性一直存在，并且生物技术医学终究是要和人文社会医学齐头并进的，方显医学本色。

人文医学是医学的必需品。成功的治疗需要医生与患者、医生与医生间的充分交流。我们要充分认识医学的不确定性和综合性，医学不是单纯专业化、标准化、专以技术见长的学科。人文医学是医生专业精神的集中体现和升华，是最高层次的医学人文。人文医学没有特殊的、具体的、既定的绝对标准，它以医生的仁爱之心为起点和终点，体现在医生为了患者主动积极的一切努力之中，表现为医生强烈的责任感和使命感，贯穿于医疗救护的全过程。实现人文医疗的可行选择是医患共同决策。诊治过程和结局无法避免，所以需用人文医学加以补充或补救。对慢性病的治疗，人文医学更是不可或缺，甚至是决定成败的关键。提高医生的人文素养和人文胜任力是实现人文医学的重点，包括从医动机、职业价值追求、共情能力、关怀能力、沟通艺术、利他情怀、叙事能力、职业反思能力、生命/健康教育与死亡辅导知识与艺术、人文阅读水平等。人文医学将成为中外未来医学发展和竞争的软实力和巧实力，是现代医学走向成熟的重要标志。

现代医学在我国的传播和发展，有"输入式"和"引进式"两种传播形式。输入式即外籍医生在国内执业行医，同时兼以传授知识和技术。引进式即中国学生前往国外学习现代医学技术后回国执业行医，并传播无论是"输入式"还是"引进式"都在不同程度上存在的技术与社会认知脱节的情况，即社会对现代医学的认知和社会意识的形象表达并非如西方现代医学发源地一般，技术的发展与社会的认知存在很好的良性互动，即医学中缺乏人文属性，这一阶段自现代医学传播以来为伊始直到新中国成立前。20世纪初的现代医学，在传入我国的伊始已经是几乎接近成熟的科学技术，能够有效维护人类群体健康、延长群体生命、保护人类免受传染病的袭扰。早期的医学教育培训并未有与之相适应的人文理念，国内最初的现代医学高等教育的发轫多是以教会医院为基础的师徒传承制的形式展开的。最早的协和中文部诞生开启人文医学与医学人文等相关问题的讨论，是现代医学人文反思的开端。与同期西方国家的人文医学发展相比，以科学技术为核心的医学教育和医学人才培养体系在学科交叉与社会思潮的影响下，人文医学发展在20世纪中叶实现了"从静水流深到涟漪漾起"的转变。人文医学在我国近现代医学的传播发展伊始所存在的问题，在改革开放后逐渐回归科学与人文发展的应有之路。改革开放后，中断数十年的中西文化交流再次开始，在医学科技发展和临床技术应用等方面，中国再次认识到东西方的差距，认识到要注重技术的引进和人员的交流。随着中西方科技文化交流逐渐走向深入，西方的第二波医学人文研究成果也逐渐被带到国内，随着西方科学技术与社会研究思路的引入，我国学者也逐渐认识到医学的人文属性和人文医学的发展影响现代医学的发展和社会接受度。我国学者也在认清差距后积极加入第二次生命伦理学研究的浪潮中，1979

年召开的全国医学辩证法讲习会及《医学与哲学》杂志的创办，呈现出内生型发展与外源性输入并存共荣的局面。人文医学发展的同时，国民经济水平和居民生活质量不断提升，社会大众对医疗服务的需求从基本身体健康转变为对生命质量的追求。伴随医学快速发展的还有不断扩大的疾病谱系和复杂疾病的发病率，受医疗服务资源分布不均衡、水平发展不充分，居民在某些程度上获得的医疗照护并未呈现出与经济社会发展相适应的提升。在现有条件下医疗服务资源将被最大化地利用，以实现对人民健康的最优服务。人文医学发展的道路依旧漫长且艰辛。

二、国家策略

（一）关于人才培养

怎样才能实现医学与人文的完美结合？这要靠培养大批既有高水平医学知识技能，又有丰富深厚的人文知识的新型人才来完成。缺少医学人文素养的医生，在行医路上，有可能短时间内走得快，但他一定走不远。

培育医学生的医学人文素养，不仅可以引导医学生关注医学的目的、树立以人为本的理念，帮助医学生认识自我的价值和生命的尊严，还可以在一定程度上缓解医患矛盾，促进全民健康的实现。

医学人文与医学科学两者相辅相成，没有人文内涵的医学是冰冷的；没有科学技术的医学是不切实际的，人文素养作为医学生的必备素养之一，只有将医学人文教育纳入医学生的培育过程，营造浓厚的医学人文氛围，并采用有效的教育手段，才能培育出具有岗位胜任力的新时代合格医学生。因此对医学生的总体培养目标是培养医学人文精神与科学精神相结合的、具有一定实践能力的医学人才。

20 世纪初，亚伯拉罕·弗莱克斯纳便提及医学人文科学教育的重要性，并强调应该注意医生发展中的人文培训。在那之后，国际上医学人文学科便一直在发展，医学人文课程教学方法也在持续改革和创新。20 世纪 60 年代，美国多个大学成立医学人文学院系，将医学伦理和文学等课程融入医学生的教育过程当中。例如，美国宾夕法尼亚州立大学和南伊利诺伊大学成立了医学人文系，美国内科医学委员会在住院医师临床培训中增加了医学人文的考核。国家制定的医学教育方针当中，谈到了加强医学生的人文和社会科学的教育。20 世纪 80 年代初，美国医学教育委员会在《医学教育未来方向》报告中提出要"加强医学生的人文、社会科学教育"。哈佛医学院自 1985 年启动"新途径"课程改革，使学生得到系统人文教育。2015 年设立艺术与人文计划，开设戏剧、舞蹈、文学之类课程，帮助学生更具同理心。到 1999 年，75% 的美国医学院校开设医学人文课程，这体现了发达国家重视"两只翅膀"培养医学人才。除了美国，英国、日本也有相应的措施。1993 年，英国医学总理事发表了"明天的医生"这一论文，在论文中对人文学科进行了组织定义。到了 1999 年，国际医学教育专门委员会（IIME）成立，该委员会强调把"职业价值、态度、行为和伦理"作为保证其毕业生具备的核心能力和基本素质之一。

随着人文学科的不断理论化、系统化，医学人文教育也不断升温，革新医学人文的教学方法，将人文素质培养教育更好地融入高等医学教育中就成了国内医学教育的重心所在。医学教育是关键，无论医学科研、技术创新、临床服务、政策制定等都必须由人来实施，而实施者的精神理念直接影响着实施过程的价值取向，并影响着最终的实施效果。杨叔子院士曾说过，"人文教育熏陶高洁的人性，练就非凡的灵性。科学教育练就严密的灵性。科学教育与人文教育交融，才能培养出人的高素质，造就出完整人格的人才"。

1）医学人文教育是一个整体工程，首先要建立规范的人文教育领导、管理和工作机构；形成以医学人文学科为核心的人文学科体系。

2）加强配置优秀师资：要引进一批高水平的教师队伍。优秀的师资配置是培养医学生人文执业能力、提升医学人文教育实效性的基础保障。一方面，学校要高度重视医学人文课程的重要作用，整合师资力量，开设涵盖医学人文全部核心的"必修－限选－选修"课程；另一方面，借鉴"课程思政"的做法，吸纳医学专业教师、医学教育管理者及受过培训的患者，共同开展医学人文教育。只有把学生前期基础人文知识的学习与后期临床带教、示教及临床实践紧密结合起来，才能真正把医学人文精神贯彻于临床实践的始终。

3）更新教育内容与形式：医学人文教育脱胎于"人文教育"，因此要引导学生重视人文经典的诵读。研习文学与艺术经典陶冶情操；研习历史与文明经典获得广博的视野；研习哲学与宗教增强逻辑思辨能力；研习经济与社会经典了解人类社会运行的规律。医学人文精神的培养与人文教育的训练不可能一蹴而就，就犹如人文经典一样，越是积淀久远，越会散发出理性和感性交织的光芒。因此，医学人文教育内容的更新，首先要重读东西方人类文明传承中留下的经典内容。同时，人文教师要不断更新教学内容，通过课程教授经典的、前沿的医学人文理论；通过社会实践训练学生人文素养，引导学生把人文精神贯穿于医学活动的始终。医学人文课程教学是医学人文教育的主渠道，课堂教学是课程教学的主阵地。拓展医学人文教育渠道，首先要巩固、充实和提高现有的医学人文课堂教学水平。唯有做好基础理论知识的传授，把人文知识、人文精神内化为学生的思想和灵魂，他们才能够在社会实践，特别是医学实践的历程中具备人文关怀精神。

4）注重实践中的医学人文教育：就是"要把论文写在祖国的大地上"。

5）完善医学人文教育评价：医学人文教育的使命不仅仅要让学生学习医学人文的知识，更要提升学生的思想道德素质水平，医学人文教育评价的核心标准在于"培养什么样的人"。1981年，美国内科医学委员会要求申请证书的实习医生要达到"人文品质"的要求。构建医学人文评价体系，确立医学生人文评价指标，加大人文教育评价的比重，注重过程评价与终结性评价相结合。

6）中华优秀传统文化的熏陶和滋养：中华传统文化历来十分重视医生的医德

修养和医德教育，注重医德和医术的统一，特别强调医生的道德修养，提倡为医先立德，形成了具有中华民族特色的医德文化。中华优秀传统医德文化饱含着深刻的人生哲理、价值观念和行为范式，如"以人为本"的价值观念、"大医精诚"的道德伦理及"悬壶济世"的使命担当等，是医学生人文素质教育的源头。通过中华优秀传统文化教育，培养医学生人文素质之"根"需从以下几个方面着手。其一要以"以人为本"的价值观念为引导，强化医学生职业精神。儒家文化以"仁"为核心理念，强调仁者爱人、推己及人，体现了"人本主义"的价值取向。受此影响，形成了倡导"医者仁心、医乃仁术"的儒医文化。晋代杨泉指出："夫医者，非仁爱之士不可托业，非廉洁淳良不可信也。"唐代大医学家孙思邈在医学巨著《千金要方》中写道："凡大医治病，必当安神定志，无欲无求，先发大慈恻隐之心，誓愿普救含灵之苦。"随着科技在医学领域的广泛运用，致使医疗过程中出现了技术主义倾向，患者被简单地视为物化的机体，缺乏必要的人文关怀。鉴于此，当下重温儒医文化的仁爱精神十分必要，以此来教育和引导医学生要用一颗"仁心"去体恤患者，为其纾解精神之病痛，用一身"仁术"去救治患者，为其祛除机体之病痛。其二要以"大医精诚"的道德伦理为指导，规范医学生职业行为。中华传统医德文化反对医生把医术作为追求个人名利的手段，提倡重义轻利、清正廉洁的道德品质。孙思邈提出"医人不得恃己所长，专心经略财物，但作救苦之心"。清代名医费伯雄说，"欲救人而学医则可，欲谋利而学医则不可"。当前，由于信息化时代多元思潮的冲击、纷繁复杂的社会不良现象的影响，部分医生价值观迷失，出现了有悖医德的不端行为。为此，学习传统医德文化中蕴含的道德伦理思想确有必要。要通过课程学习和环境熏陶将传统医德伦理思想贯穿于医学生学习教育的全过程，以此坚定医学生职业信仰，规范医学生职业行为。其三，以"悬壶济世"的使命担当为指引，厚植医学生职业情怀。中华传统医德文化把济世救人作为最高的医德原则，主张医生须"济群生""博施济众"，体现了对生命的高度尊重和社会责任感。《黄帝内经》中提到，"天覆地载，万物悉备，莫贵于人"。《灵枢·师传篇》中提到掌握医术应该"上以治民，下以治身，使百姓无病"。医圣张仲景立志医学以"上以疗君亲之疾，下以救贫贱之厄"。时至今日，这些医家名言依然闪烁着智慧的光芒，具有浓厚的人文情怀。医学院校要充分重视传统医德文化教育宣传，要利用课堂教学主渠道、校园文化阵地、医师言传身教等多种途径，强化医学生对优秀传统医德文化的认同，将其所蕴含的"尊重生命、普同一等、清正廉洁、精勤不倦"等优秀品质逐渐内化为医学生自觉践行的职业情怀。

　　7）加强思想政治教育：是运用马克思主义的理论与方法，专门研究人们思想品德形成、发展和思想政治教育规律，培养人们正确世界观、人生观、价值观的学科。思想政治教育学科是马克思主义理论一级学科下的二级学科，思想政治教育包括思想教育、政治教育、道德教育，其关键是以人为本，具有本质的意识形态性、内容的规定性、目的的明确性、覆盖的全员性、过程的全程性等特征。医学人文教育必然包含于思想政治教育之中，思想政治教育内在被赋予了医学人文教育的历史使命。纵观两者学科背景，思想政治教育与医学人文教育的学科背景差异较为明显，但是思想政治教育学科高于医学人文教育学科，必然全程覆盖医学人文教育，医学人文教育承担思想政治教育在医学教育实践领域中培养医学生世界观、人生观、价值观的重要任务，两者的精神实质相互贯通，两者的根本价值取向高度一致。思想政治教育目标和医学人文教育目标的本质是一致的，医学人文教育的目标是思想政治教育目标在医学教育实践中的具体形态，医学人文教育是实现医学院校思想政治教育目标的具体路径与方式。中国马克思主义思想史，中国革命、建设和改革史是思想政治教育的重要内容。从中华文化视角看，医学人文内在包含于中华优秀传统文化和中国特色社会主义文化之中。思想政治教育的核心内容是培育和践行社会主义核心价值观，社会主义核心价值观在医学教育与实践中具体表现为医学伦理准则、医学人文精神和医风医德，思想政治教育和医学人文教育的核心价值观念的精神实质和实践要求根本一致。因而，思想政治教育内在规定了医学人文教育一般性、普遍性的教育内容，思想政治教育代表医学人文教育的一般性；医学人文教育代表思想政治教育的特殊性，是思想政治教育内容在医学教育实践中的进一步延伸、拓展和具体化。思想政治教育高于医学人文教育，医学人文教育服务和服从于思想政治教育；思想政治教育和医学人文教育都需要扎根于中华优秀传统文化、革命文化、社会主义先进文化、中国特色社会主义文化，都需要以社会主义核心价值体系和社会主义核心价值观引领；思想政治教育学原理内在包含着医学人文教育学原理，思想政治教育奠定了医学人文教育的方法论原则，内在规定了医学人文教育的时代性和价值性；医学人文教育是思想政治教育转向实践、融入实践和增强实效性的一个重要路径和桥梁，属于思想政治教育的一个重要分支和领域。总体而言，思想政治教育与医学人文教育虽然存在学科体系和教育体系的差异，但两者在医学生教育实践中客观存在思想教育、人文教育、价值教育和道德教育的高度契合，在学理、理论、实践与目标方面客观存在相通之处，实现两者有效融合的关键是师生教育意识转变、知识体系转化、话语体系转换，核心价值体系与医学人文体系融为一体。

（二）强化政策引导，加大基金支持

医学人文教育是一项长线投入、收效缓慢，必须要坚持长期的课题资助，尤其在科学技术日新月异、社会趋于浮躁功利化的大环境下，只有不断强化政策导向、加大项目基金的支持，才能确保专家学者的持续关注，统筹培养新生研究力量。

（三）成立专业学会组织

近20年来，英国、美国、澳大利亚等国家都成立了专业学会组织，如美国生命伦理与人文学会（1998年）、英国医学人文协会（1999年）、澳大利亚医学人文协会（2004 年）。

（四）培育权威期刊，加强研究队伍建设

优质的学术交流平台是学者们进行专业对话的重要基础，权威期刊定期刊载最新学术成果为学者搭建了有效的沟通平台。研究队伍建设是核心作者效应的重要支撑点，从作者来源、个人专长及团队建设等多方面着手，打造"十"字形横跨专业、纵深研究的科研队伍。

（五）医院建设方面

加强医院人文和职业道德精神的机制建设，建立一套针对医院的思想教育工作体系、管理机制，建立医院工作人员的职业道德考评体系。

（六）继续教育方面

住院医师规范化和继续医学教育阶段中强化思想政治和职业素养教育，将医德医风纳入必修内容，从源头培养具有人文情怀的好医生。

（七）社会宣传方面

加强医学教育，提高人文工作者的医学知识水平。有些医学工作者虽然具有一定文学功底，但并不足够，也不懂得如何将其融入医学中。在进行文学创作时，带有"戏说"学的色彩。医学与人文的融合，不能远离医学的科学性而尽情发挥，文学家从事与医学相关的文学创作时，应该学习一些相关的医学知识或请教医学工作者，这样才能避免一些偏离科学的内容。

参考文献

[1] 张小丽，吴悦，周海茵，等. 临床医学硕士专业学位研究生人文素质现状调查 ［J］. 医学与哲学，2020，41（5）：70 – 73.

[2] 赵欣悦，姜柏生. 基于患者感受视角的医学人文关怀现状调查与影响因素分析 ［J］. 中国医学伦理学，2019，32（12）：1607 – 1611.

[3] 邹明明，李枞，刘利丹，等. 临床医师医学人文认知情况的问卷分析——大连医科大学、哈尔滨医科大学、南京医科大学、河北医科大学、重庆医科大学联合调查之一 ［J］. 医学与哲学（A），2013，34（8）：12 – 17，36.

[4] 杨佳，徐一楠. 关于我国医学人文教育培养模式的探索 ［J］. 中国医学伦理学，2016，29（1）：122 – 125.

[5] 郑英花，赵海燕，孔祥金. 医学研究生对医学人文教育认知的调查研究 ［J］. 医学与哲学（A），2016，37（11）：81 – 84.

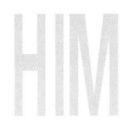

医学与运动的整合

◎邱贵兴　赵宇　张玢　郭建军　吴欣娟

一、医学与运动整合的背景与需求

医学是认识、保持和增强人体健康，预防和治疗疾病，促进机体康复的科学知识体系和实践活动。运动是有计划、有组织、可重复的身体活动，包括体育训练、锻炼健身等。身体活动系指由骨骼肌肉产生的需要消耗能量的任何身体动作。身体活动是维护和促进身体健康的必须要素，适当运动可以预防和治疗疾病，促进机体康复。医学与运动的关系密切，人类健康是医学和运动的共同目标。医学与运动相互学习与促进，可以有效地指导人们适当运动，进而提高国民素质。医学与运动整合是保障人民健康、惠及民生的重要举措。

（一）活动不足是全球性公共卫生问题

进入 21 世纪，缺乏身体活动已成为全球范围内引发疾病的重要原因。2018 年 9 月 4 日，世界卫生组织（WHO）发布在《柳叶刀·全球卫生》杂志上的一项研究估计，2016 年全球超过 1/4 的成年人（约 14 亿人）缺乏锻炼，尤其是高收入国家的成年人"最不活跃"。而缺乏体育锻炼的人群，罹患心血管疾病、糖尿病、痴呆和癌症等风险更高。我国《"健康中国 2020"战略研究报告》显示，我国 18 岁以上居民中有 83.8% 的人从不参加锻炼，经常锻炼（每周锻炼 3 次以上，每次至少 10 分钟）的人仅占 11.9%。这个数据在 2015 年国家体育总局发布的《2014 年全民健身活动状况调查公报》中有进一步的解读，数据显示，20～49 岁人群中经常参加体育锻炼的比例较低，其中 30～39 岁年龄组仅为 12.4%。"没时间"成为不爱运动的人的最大理由，其他依次是"没兴趣""惰性""没人组织""身体弱，不宜参加"等。

（二）"运动是良医"已成为科学共识

随着经济的发展和科技的进步，人们更加关注疾病的预防、健康状态的提升，以及健康寿命的延长。运动不仅可以增强体质，预防疾病，而且可以阻止病情发展。大量研究结果揭示，身体活动水平与心血管系统疾病、呼吸系统疾病、肌肉骨骼系统疾病、代谢综合征，以及部分癌症、精神类疾病的发病率都有一定的负相关关系。运动健身、运动疗法和运动康复对健康促进与保障做出了重要贡献。运动元素在中西方古代医学理论和实践中早已存在，公元前的古希腊、古代罗马、古印度及中国古典医学文化时期的医学典籍中就出现了"运动是良医"的思想，开始了身体锻炼与肥胖、糖尿病等疾病治疗的实践。18～19世纪，医学发展已形成病理学、细菌学、药理学、临床医学等专科，欧洲有医生运用新的医学知识研究身体活动，使医学与运动结合研究前进一步。1896年第一届奥运会在雅典举行，随之运动伤病防治、健康保持、体力增进等医学问题受到重视。1911年第一次运动医学会与世界卫生博览会同时在德国召开，讨论了运动卫生问题。1913年第二次运动医学会在法国举行。1914—1918年第一次世界大战期间，伤员需要应用身体活动进行康复使运动康复疗法得到迅速发展。1928年2月冬季奥运会期间，来自11个国家的50名医生，成立了国际运动医学协会（AIMS）。1928年8月，在荷兰阿姆斯特丹召开了第一届国际运动医学会，有20个国家的280名医生参加。1934年9月第3届国际运动医学会时，AIMS更名为国际运动医学联合会（FIMS）。2007年，美国运动医学会和美国医学会正式推出"运动是良医（EIM）"的全球性倡议，EIM的主旨是医生、卫生保健服务人员及体育健身人员将运动与健康关系的科学证据和政策应用于实践中，并通过法律或非法律性政策的形式将运动科学研究的证据应用到公共卫生实践中。EIM建议将身体活动水平作为人的基本生命体征，纳入医生问诊的内容体系中，并提倡临床医生和健康管理人员积极参与人群预防性卫生服务，促进人群身体活动水平的提高，倡导积极健康的生活方式。运动处方，是针对个人的身体状况和需要而制定的一种科学的、定量化的、周期性锻炼计划。随着相关学科的发展，运动处方的研究和应用逐步深入，已制定出针对健康人、中老年人、运动员、肥胖者等各类人群的运动处方。以运动为主的生活方式干预模式已开始从糖尿病领域扩展到其他慢性疾病预防领域。

（三）政府已出台一系列运动促进健康的政策措施

通过增加身体活动量、进而提高人体健康水平已经成为科学家的共识。体育运动对人生活方式的积极影响日益受到世界各国健康促进组织的重视。WHO在《关于身体活动有益健康的全球建议》中推荐：成年人应每周至少完成150分钟中等强度有氧身体活动，或每周累计至少75分钟高强度有氧身体活动，或中等和高强度两种活动相当量的组合。各国政府相继出台了一系列体育健康促进的政策、计划与措施，积极推进大众体育活动，提高国民体质和健康水平。例如，《美国人身体活动指南2008》《加拿大身体活动指南2009》《澳大利亚身体活动指南2014》

等。我国政府也高度重视体育活动在健康促进中的重要作用，第八届全国人民代表大会常务委员会第十五次会议于 1995 年 8 月 29 日通过《中华人民共和国体育法》，同年，国务院颁布实施《全民健身计划纲要》，2007 年国务院发布了《关于加强青少年体育，增强青少年体质的意见》，2009 年国务院颁布《全民健身条例》。2011 年 2 月 15 日，国务院印发了《全民健身计划（2011—2015 年）》，并发布了《中国成人身体活动指南》，明确提出了全民健身活动对改善生活方式，提高生活质量的意义和价值。政府在开展全民健身计划中贯彻科学的运动健康促进理念，改善全民健身运动基础设施，增强国民健康促进意识，以进一步提高国民的健康状况。2016 年，中共中央、国务院印发《"健康中国 2030"规划纲要》，推广应用运动处方，开展全民健身运动，促进全民身体健康。

（四）运动安全与运动风险问题突显

科学地进行体育运动，可以增强体质，愉悦身心。相反，运动不当达不到运动目的，甚至会对人体造成伤害。随着人们生活水平的不断提高，我国国民健康运动事业迅速发展。在健身热情渐渐提升和运动事业发展的过程中，很多运动风险事件也频频出现，比如运动性损伤、创伤，甚至猝死等，导致人民群众和运动员的身心健康受到影响，生命安全也因此受到了严重威胁。尽管国家已颁布了《健身运动安全指南（GB/T 34285‑2017)》和《全民健身活动中心分类配置要求（GB/T 34281‑2017)》等国家标准，普及了运动安全的相关知识和预防措施，但是类似运动性猝死、运动性晕厥、腘绳肌损伤的运动性损伤还是时有发生，需要采取相关措施加以干预而保障运动安全。与任何药物或治疗手段一样，当把运动作为治疗或辅助治疗手段治疗疾病时，需要合理评估运动能力与风险来制定相应的运动处方。运动前进行医学评估效果理想，建立预警机制，能降低心血管意外事件等运动损伤发生率。需要根据中国人体质测试数据研究并建立儿童、青少年、中年、老年人运动机能综合评价系统，用于制定科学、安全、有效的个体运动健身指导方案。国内现行的运动功能状态评价体系中，部分评价内容与指标自身存在明显的效度与信度不足的问题，且无法实现全面、动态的机体运动功能状态的整体评价。传统运动风险评估方法对运动风险进行评估存在耗时长、精准度差的问题。此外，老年人健身锻炼导致运动损伤的发生率较高，需要采取相应的运动能力评估和风险防控措施，以保障老年人健身锻炼的安全。

（五）医学与运动整合的服务模式推广应用不足

为了推动医学与运动整合实践，有专家提出"医体整合"模式，即医院等医疗机构与体育健身机构相互结合共同促进全民健康，为"运动是良医""医体结合"等医学与运动整合模式的推广提供了重要的平台。"医体整合"模式通过建立个性化运动处方方案，根据不同人群体质健康状况开设差异化、有针对性的体育健身方案，充分发挥体育健身在疾病预防及病后护理的积极作用；利用运动医学、康复医学的理论知识，指导健身群众进行体育运动，实现医学和体育锻炼、全民健身的资源共享互补。"医体整合"尚属于新兴领域，在推进方式、实施路径等方面还处于规划、摸索阶段，未形成系统的整合模式。研究人员考察我国东、中、西部地区城市推广应用运动处方的实践发现，当前运动处方推广应用面临着运动处方理论与应用研究滞后、个体缺乏必需的健康锻炼意识，运动健身服务体系不健全、基础设施相对欠缺，运动处方相关人才匮乏等因素的影响。此外，国内还存在着尚无权威统一的儿童青少年身体活动指南。运动康复学科在医疗机构的职能发挥不够的情况。

（六）医学与运动整合的跨学科问题有待深入研究

医学与运动共同致力于人类健康事业。运动医学是医学与运动相整合的综合性应用科学，运用医学的知识和技术对运动参加者进行医学监督和指导，从而达到防治伤病、保障运动者的健康、增强体质和提高运动成绩的目的。医学和运动的整合不仅仅是知识的整合，还包括教育、政策、产业等多个相关系统的充分调动和配合，有许多的社会学和科学问题需要了解和探索。尽管大量的研究表明了运动对健康及不同疾病的益处，但运动促进健康的生物学机制并未完全阐明。另外，身体活动（包括体育运动）防治慢性病的有效性与安全性研究、对于青少年及老年运动与健康促进方面研究、个性化运动处方研究、运动损伤风险评估与国民体质监测研究等亟待进一步深入。医学与运动整合是跨学科的交叉融合，需要体育科学、材料学、临床医学、公共卫生学、药学、生物力学等领域的专家、学者密切配合，共同探讨运动促进健康与防治疾病的机制和有效措施，以便使运动在增强体质、提高健康水平中发挥更大的作用。

二、医学与运动整合的意义

健康是促进人全面发展的必然要求，是经济社会发展的基础条件。推进健康中国建设，是基本实现社会主义现代化的重要基础，是全面提升中华民族健康素质的国家战略。运动不仅是一种健康生活方式，而且被作为医疗手段，为减轻患者和国家医疗负担做出了重要贡献。医学与运动整合发展势在必行，这直接关系到实现人民对美好生活向往、建设健康中国、经济转向高质量发展。

（一）有助于促进"健康中国"国家战略实施

"健康中国"已上升到国家战略层面。在"健康中国2030"战略理念引领下，保障人民健康要从"以治病为中心"转向"以人民健康为中心"。全民健身运动是健康中国服务体系的构成要素，是改善国民体质健康，构建健康中国的辅助手段和重要路径。医学与运动整合有助于建立科学的健身手段和方法，实现其对美好生活的追求。医学与运动整合有助于将全国性身体活动指南与"运动是良医"等健康促进项目相结合。医学与运动整合对解决体育和医疗长期脱离和构建全民健康保障体系具有理论指导作用。最终实现提高全民身体素质、健康水平和生活质量，促进社会和谐和文明进步的目标。

（二）推动建立老龄健康服务体系

21世纪以来，我国人口老龄化速度加快，生活方式和环境转变，以心脑血管疾病、代谢性骨病、心理疾病等为代表的慢性病成为当下老年人面临的主要健康风险，也成为我国医疗卫生体系及健康养老事业沉重的社会与经济负担。大量研究证明，运动能够有效延缓老年人生理功能的衰退速度，改善老年人的心理健康状况，提高心肺功能，维持骨密度水平。医学与运动整合关注老年人健康，为老年群体提供科学的健身指导，有助于帮助老年人增强体质、缓解疾病。有助于建立老年人的健康运动保障体系。通过建立"体育＋医疗＋养老"干预老年健康服务模式推动老年运动健康服务业的发展，体育运动与医疗相互之间融合发展，解决人口老龄化所带来的问题。

（三）促进社会经济与产业发展

随着社会经济的迅速发展及时代的进步，人们对于身体素质和健康水平有了更高的诉求，加之新形势下健身运动政策的全面推进和健身设施的逐步健全，为健身运动产业提供了物质基础和政策保障。当前，游泳、快慢跑、骑行、舞蹈、各种球类等其他体育健身运动正进行的如火如荼，健身运动产业正迎来新的发展机遇。医学与运动整合不仅可以提高国民健康素质，还可促进体育经济的发展，扩大就业范围，缓解就业压力，同时带动旅游业、制造业、服务业、通讯业、信息业及金融业等行业的发展，从而提升国民经济的增长速度和增长潜力。

（四）促进康复医学、运动医学等相关学科的发展

随着世界新技术革命和医学、生物学、体育学等多学科的迅速发展和相互渗透，运动医学等学科必然会有所突破、有所创新。运动中能量代谢、营养因素与运动能力的关系，运动疲劳的生理机制、过度疲劳等运动性疾病与代谢、内分泌、免疫的关系，运动训练引起的应力性损伤的预防、康复、有氧与无氧训练，女子、少年儿童和老年人训练的生理特点，各种疾病的运动处方等问题均将会研究得更加深入。"健康中国"战略的实施增加了社会对运动医学、康复医学、生物力学、体育科学等相关学科专业人才的需求，是相关学科建设面临的重大机遇。现阶段运动与医学复合人才的短缺是制约医学与运动整合与发展的重要因素，需要既懂得运动人体科学及医疗卫生知识，又具备运动锻炼指导能力的专业人员，能够科学地制定运动处方。因此完善运动医学、康复医学、生物力学、体育科学等相关学科体系建设是非常有必要的。需要加大社会宣传，扩大招生规模，科学制定人才培养目标，优化课程结构，完善培养体系。

三、医学与运动整合的国内外现状

(一) 医学与运动的相关概念

1. 医学相关概念

医学是认识、保持和增强人体健康，预防和治疗疾病，促进机体康复的科学知识体系和实践活动。

健康是指身体、精神和社会等方面都处于良好的状态。健康包括两方面的内容：一是主要脏器无疾病，身体形态发育良好，体形均匀，人体各系统具有良好的生理功能，有较强的身体活动能力和劳动能力；二是对疾病的抵抗能力较强，能够适应环境变化，各种生理刺激及致病因素对身体的作用。

疾病是机体在一定的条件下，受到病因损害作用之后，因为自稳调节紊乱而发生的异常生命活动的过程，造成一系列代谢、结构、功能和空间、大小的变化，主要表现为症状、体征和行为的异常。

康复是指采取一切有效的措施，预防残疾的发生和减轻残疾的影响，以使残疾者重返社会。康复不仅是指训练残疾者适应周围的环境，而且也指调整残疾者的环境和社会条件以利于他们重返社会。

2. 运动相关概念

身体活动是一个概括性术语，是指身体产生位移或较安静时能量消耗有任何增加的活动，包括工作、生活、交通必需的身体活动、各种休闲运动、体育运动等。

运动指有计划、有目的需要反复多次重复动作进行的身体活动，用于改善心肺功能、认知功能、柔韧性、平衡能力、最大力量和（或）爆发力，包括娱乐运动、体育运动、健身运动、健康运动或养生运动等。

体育运动指有规则，经常有比赛的运动，常有多人参加。需要反复重复进行来磨炼某项运动技能。

养生运动：以强身健体为目的，以中国传统养生运动方法为手段进行的身体活动，如太极拳、八段锦、五禽戏、六字诀等。

健身运动：以增长肌肉、增长体力、改善形体和陶冶情操为目的的运动项目，包括各种徒手练习、各种不同的运动器械练习。

健康运动：以满足身体健康对运动的所有基本需求为目的、有计划进行的运动，是复合结构化的运动，对运动健康要素的种类、强度、持续时间、间隔时间、日频率、周频率都有特别要求的运动，是体医技术融合的成果。

运动指导：目前以掌握某项运动技能为目的的运动指导。

运动康复指导：以促进康复、健康为目的的运动指导。

（二）美、英医学与运动整合的现状与进展

按照国家运动健康计划或政策规划、组织体系与保障措施、运动健康服务模式、运动风险评估与运动处方、运动健康促进支付机制、指南与规范、人才队伍建设、运动在健康促进、疾病预防等方面的作用，以及运动在疾病治疗与康复等方面进行总结对比分析。

1. 国家运动健康计划或政策规划

（1）美 国

20世纪60年代后，福利型社会带给美国人民生活质量提升的同时也带来了隐患，因运动缺乏导致的国民健康危机成为棘手问题。面对健康危机产生的社会问题，联邦政府开始关注国民健康。美国卫生与公共服务部（HHS）于1979年发布了《健康促进与疾病预防报告》，首次把身体活动纳入国家健康促进计划，把运动健康促进纳入"预防优先"政策。1980年，美国政府颁布了《健康公民1990》计划，把身体活动作为健康促进的重要方式。此后，联邦政府每隔10年颁布一次《健康公民计划》，运动作为重要内容得到了广泛推广。2007年，美国运动医学会（ACSM）把"运动是良医（EIM）"作为解决公共卫生问题的促进行为，鼓励医生将身体活动作为基本生命体征纳入问诊的内容体系，旨在利用身体活动预防慢性疾病、促进全民健康。经过多年的实践，美国确立了运动健康促进的理念，身体活动成为健康维护与疾病预防的重要途径。

健康公民是一系列健康促进和疾病预防计划，从1980年开始该项计划共发布了4代，分别是《健康公民1990》《健康公民2000》《健康公民2010》和《健康公民2020》。健康公民计划把运动健康促进和健康教育作为"预防优先"的重要手段，强调通过运动矫正公民行为，塑造良好的生活方式，以便更好地应对未来的挑战。每一代健康公民计划都把运动健康促进放到了重要位置，注重通过身体活动实现健康促进和疾病预防，并对身体活动健康指导做出了明确规定。美国四代健康公民计划都把身体活动作为疾病预防的重要举措，把运动作为实现健康服务的途径。每代健康公民计划都制定了身体活动的目标领域，为政策执行者提出了努力方向，并且目标领域不断扩大，健康指标的执行、检测也越来越详尽，通过制定量化的目标以达到对身体活动评估的目的，从而更准确地追踪国民身体活动的发展趋势，显现出健康公民计划对身体活动的执行、评价不断趋于量化，也说明美国运动健康促进服务体系的实施不断走向具体化和科学化。

为进一步促进美国国民身体活动水平能力的提升，由美国国民身体活动联盟（NPAP联盟）制定并颁布实施了《国民身体活动计划（2016—2020年）》。该计划共有50条策略，268条措施，是对社会中9个领域的综合设置，旨在全国范围内营造全民踊跃健身的生活方式，进而提高全民健康水平与生活质量。

2007年底，美国医学会（AMA）和运动医学会（ACSM）联合提出"运动是良医"的理念。旨在指导临床医生为患者提供运动处方服务，鼓励医生在为患者

拟定治疗计划时，同时审查和评估他们的运动情况，并为患者提供有关锻炼计划的咨询，指导公众通过科学运动预防和治疗慢性病，目前，该项目已进入美国的医疗系统，作为医疗处方手段之一。

（2）英 国

英国《要活力，要健康：使国家动起来的计划》由英国卫生署于2009年2月11日向大众颁布，文件编号为291707。该健身计划有全面完善的内容结果，包含名称、目标、对象、实施策略等必要元素。该计划主要包括7章，第1章论述了为什么体育运动重要；第2章论述了颁布计划的目标是实现更有活力的英国；第3章为通知选择及提升活力；第4章阐述了创造健康的运动环境；第5章是关于体育运动及脑力健康，运动老化的内容；第6章论述了能量的传递和地区间的协调；第7章则是关于新联盟如何工作的咨询内容。

除上述健康计划外，英国体育运动委员会还颁布了《2010—2015督促公民体育参与的政策法规》，英格兰体育局颁布了《2014—2015年度报告及基金流向》，英国国家文化传媒与体育部则颁布了《英国体育和体育英国的三年国内工作回顾》等。2011—2015年，英国政府还颁布了大量的体育政策、政府官员关于体育内容方面的往来信件和问题回答等，内容较为宽泛（表1）。

表1　英国政府2011—2015年体育政策类型一览表

类别	范例
法律、法规、规范	让更多的人参加体育运动
政府体育工作支出	根据政府的承诺，为了增加透明度，我们把2011—2012年政府开支的计划表发送给我们的资助机构
社会调查	民众参与体育、艺术、文化活动调查
政府体育工作计划	英国文化、传媒体育部2012—2015年度政府工作计划

这些全民健身战略与规划深刻体现了英国大众体育和全民健身计划的连续性、系统性、整体性和科学性。在这些政策与报告中，多次提到"健康生活方式""终身体育"等概念，充分体现了全民健身计划最大限度地促使人们养成良好的体育习惯，从而有效保证公民的健康。

2. 运动促进健康组织体系与服务模式

（1）美 国

美国是运动促进健康的先行者，经过多年的发展，美国构建了政府主导、协会组织和研究机构辅助、体育健身服务和医疗卫生服务的多方联动体系，通过发挥医疗卫生和体育健身的价值，实施"医体整合"。

美国卫生与公共服务部（HHS）是管理美国卫生医疗和体育事业的最高行政机构，主要负责各类身体活动标准和国民健康计划的制定，如《国民身体活动指南》《健康公民》计划、《美国居民膳食指南》。HHS是美国政府部门中倡导"医体整合"促进民众科学健身的直接推行者与实践者。

美国国立卫生研究院（NIH）通过提供医学科研成果服务于运动健康。NIH下属国立癌症研究所（NIC），国立心、肺、血液病研究所（NHLBI），国立糖尿病消化与肾病研究所（NIDDK）等多个研究机构，通过卫生与运动健康研究，探索运动预防和疾病治疗。

美国运动医学学会（ACSM）通过在体育教育、运动科学、医学领域的先进成果推动健康指导服务。美国运动医学学会既是国际最为权威的运动医学和体育科学大会，也是运动健康领域的大型学术盛会，每年都吸引众多来自世界各地从事运动医学及相关学科的科研人员、临床医生、管理人员等专业人士，共同交流运动医学临床技术、运动性伤病防治的最新进展和前沿动态，以及运动科学、大众健身和公共健康等领域成果，至2018年已举办65届。2007年底，美国医学会（AMA）和美国运动医学学会联合提出"运动是良医"的理念。该理念在应用过程中既获得了政府的支持与认可，也得到了美国运动医学学会及其他社会组织的响应，开启医生优先开具运动处方的研究与实践，这对传统的医疗服务模式理念是一次巨大的变革。

美国国家健康统计中心（NCHS）是美国权威的健康数据调查与统计机构，致力于体质健康数据的收集、分析和发布，为政府监控民众的健康状况、为专业人员进行科学研究提供信息，为促进美国公众健康提供指导。

身体活动指南咨询委员会（PAGAC）成员一般由熟悉政府健康政策并在身体活动领域有较高学术造诣的专家组成。身体活动咨询包含健康促进与慢性病预防、肥胖与控制、骨骼关节与肌肉机能、肌肉损伤、特殊人群活动等方面的专业知识。通常，PAGAC与美国疾控中心（CDC）共同完成全因死亡、功能健康、能量平衡、心肺健康等9项健康指标的检查。另外，PAGAC通过广泛收集文献，建立"美国身体活动科学数据库"，为身体活动提供科学依据。

（2）英　国

近年来在英国全民健身计划的构建过程中，英国卫生部、英国国家文化传媒和体育部、英国体育运动委员会、苏格兰体育局、威尔士体育局和北爱尔兰体育局都起着至关重要的作用，负责主要政策的制定和出台，计划实施过程的监控，及时做出追踪调查报告，并通过政府网站和媒体向社会公布，其中包括计划的执行，资金的筹集情况，资金的具体流向，还有计划执行的效果等。同时参与的还有很多体育协会，例如英国体育教育协会（AFPE）、英国青年体育基金会（YST）等，他们承担着具体政策的执行任务。

2015年，英国政府提出卫生发展5年规划，提出了运动健康服务模式策略。第一，建立统一的、国家层面的NHS领导机构，通过多样化工作项目支持全民运动健康服务的发展；第二，保障健康促进和社会运动健康服务的提供拥有相应质量、数量的专业技术人员，促进相关专业人员组成结构与服务群体需求相一致，并不断适应服务模式的变化；第三，充分利用信息系统，辅助运动健康服务；第四，支持相关机构和人员开展研究，充分利用和挖掘健康大数据，加速运动健康服务模式创新；第五，保障服务效率的不断改进，促进流程优化。

英国的运动健康服务模式主要有医疗健康服务和社会健康服务、初级卫生健康和专科健康服务的结合。

多专科社区运动健康服务：越来越多的多专科社区健康服务提供者（MCP）出现，这一群体包括护士、临床专家和其他以社区为基础的专业人员，通过利用数据技术和新技能为患者提供更便捷的运动健康服务。他们提供着门诊咨询和创伤急救服务，甚至可以接管运营当地社区医院，扩展其健康服务。随着多专科社区运动健康服务提供者团体的不断增大，更高级的医护人员被引进与社区护士、药剂师、心理学家、社会工作者等共同工作。

初级和急性运动健康服务：在英国，政府允许在某些地区让单一的机构来提供英国国家保健系统（NHS）目录内的医院服务、心理健康和运动健康服务。初级和急性保健系统是一种垂直整合的医疗联合体，需要对其注册目录下的患者的运动健康负责。

3. 运动风险评估与运动处方

运动是人与自然界、人类社会及人本身相互作用的过程，而由于我们不能完全控制这一过程，所以运动的过程中风险有它存在的客观性。国民健康运动的普遍性从宏观上来看增加了运动风险发生的数量，国民健康运动的业余性提高了运动风险的发生率，由于缺乏专业指导，很多人进行健康运动时往往缺乏相应的安全知识，在风险发生后也没有应对风险的经验，往往导致损失惨重。不同地区、不同的年龄层将会面临不同种类的运动风险。美国《ACSM 运动测试与运动处方指南》包括运动损伤风险评估和筛查内容，针对每个人的心肺功能、骨骼肌肉系统的功能，有一套测评体系。建议在参加运动或进行体适能评测前应对参加者进行运动风险分层，以决定运动前是否需要体检及进行运动能力测试，并按照不同风险制定适合自己的运动处方，或在医生指导下进行适量运动。我国的运动损伤风险评估和筛查开展较少。目前可以看到国家体育总局运动医学研究所体育医院功能检测科开展此项目工作。在心血管康复过程中使用心肺运动试验（CPET）评估心肺运动耐力。

现代意义上运动处方概念由 19 世纪 50 年代美国生理学家卡波维奇最先提出。1953 年，西德的黑廷格等发表了不同强度、不同持续时间和频率运动对人体产生不同影响的论文，引起了世界各国应用运动处方的广泛关注。WHO 于 1969 年开始使用运动处方术语，使其在国际上得到认可。随后德国和英国创造了一种巡回锻炼法，即最初的运动处方模式。

美国《ACSM 运动测试与运动处方指南》介绍了健康和患病人群的运动测试和运动处方的推荐程序。相比于之前的版本，《ACSM 运动测试与运动处方指南》第

10 版提出了运动前的健康检查，从而使更多人以安全健康的身体活动为运动的起点。此外，第 10 版指南将静坐少动的风险、临床运动测试、高强度间歇式训练、肌肉骨骼损伤风险，健康测试方案和规范纳入其中。

2013 年，英国伦敦的威斯敏斯特地方政府计划推出一项草案，鼓励家庭医生为体重超标的人开"运动处方"。超重的人如果不去上锻炼课进行减肥，那么他的福利将有被削减的可能。在新草案中，家庭医生将为肥胖症患者开运动处方，例如让超重者去社区健身中心游泳跑步，进行器械健身或参加步行俱乐部等。政府对肥胖患者的监督方式也很特别，给每个超重者发一张类似公交一卡通的智能磁卡，通过刷卡次数来判定他们是否进行了足够的锻炼。

4. 支付机制

为保证全民健身计划的真正落实和快速发展，英国政府把资金的筹集和使用放在了政府工作的首位，除了政府自身的专项基金外，政府通过体育彩票和慈善捐款进行募集，对这些资金的使用和流向，英国政府做了严格的规定。以中小学体育为例，一是在资金的流向方面，英国政府做了严格的规定，有的学校有资格接受，有的学校则不在接受资金的学校之列。二是对有资格接受这批资金的学校，在学校分配资金给学生时具有严格的年龄限制，根据英国每年官方对学校的普查，一般的学校要求学生年龄在 1 ~ 6 岁，特殊教育学校在 5 ~ 10 岁。

5. 指南与规范

2018 年 11 月 12 日，美国卫生及公共服务部（HHS）发布了新版的身体活动指南（第 2 版），这是对 2008 版指南的首次更新。该指南讨论了身体活动的可靠益处，并概述了建议用于不同年龄和人群的身体活动的量和类型。美国《身体活动指南（第 2 版）》为 3 岁以上人群提供了体育活动的科学指导，以促进身体健康，降低慢性病的风险。该版指南反映了自 2008 年《身体活动指南》发布以来所获得的大量关于身体活动的新知识，讨论了身体活动的已确认的益处并概述了为不同年龄和人群推荐的体育活动的数量和类型。相比于上一版，该版指南更新之处包括：与大脑健康、跌倒损伤相关的健康益处；感觉、功能和睡眠的即时和长期益处；对老年人和其他慢性病患者进一步的益处；静坐少动的风险及其与身体活动的关系；对学龄前儿童（3 ~ 5 岁）的指导。

2012 年 11 月，英国国家卫生与临床优化研究所（NICE）发布了步行和骑自行车的公共健康指导性文件。该文件旨在阐明如何鼓励英国人增加行走或骑行，从而帮助实现公共卫生目标和减少空气污染等其他目标。此外，英国国家卫生与临床优化研究所（NICE）和国民保健服务（NHS）还发布了《苏格兰 2014 体育活动指南》。

2015 年 3 月，英国运动和体育科学协会（BASES）发布了慢性肾病病（CKD）患者的运动疗法专家共识，指出 CKD 患者进行运动疗法的价值，提供了有效的运动治疗临床实践建议。共识建议对每个 CKD 患者，无论年龄、性别、合并症或既往运动经验，都应该为他们提供具体的书面建议，告知其如何安全有效地增加身体活动，从而增强信心，提高体育活动的能力，减少生理功能衰退和日常生活活动受限，增加生理储备，减少合并症，提高生活质量。

6. 人才队伍建设

人才队伍建设是开展"医体整合"、促进全民健康的基础和重要保障。美国医疗卫生专业人才主要包括临床医生和康复治疗师。美国临床医生培养过程中，以哈佛医学院为例，教学模式从以"器官－系统"为主线的教学模式转为以功能为基础的教学模式。例如，呼吸系统学习，从呼吸系统的解剖、生理、病理、疾病、诊断和治疗为主线开展教学，转变为"有氧代谢"课，即以与有氧代谢相关的三大系统（呼吸系统、心血管系统、血液系统）有关的疾病发生、发展与诊断治疗为主线进行教学，这种教学转变有利于大学生从人体功能学角度全方位理解疾病的发生、发展规律，也为大学生应用运动干预疾病的理论奠定了基础。目前美国已有很多大学开设物理治疗专业学科，通常物理治疗专业需本科毕业后方有资格申请就读，学制 3 年，毕业后授以博士学位（DPT）。物理治疗师作为一个职业群体在美国社会中也颇受欢迎和尊敬，在社会阶层中占据中等偏上，大学毕业生选择物理治疗专业继续深造并作为终身职业。美国的物理治疗行业没有康复医生和治疗师之分，只有物理治疗师（PT）、治疗师助理（PTA）、运动防护师（AT）和助手（Aid）。具备专家资质的治疗师对基础知识的掌握十分扎实，对患者功能障碍所涉及的解剖及生物力学十分明了，从询问、查体到治疗针对性极强。

7. 运动在健康促进、疾病预防等方面的作用

身体活动不足与慢性病的发生、发展有着密切关系，已被大量的流行病学研究证实。Morris 教授等在 1953 年最早进行了体力互动与慢性疾病发生、发展关系的研究，研究分析了伦敦双层巴士售票员和司机的心血管疾病危险因素，发现活动相对较多的售票员比静坐少动的司机患心血管疾病的可能性小。之后的诸多系列研究都表明，身体活动水平较高的人群全因死亡率较低。芬兰、美国等发达国家控制慢性病的成功经验表明，合理运动配合合理饮食是预防慢性病的最佳方法，可以显著降低各种慢性病的发生风险，降低慢性病的发病率。

运动不仅能在一级预防中带来健康受益，在疾病的二级预防中也能发挥类似的益处。当身体活动和运动作为二级预防医疗管理的一部分时，慢性疾病患者的生活质量和寿命都会有所提高。对于已经患病的人群，运动也有很好的控制疾病进展的作用。芬兰糖尿病预防研究（DPS）和美国糖尿病预防计划（DPP）研究结果发现，通过饮食和增加体育运动来强化生活方式的改变降低了 58% 的糖尿病发生率，并且在 DPP 研究中生活方式改变比经典糖尿病药物二甲双胍的效果更好（降低 31% 的糖尿病发生率）。因此世界各国政府出台的身体活动指导，都是针对以降低慢性病的发生风险为目的。2018 年美国人身体活动指南专家咨询委员会（2018PAGAC）发布了科学报告，2018PAGAC 在 2008PAGAC 科学报告的基础上，

进一步审读了近 10 年身体活动与健康的新文献，并确认扩大或修改 2008PAGAC 的建议。2018PAGAC 于 2018 年 2 月发布，由"内容提要、引言、身体活动主要概念及背景、证据整合、系统综述文献检索方法学、科学基础、未来研究方向和附录" 8 部分构成，长达 799 页，报告明确了身体活动在健康促进和疾病预防中的益处。

对于健康人群来说，2018PAGAC 科学报告表明，定期进行体育锻炼可提高睡眠质量。强有力的证据表明，中度到较大强度的身体活动可以提高睡眠质量，减少入睡所需时间和减少醒来再次入睡的时间，还可增加深度睡眠时间以防止白天嗜睡；单次身体活动可以在一段时间内促使执行功能（大脑帮助组织日常活动和规划未来的过程）明显改善。身体活动可改善包括记忆、处理速度、注意力和学习成绩在内的认知能力并可减少焦虑症状。有力的证据还表明，规律的身体活动可改善生活质量，对于老年人来说，改善身体机能不仅可降低跌倒和跌倒相关损伤的风险，还可提高他们保持独立生活的能力；对于年轻人和中年人，身体功能的改善会提升日常生活能力。

对于许多慢性疾病患者来说，规律的体育锻炼可降低患上新的慢性疾病的风险，减少已患疾病进展的风险，并可改善患者的生活质量和身体功能。2008PAGAC 科学报告中指出，规律地进行中度到较大强度的身体活动可降低乳腺癌和结肠癌的风险。2018PAGAC 科学报告把减少癌症风险的名单扩大到膀胱癌、子宫内膜癌、食道癌、肾癌、肺癌和胃癌。此外，根据近年来对静坐少动行为与健康风险的相关研究，2018PAGAC 科学报告梳理了静坐少动行为与心血管疾病、癌症和 2 型糖尿病等疾病的关系。强有力的证据表明，静坐少动行为与心血管疾病死亡率呈现直接的正相关，静坐少动时间越长，心血管疾病的发病风险和死亡率越高，2 型糖尿病的发病风险越高。

8. 运动在疾病治疗与康复等方面的作用

2010 年，WHO 将身体活动和健康效益运动列入《关于身体活动有益健康的全球建议》中，提出需要在临床运动治疗剂量作深入研究。在英国、瑞典、新西兰等发达国家，治疗项目中的运动项目已被国民接受并在基层医疗实践中实施。世界各地医疗工作者，包括内科医生、物理治疗师、护士和营养学家等，均呼吁将运动加入临床治疗方案，包括治疗目标设定。各国运动生理学家、物理治疗师都努力将运动疗法深入临床各科，从而发挥其优势。很多疾病的临床治疗过程，已经将运动纳入治疗的规范。很多疾病相关的学会，如糖尿病学会、心脏病学会、肾脏病学会、内分泌协会、关节炎学会、妇科学学会、美国儿科学会等都相继针对本学会的专业疾病发布了相关疾病的运动指南，如美国糖尿病学会发布了《糖尿病运动指南》，英国发布了《慢性肾脏病（CKD）患者运动康复的专家共识》，国际骨关节炎研究学会发布了《髋与膝骨关节炎治疗指南》等，这些指标针对该病种患者的运动的安全性、有效性进行了指导。美国"运动是良医"的理念，也强调通过物理治疗来对临床后的身体损伤进行运动康复。临床医生对物理治疗技术也有深刻的意识，建立一套从临床医生—物理治疗医生评估—术前康复—手术—物理治疗诊所康复的完善康复转诊制度。并且美国的社区康复覆盖广，社区康复成为疾病恢复期的患者、慢性病患者或老年人的重要运动康复场所。

（三）国内医学与运动整合的研究现状与进展

1. 国家运动健康计划或政策规划

国发〔2011〕5 号文件《全民健身计划（2011—2015 年）》中指出，全民健身关系着我国广大人民群众的身体健康和生活幸福，同时也是我国综合国力和社会文明进步的重要标志。同时也是我国社会主义精神文明建设的重要内容，是全面建设小康社会的重要组成部分。为进一步发展全民健身事业，广泛开展全民健身运动，加快体育强国建设进程，制定本计划。本计划的主要目标是到 2015 年，我国城乡居民的体育健身意识能够进一步的增强。参加体育锻炼的人数显著增加，身体素质明显提高，形成覆盖城乡比较健全的全民健身公共服务体系。具体的目标是：①经常参加体育锻炼人数进一步增加。②城乡居民身体素质进一步提高。③体育健身设施有较大发展。全国各类体育场地达到 120 万个以上，人均体育场地面积达到 1.5 平方米以上。④全民健身活动内容更加丰富。⑤全民健身组织网络更加健全。⑥全民健身指导和志愿服务队伍进一步发展。⑦科学健身指导服务不断完善。⑧全民健身服务业发展壮大。

2015 年 10 月 29 日，中国共产党第十八届中央委员会第五次全体会议通过《中国共产党第十八届中央委员会第五次全体会议公报》提出"推进健康中国建设"，党的十九大把"实施健康中国战略"作为保障和改善民生的重要内容。习近平总书记在全国卫生与健康大会上强调，"要坚持正确的卫生与健康工作方针，以基层为重点，以改革创新为动力，预防为主，中西医并重，将健康融入所有政策，人民共建共享"。《"健康中国 2030"规划纲要》（以下简称《纲要》）是推进健康中国建设的行动纲领，健康中国的顶层设计已基本完成，为实现"两个一百年"奋斗目标和中华民族伟大复兴的中国梦提供坚实的健康基础。

《纲要》第六章第三节提出，"加强体医融合和非医疗健康干预发布体育健身活动指南，建立完善针对不同人群、不同环境、不同身体状况的运动处方库，推动形成体医结合的疾病管理与健康服务模式，发挥全民科学健身在健康促进、慢性病预防和康复等方面的积极作用。加强全民健身科技创新平台和科学健身指导服务站点建设。开展国民体质测试，完善体质健康监测体系，开发应用国民体质健康监测大数据，开展运动风险评估"。

2019 年 7 月国务院发布《关于实施健康中国行动的意见》，继续强调"推动形成体医结合的疾病管理和健康服务模式"。2019 年 9 月国务院发布《体育强国建设纲要》继续强调要"大力推动全民健身与全民健康深度融合"。同月，国务院又发布《关于促进全民健身和体育消费推动体育产业高质量发展的意见》继续强调"推动体医融合发展"，要"推动形成体医融合的疾病管理和健康服务模式"。国家发改委发布《促进健康产业高质量发展行动纲要（2019—2022 年）》，继续专门强调"深入推动体医融合。推广体医结合服务。丰富和发展中医体医结合服务"。

2. 运动促进健康组织体系与服务模式

（1）体育场馆健康综合体服务

体育健康综合体服务：在体育场馆已有经营项目的基础上，结合相关政策及现有案例，出现体育健康综合体服务。包括：①体育医院门诊服务。②体育与健康服务中心。③科学健身康体服务。④体育旅游与健康旅游服务。

（2）社区运动健康服务

运动健康社区服务理念，是指在运动健康社区服务供给过程中以新公共服务和体育公共服务理论背景为基础，理性认识政府及社会公共组织与公民之间关系，以社区为基本平台，通过构建运动健康服务模式的方式来有效提升公民健康水平。面对我国多元化的社会结构，建立了一个以自我管理为主、以互联网技术为支撑，构建能够覆盖社会全范围的、基于健康运动促进的一种新型社区服务模式。

（3）老年人家庭运动健康服务

服务提供者包括能够提供老年人家庭运动健康服务的非营利性组织，有医院、社区卫生服务机构、社区服务机构、社区体育指导机构、养老院、居家老年人协会、志愿者中心等。老年人家庭运动健康服务非营利性运营模式的服务主体，包括政府组织、社区服务机构、医院康复机构、公办养老机构、社区体育运动服务机构及志愿者服务机构等。政府在老年人家庭运动健康服务的运营中发挥着不可替代的作用，本章对其进行了分析，政府是服务的倡导者与动员者，政府是服务规则的制定者，是服务的监督管理者，同时政府也是服务的财政支持者。老年人家庭运动健康服务非营利性运营模式存在的问题，主要集中在日益增长的服务需求与服务供给的不足；国家对非营利性组织、公益组织的投入偏低；不同地区的老年人享受到的服务不平衡，呈现明显的地区差异；民间的非营利性机构发展缓慢，志愿者服务体系未有效建立，政府主办非营利组织即事业单位服务质量和效率低下。

（4）云平台运动健康服务

运动健康管理是实现这一目标的关键所在，近年来随着云平台的出现为健康管理提供了良好的技术支撑。为此，研究探讨运动健康管理的云平台模式，开发智能化移动健康小屋、数字化健身步道、穿戴式数据采集评估系统尤为重要。运动促进体质健康是全民健身主要途径，运动健康管理是基于个人健康状况基础上的个性化运动健康事务的管理，是建立在运动生理学、运动医学和信息化管理技术的模式上，从社会、心理、生物的角度来对个人进行全面的科学运动保障服务，并协助人们进行成功有效地把握与维护自身健康。

（5）App 运动健康服务

运动健身类 App 服务具有诸多重要功能。人们可以通过运动健身 App 寻求健康资讯和专业的指导建议，监控用户的身体状况以应对未来可能发生的健康问题；可以整合城市公共运动资源，降低运动场馆空置率，促使社会合理分配和有效利用，节约社会资源；可以构建起运动爱好者的社区，进行经验交流，寻找与自己兴趣爱好一致的同伴；可以在运动健身 App 上记录自己运动信息，分享运动记录，了解相关赛事信息。运动健身类 App 要依托智能可穿戴设备、大数据的发展，建立个人的健康数据库，通过大数据对个人数据进行分析处理。

（6）高校运动健康服务

在高校健康运动服务方面，有学者提出构建全国高校校园运动健康促进中心。实现路径：一是通过高校体育院系（部）、学校医院、心理健康研究中心及学校其他资源的有效配置和融合，构建高校校园运动健康促进中心，形成完善的校园健康促进服务体系。二是通过规范服务内容，构建全国高校校园运动健康促进中心网络平台，促进高校师生及周边社区居民的全民健身，促进高校师生及周边社区居民的全民健康进程。

3. 运动风险评估、运动处方

国内对于运动处方的研究工作，主要开始于 20 世纪 70 年代末。理论研究方面，专家学者们翻译并出版了国外相关专著，针对不同人群、体质等内容的健身、健美运动处方进行了大量研究。实践探索方面，部分地方医院设立了"运动处方咨询"门诊，把运动处方运用到医疗保健实践，逐步开展了防治高血压等疾病的运动处方研究；部分大、中、小学校也在积极开展运动处方的试验，尤其是在经济发达地区进行；当前关于运动处方师的相关培训工作也逐步普及。

（1）大学生运动处方

我国对大学生运动处方进行的研究较多，如针对不同类型的学生开出不同的运动处方。有学者探讨了在运动处方指导下，不同体育游戏项目对大学生健康体适能的影响。结论是，运动处方指导下，体育游戏课程可提高学生的健康体适能，增加学生上体育课的积极性。也有学者研究了太极拳运动处方对改善当代大学生亚健康的作用。在太极拳运动处方的实施中，通过练习太极拳精要十八式和太极桩功，对亚健康大学生的心理健康和身心的成长都意义深远。还有学者研究了运动处方对大学生心理健康水平的干预效果。

（2）老年人运动处方

有研究者对老年人运动处方进行了研究。对老年人健康睡眠特点的分析和总结，以运动处方的形式，帮助老年人增强机体抑制效应，缩短进入睡眠状态的时间，加强深度睡眠状态，减少睡眠期间多梦易醒的发生，以求关爱老年人健康，改善和提高老年人生活质量。

（3）不同职业群体运动处方

在不同职业的运动处方方面，也有学者进行了研究。有学者对上海市 3 种不同职业群体的运动处方的作用进行了研究。针对高校教师、警察和医务人员开展亚健康状况的调查分析具有较强的现实意义，针对 3 个群体的亚健康状况，以及各自的职业特点，提出科学、适当的运动处方，对提高 3 个群体的身心健康水平有着积极重要的意义。

（4）肥胖学生运动处方

在对肥胖学生的运动处方影响研究方面也有一些报道。在高中生方面，24 周的运动处方训练后，高中生的体质健康各项指标都显著提高（$P < 0.01$），且明显高于试验前，可证明严格进行运动干预能有效地减少肥胖者脂肪含量，提高肌肉力量、耐力、速度及柔韧性，并让学生学会科学的体育健身，保持良好的饮食与作息习惯，促进身心健康。

4. 支付机制

国内方面，应建立多元化资金筹集机制，优化投融资引导政策，推动落实财税等各项优惠政策。县级以上地方人民政府已将全民健身工作相关经费纳入财政预算，并随着国民经济的发展逐步增加对全民健身的投入。安排一定比例的彩票公益金等财政资金，通过设立体育场地设施建设专项投资基金和政府购买服务等方式，鼓励社会力量投资建设体育场地设施，支持群众健身消费。依据政府购买服务总体要求和有关规定，制定政府购买全民健身公共服务的目录、办法及实施细则，加大对基层健身组织和健身赛事活动等的购买比重。完善中央转移支付方式，鼓励和引导地方政府加大对全民健身的财政投入。落实好公益性捐赠税前扣除政策，引导公众对全民健身事业进行捐赠。社会力量通过公益性社会组织或县级以上人民政府及其部门用于全民健身事业的公益性捐赠，符合税法规定的部分，可在计算企业所得税和个人所得税时依法从其应纳税所得额中扣除。

5. 指南与规范

国家体育总局 2017 年 8 月正式发布《全民健身指南》，这也标志着中国人有了自己的科学健身"说明书"。基于中国居民运动健身实测数据，从国家层面研究并建立了首部体育健身活动指南。该指南的主要内容包括居民参加体育健身活动前的安全性评估、运动能力测试与评价、个性化运动处方制定、一次体育健身活动方案、不同阶段体育健身活动方案等。近年来，我国先后颁布实施了《全民健身计划纲要》和《全民健身计划（2016—2020 年）》来实现全民健身的国家战略。国家推行全民健身计划取得巨大成就，实施《全民健身计划（2011—2015 年）》成效显著，初步形成了覆盖城乡、比较健全的全民健身公共服务体系。政府主导、部门协同、全社会共同参与的全民健身事业发展格局初步形成。经常参加体育锻炼的人数比例上升——达到 33.9%，比 2007 年提高了 5.7 个百分点。城乡居民身体素质有所提高——达到《国民体质测定标准》合格以上的人数比例为 89.6%，比 2010 年提高了 0.5 个百分点。

原卫生部于 2011 年推出了《中国成人身体活动指南（试行）》。我国指南的 4 项基本原则是"动则有益、贵在坚持、多动更好、适度量力"。但体育活动在增强国民体质、提高健康水平方面的作用尚未充分发挥，距离健康中国的要求还有较大差距。

6. 人才队伍建设

在我国，临床医生的培养数量具有一定规模，人才培养知识结构体系主要以三段式教学（通识教育、基础医学教育、临床医学教育）体系为主，医学课程多为"器官－系统"教学模式，缺少以"功能"为主线的教学模式，对运动干预疾病的基础理论相对掌握不足。运动医学学科属性在我国属于一级学科临床医学下的二级学科，研究生专业中设置了运动医学专业，本专科专业没有设置该专业据报道。目前，我国康复医师数量仍严重不足，我国康复医师占基本人群的比例约 0.4∶10 万，而发达国家该数据则达到 5∶10 万，两者相差 12.5 倍。

7. 运动在健康促进、疾病预防等方面的作用

对于健康人群，有学者对部分长期坚持有氧运动人群的心血管指标的测定数据进行分析，证实长期坚持有氧运动可以改善人体的血液指标，增强心脏和血管对机体各器官、组织的供血功能，对心血管疾病的预防具有积极的促进作用。有氧运动是心血管疾病患者较为理想的健身运动方式，如慢跑、散步、打太极等。也有学者提出太极拳运动能提高中老年人血管功能的适应能力，增强运动能力。所以，长期的太极拳运动不仅可以改善老年人的血管壁弹性，还可以提高老年人的运动机能，预防高血压。身体活动水平低下会增加能量正平衡，使身体脂肪量增高。过多的身体脂肪会改变生理功能进而导致胰岛素敏感性下降、空腹胰岛素水平升高及脂代谢紊乱。这些对身体健康的负面影响与慢性炎症因子水平的增加和功能能力的逐步下降有关。日常身体活动确实能帮助肥胖者控制体重、改善生理功能，虽然少量增加日常身体活动和运动确实能够带来健康益处，但身体活动和运动的量必须达到能够引起能量负平衡的水平才能出现体重的下降。适当运动可以有效地预防肥胖、降低体重和预防减重后体重反弹，运动还可以有效地提高肥胖人群的心肺耐力，并且独立于体重下降。徐驰等人对体育运动对 2 型糖尿病发病风险的影响进行了一项系统评价，探讨了运动和 2 型糖尿病的关联性。研究共纳入 18 项前瞻性研究和 23 项回顾性研究，结果显示，运动可能是 2 型糖尿病的保护性因素，合理的体育锻炼有助于 2 型糖尿病的预防和控制。

8. 运动在疾病治疗与康复等方面的作用

中国的医学学会也出台了一些帮助临床医生指导患者运动的指南或者专家共识，如《慢性稳定性心力衰竭运动康复中国专家共识》（2014 年中国康复医学会心血管病专业委员会和中国老年学学会心脑血管病专业委员会）、《经皮冠状动脉

介入治疗术后运动康复专家共识》（2016 年中国医师协会心血管内科医师分会预防与康复专业委员会）、《冠心病患者运动治疗中国专家共识》（2015 年中华医学会心血管病学分会预防学组和中国康复医学会心血管病专业委员会）、《运动防治骨质疏松专家共识》（2015 年中国老年学学会骨质疏松委员会）。

国内多篇文献对运动在糖尿病、心血管疾病、骨骼疾病、妊娠期疾病、肥胖、癌症等慢性病的治疗效果方面进行了报道。王晓璟等人对八段锦运动在冠心病患者 PCI 术后心脏康复中的应用效果进行了研究。他们选择了成功实施 PCI 术后患者 60 例，按随机数表法分为步行组和八段锦组，各 30 例。两组患者均给予常规心脏康复指导，步行组采用步行为运动方式，八段锦组以八段锦为运动处方进行干预，对比两组患者的临床疗效。结果康复治疗后，两组患者的心血管危险因素理化指标、西雅图心绞痛量表及中文版 SF－36 量表各维度得分较治疗前均有明显改善，其中八段锦组改善程度优于步行组（$P < 0.05$）。结果表明，八段锦运动能更好地改善 PCI 术后患者生存质量，且更有效地控制其心血管危险因素。单菲菲等人对身体活动与子宫内膜癌关系的病例进行了对照研究。研究通过对 30 例病例组和 31 例对照组进行问卷调查，研究可能的疾病危险因素。结果在校正了研究对象的一般人口学特征、体重指数（BMI）和家族肿瘤史等相关因素后，结果显示除高年龄等已知的引起子宫内膜癌发生的危险因素外，缺乏中等强度的身体活动也可能是危险因素之一。在治疗骨骼疾病方面，有学者以运动疗法为主的综合康复疗法治疗膝关节骨关节炎的疗效。将 80 例膝关节骨关节炎者随机分为治疗组和对照组 40 例。对照组采用超短波、超声波治疗，治疗组在以上物理因子治疗基础上增加运动疗法，同时结合健康宣教。结论是以运动疗法为主的康复治疗对膝关节骨关节炎具有显著疗效。也有学者对爬行运动预防少儿脊柱疾病的作用进行了研究。认为爬行可以减轻脊柱的负重，促进身体生长发育；增加脊柱周围的肌肉力量和弹性；预防并校正脊柱侧弯和后凸。

（四）医学与运动整合的国内外差异

1. 我国卫生和体育部门联动机制刚刚起步

医疗卫生服务与体育健身服务是健康服务的最主要形式，二者都关注公众健康需要，都具有全民性、普及性和公益性，将医疗卫生服务与体育健身服务二者相结合应该是建立民众健康保护屏障的最佳组合。美国是医体整合促进健康的先行者，其成功经验值得我国学习。如前所述，美国构建了政府主导、协会组织和研究机构辅助、体育健身服务和医疗卫生服务的多方联动体系。我国体育、卫生与医疗机构长期以来都是独自存在的，各成系统，各自为政，但是，随着经济与科技的发展，社会问题呈现新的特征，对单个机构系统的挑战越来越大，迫使机构与组织融合发展的诉求越来越强。慢性病的防治与康复、全民健身事业的发展等问题的本身就涉及社会的各个方面，单一部门组织只能通过协同治理、融合发展才能系统妥善地处理好。因此，政府在全民健身的管理上应打破体育、卫生部门管理条块分割、各自为政的管理格局，建立医疗与体育系统的联动管理机制，在制定包括社区服务等各项政策时，由卫生和体育部门共同参与、协商，形成具有导向性的指导性意见和政策，为落实"医体整合"促进健康清除现存于体育、卫生部门之间的体制、制度障碍。2019 年国务院成立全民健身工作部际联席会议，我们还需要进一步加强联合防控的机制，将体育健身服务和医疗卫生服务结合起来。

2. 我国运动健身（身体活动）指南内容相对简单

运动健身或身体活动指南是卫生专业人员和政策制定者的重要资源，在制定指南时要基于最新的科学证据。为了更新《身体活动指南》，美国卫生及公共服务部（HHS）疾病预防和健康促进办公室创建了"Move Your Way"活动。"Move Your Way"帮助健康专业人士、国家组织、社区和其他体育活动的利益相关者与消费者就指南中的建议进行沟通。我国有 2011 年发布的《中国成人身体活动指南（试行）》和 2017 年发布的《全民健身指南》，主要内容包括居民参加体育健身活动前的安全性评估、运动能力测试与评价、个性化运动处方制定、一次体育健身活动方案、不同阶段体育健身活动方案等。通过比较发现，美国身体活动指南在经过近 50 年的积累，更加注重科学性、系统性、权威性，对实践具有更强的指导性和操作性，对其他国家制定身体活动指南具有很强的借鉴价值。《中国成年人身体活动指南》和《全民健身指南》在推动全民健身计划，推动我国由体育大国向体育强国迈进具有里程碑的意义。但在修订中应加强可操作性、完善人群分类、倡导力量练习，使身体活动计划成为一项系统工程。

3. 我国运动促进健康人才培养体系尚不完善

人才是第一资源，随着全民健身的快速发展，民众对体育和医学的要求越来越高，既要通过体育运动增强体质，又想得到医学指导科学地进行运动健身。现阶段运动与医学复合人才的短缺是制约医学与运动整合与发展的重要因素，需要既懂得运动人体科学及医疗卫生知识，又具备运动锻炼指导能力的专业人员，能够科学地制定运动处方。因此完善运动医学、康复医学等相关学科体系建设是非常有必要的。我们需要加大社会宣传，扩大招生规模，科学制定人才培养目标，优化课程结构，完善培养体系。我国应该建立涉及医学、健康管理、运动、营养等多方面的运动促进健康公共服务指导体系，在社区卫生部门引进既懂医学又会指导健身运动的复合型人才。同时，政府部门也应创造条件，制定相关政策吸引"医体整合"的复合型人才到社区工作和服务。运动康复中心应积极推动与科研院校的合作、建立行业协会，共同推进人才培养体系。

4. 我国目前缺乏成熟的运动处方门诊制度

运动处方门诊是通过整合体育科技手段和现代临床医学诊疗技术，将运动作为一种干预手段推广运用到疾病治疗及健康促进中，真正实现门诊服务常态化，门诊制度更加完善，诊疗流程更加畅通，最大限度发挥运动在健康促进、慢性病防治和康复等方面的技术支撑作用。积极推动在医院设立专门的运动指导科室，进行慢性病预防、治疗和康复的指导。英国鼓励家庭医生为超重人群开"运动处方"。还有部分医院设立了"运动处方咨询"门诊，把运动处方运用到医疗保健实践中。我国尚未建立成熟的运动处方门诊制度。目前只有较少的医院开展了"运动处方"门诊，运动处方推广应用面临着运动处方理论与应用研究滞后、个体缺乏必需的健康锻炼意识，运动健身服务体系不健全、基础设施相对欠缺，运动处方相关人才匮乏等方面的影响。

5. 我国没有多元化资金筹集机制支付运动健康服务

医学与运动的整合需要稳定的财政投入。在英国，政府允许在某些地区让单一的机构来提供英国国家保健系统目录内的医院服务、心理健康和运动健康服务，英国政府重视运动健康服务资金的筹集，除了政府自身的专项基金外，政府通过体育彩票和慈善捐款进行募集，对这些资金的使用和流向，英国政府做了严格的规定。国内方面，应建立多元化资金筹集机制，由国家财政支出承担基本运动健康促进的支出，还要辅以社会机构、社团组织，作为健康人群和患者健康的资金来源的补充渠道。

四、对医学与运动整合的发展建议

（一）医学与运动整合在管理层面的发展建议

1. 建立政府主导多部门联动的行政管理体制

国家层面成立统一组织协调的部门，或建立联席会议机制促进医学与运动整合，统筹协作卫生与体育等多个系统的合作。医学与运动的整合主要由国家统筹安排，可以由国务院直接管理。不同系统、不同部门明确责任与分工。对医学与运动的整合的重大决策事项，组织专家进行必要性和可行性论证。地方政府制定各自决策方案，健全决策问责机制，秉承"谁决策，谁负责"的原则，将运动有关工作内容纳入工作考核。

2. 优化相关的政府职责体系和职能结构

党的十九届四中全会审议通过的《中共中央关于坚持和完善中国特色社会主义制度，推进国家治理体系和治理能力现代化若干重大问题的决定》指出，必须坚持和完善中国特色社会主义制度，推进国家治理体系和治理能力现代化。医学与运动的整合体现在需要建立跨行业合作的管理体制，构建由政府主导、协会组织和研究机构辅助、体育健身和医疗卫生共同参与服务的多方联动体系。卫生行政部门牵头制定规划，专家制定技术标准，制定身体活动（包含运动）促进健康的指导意见（如指南），临床上针对个人，公共卫生针对群体。不同领域的学术部门开展合作，发挥专业优势，共同制定标准或技术指导意见。

3. 组织制定运动处方等技术标准与规范

落实《"健康中国 2030"规划纲要》推广应用运动处方的内容。卫生部门方牵头制定运动处方等技术标准和指南文件，开展"运动处方"在医院与康复机构的试点工作，及时总结医学与运动整合"试点"和推广经验，并在临床加以应用。

4. 发布全民健身指南与行动计划，完善国民体质监测与运动风险评估体系

体育部门牵头组织制定身体活动（包含运动）促进健康的指导意见（如指南），在学校、社区、健身场所等普及科学健身知识和活动，并且开展国民体质测试，完善体质健康监测体系，开发应用国民体质健康监测大数据平台，动态了解国民身体健康水平。

5. 统筹医疗保障制度，覆盖运动康复、运动治疗等费用

建立可持续的财政支持政策和机制，覆盖生命全周期，覆盖健康人群、高危人群和患者。将疾病的关口前移，基本医疗保障制度向健康人群的健康促进和疾病预防方面覆盖，缓解医疗卫生终端的压力，减少国家疾病负担。将身体活动（包含运动）的基本服务纳入基本医疗保障报销范围，鼓励社会力量提供运动服务，可提供部分医疗报销制度。作为补充，开展健康服务和管理相关的补充医疗和商业医疗保险业务。建立以基本医疗保障为主体、其他多种形式补充保险和商业健康保险多层次医疗保障体系。政府还要设立专门的经费，鼓励探索医学与运动的整合模式。一些具体的健康服务，如运动处方的开具及指导服务，可根据实际情况，以基本医疗保障为主体，其他多种形式补充保险和商业健康保险多层次医疗保障体系。

6. 组织专项研究，制定技术标准与和指导文件

政府组织开展专项研究，鼓励多领域学术机构合作，负责医学与运动的整合的部门或国家卫健委和国家体育总局相关部门共同发布身体活动（包括运动）指南，科学指导人们参与身体活动。

7. 建立运动人才规范化培训与认证的管理体系

加强医学和体育人才的培训和管理。对于有运动技能需求的人士，开办运动能力培训班，学员包括医学和体育背景的专业人士，采用理论和实践教学方式相结合的授课方式教学，由具有权威资质的专家担任授课老师。培训合格后由两个领域共同授权的机构给予审核并颁发资格证书。运动专业人士也需要得到卫生系统和体育系统的共同资质认证，并颁发执业证书。

（二）医学与运动整合在实施层面的发展建议

1. 发布科学有效的全民身体活动指南和行动计划

发挥全民科学健身在健康促进、慢性病预防和康复等方面的积极作用。联合编写和发布适合中国人群的身体活动指南或体育健身活动指南。政府支持学术机

构制定标准或指导建议文件。组织卫生和体育专家共同制定和发布身体活动指南，指南需要覆盖全人群，并涵盖重点特殊人群。

2. 普及科学健康的健身活动与常识

只有真正做到全面健身与全民健康深度融合，才能实现从全民健身到全民科学健身的跨越。发挥全民科学健身在健康促进方面的积极作用。建立健全健康促进与教育体系，提高健康教育服务能力，健全覆盖全国的健康素养和生活方式监测体系。普及科学健身知识和健身方法，推动全民健身生活化。组织社会体育指导员广泛开展全民健身指导服务，解决儿童、青少年、中青年工作人群运动不足，老年人运动指导不足等问题。实施国家体育锻炼标准，发展群众健身休闲活动，丰富和完善全民健身体系。鼓励开发适合不同人群、不同地域特点的特色运动项目，扶持推广太极拳、健身气功等传统运动项目。

3. 重视运动风险评估与运动损伤监测

开展规范化身体活动水平和风险的评估、运动指导建议或处方的开具与执行。将运动处方相关工作划分为运动处方、运动方案、运动指导三个层次。将接受运动处方的相关人群分为疾病人群、亚健康人群、健康人群。目前从事运动康复相关工作的人员主要有治疗师、医生、护士、运动员、健身教练，其业务水平参差不齐，建议区分教育。对于现行的运动处方工作者和将要从事运动处方工作的新入人员应采取不同的方法规范教育，即新人新办法，老人老办法的原则。对于现行运动处方工作人员应对其进行专门培训和专业水平考试，对于学生及将要从事运动处方的人员应加设相关课程并通过运动处方考试。不同层次人员的工作界定：通过培训、考试、实习可对健康人群进行运动指导，通过培训、考试、实习、规范化培训可给亚健康人群制定运动处方，通过教育、培训、考试、实习、规范化培训可给患者制定运动处方。

4. 医学与运动整合与现有健康服务体系相结合

运用现有的医疗卫生体系或全民健身体系，将运动促进健康引入医疗工作中。在卫生领域，开展针对临床、预防等医学人才的运动知识培训，提高其进行科学身体活动的意识，从自身出发，身体力行，并在接触患者或普通人群时，能提供专业的运动健身建议或健康生活方式处方或运动处方。同理，充分发挥现有运动专业人才的学科优势，在全民健身宣传活动或进行全民体质测量过程中，与医学相关机构合作，如体检中心、社区卫生服务中心或康复机构，为大众或患者提供生理、生化指标等常规指标检测外，加入体质指标或身体成分检测，为医生提供运动建议或运动处方提供参考。对于高危人群（尤其是慢性病、外科手术后）和患者，个体情况不同，运动能力和运动风险也不同，所以在提供运动指导之前需要对个体进行综合评估，制定个体化治疗和康复方案。根据身体健康状况评估和活动能力评估，并制定个体化运动方案，此过程需要医学专业人士来完成。在运动方案执行过程中，由运动专业人士按照方案进行指导。对于公共卫生领域，结合人群健康促进策略，与体育专业人员共同宣传健康知识和技能，增加大众对运动促进健康的知晓和科学认识。

5. 加强医生、护士等群体运动处方理论知识和学习培训

将"运动是良医"项目作为医学与运动的整合点，加强医生与护士群体运动健康理论知识的学习和培训，联合开办"运动是良医"或运动处方培训班，培训医学和运动人才的运动处方技能。在医学与运动整合理念的指导，在医学生，包括护理专业的院校教育课程中增加有关运动医学的内容，增加医学生的运动处方理论知识。

6. 完善由医生、护士、治疗师与运动指导师组成的运动处方服务模式

建全运动处方的服务机制，建立由医生、护士、治疗师与运动指导师组成的服务体系，明确分工和权责。运动处方制定、实施等整个过程的标准化。共同建立完善针对不同人群、不同环境、不同身体状况的运动处方方案，形成"医体结合"的疾病管理模式。先由经培训认证的医学专业人士对患者进行身体活动能力评估，根据其健康状况和身体活动情况提供个性化运动指导方案或运动处方，再转由经培训认证的运动指导人士对其运动进行指导和监督，并建立定期回访制度。建立由医生、护士、治疗师与运动指导师组成的"四位一体"的服务体系，并搭建信息平台。同时，完善运动处方相关的政策法规和责任制度。

7. 制定针对不同人群、不同环境和不同身体状况的运动处方方案

针对患病人群、亚健康人群、健康人群分别采用不同的模式管理健康，个体与群体也要制定不同的实施策略，建立并不断完善针对不同人群、不同环境、不同身体状况的运动处方方案。

8. 完善运动医学、康复医学、体育医学等相关学科体系的整合

现阶段运动与医学复合人才的短缺是制约医学与运动整合的重要因素，因此完善运动医学、康复医学、体育医学等相关学科体系建设是非常有必要的。我们需要加强人才培养、考核准入制度及支撑体系建设，加大社会宣传，扩大招生规模，科学制定人才培养目标，优化课程结构，完善培养体系。人才培养机构应着力于培养医学和运动复合型人才，鼓励在高校开设新的专业，包含医学和运动课程，或在已有的医学和体育培训课程中加入运动和医学知识。

参考文献

［1］张展望，谢昌雄 . 体育运动与医学健康的相关性研究［J］. 运动，2018（18）：128 – 129.

［2］Guthold R，Stevens GA，Riley LM，et al. Worldwide trends in insufficient physical activity from 2001 to 2016：a pooled analysis of 358 population – based surveys with 1. 9 million participants［J］. The Lancet Global Health，2018，6（10）：e1077 – e1086.

［3］谷倩，黄涛，程蜀琳．"体医融合"视域下"运动是良医"的再认识——历史、现状和争议［J］．体育科研，2018，39（1）：48－55．

［4］李文川，刘春梅．不同古典医学文化中的"运动是良医"思想［J］．北京体育大学学报，2017，40（8）：133－140．

［5］李红娟，王正珍，隋雪梅，等．运动是良医：最好的循证实践［J］．北京体育大学学报，2013，36（6）：43－48．

［6］罗曦娟，张献博，徐峻华．运动是良医应用实例：美国糖尿病预防项目及其应用［J］．北京体育大学学报，2016，39（8）：59－65，73．

［7］田野．体育活动、体质与健康：全民健身与健康促进10年回顾［J］．生理科学进展，2014，45（4）：243－246．

［8］中华人民共和国卫生部疾病预防控制局．中国成人身体活动指南［M］．北京：人民卫生出版社，2011．

［9］陆羽飞，周学军．文献计量学视角下我国运动与健康促进研究［J］．科技视界，2016，25：167－168．

［10］徐金成，高璨．关于制定中国儿童青少年身体活动指南的思考［J］．中国运动医学杂志，2018，37（4）：337－341．

［11］杨寿强．国民健康运动风险与治理问题研究［J］．广州体育学院学报，2017，37（3）：10－12，16．

［12］任燕丽．运动性猝死的发生特征及预防研究［J］．体育世界（学术版），2018，1：181，174．

［13］刘燕，蒋桔泉．运动性晕厥的诊断与评估［J］．华南国防医学杂志，2018，32（9）：672－675．

［14］周林，章岚．足球运动员腘绳肌损伤研究进展［J］．中国运动医学杂志，2018，37（12）：1038－1044．

［15］钟丽兰，赵焕佳，郝珊，等．大学生运动前医学评估对运动性心血管意外预警机制分析［J］．深圳中西医整合杂志，2017，27（9）：24－26．

［16］田野，陆一帆，赵杰修，等．成年人综合运动能力评价系统的研究与建立［J］．中国体育科技，2010，46（2）：3－10．

［17］李文慧．城市成年人体育锻炼能力评价理论框架的建立及检验［D］．北京：北京体育大学，2011．

［18］韩丽婷，呼德，姚海霞．基于复杂网络的运动能力在线评估系统设计［J］．现代电子技术，2018，41（2）：116－119．

［19］王贺，任玉梅，王华．基于大数据分析的运动风险评估方法研究［J］．现代电子技术，2018，41（10）：140－142，146．

［20］唐晕，郑立杰，唐红明．老年人健身锻炼心理预测因素与运动损伤研究［J］．体育科技文献通报，2019，27（2）：71－73．

［21］郭建军，郑富强．体医融合给体育和医疗带来的机遇与展望［J］．慢性病学杂志，2017，18（10）：1071－1073．

［22］张鲲，杨丽娜，张嘉旭．健康中国："体医结合"至"体医融合"的模式初探［J］．福建体育科技，2017，36（6）：1－3．．

［23］吴小彩．健康中国背景下城市推广应用运动处方实践探讨［J］．四川理工学院学报（社会科学版），2018，33（5）：17－28．

［24］李璟圆．以习近平经济思想引领体育与医疗融合发展［J］．北京体育大学学报，2018，41（9）：8－14．

［25］房璐．运动康复学科在康复医疗机构的生存状况及存在问题调查［J］．科学咨询（科技·管理），2018，11：64．

［26］许松青．健康中国视域下城市社区居民体育健康促进研究［J］．当代体育科技，2018，8（11）：151，153．

［27］许松青．健康中国背景下大众科学健身与健康研究［J］．当代体育科技，2018，8（15）：171，173．

［28］吴学文．老年人健身运动处方的研究［J］．体育世界（学术版），2018，6：22－23．

［29］吴文博．推进老龄健康运动保障体系的构想［J］．淮北师范大学学报（自然科学版），2015，36（3）：94－96．

［30］戴志鹏，马卫平．"体育＋医疗＋养老"干预老年健康的路径构建［J］．老龄科学研究，2018，6（9）：55－66．

［31］张良志，王玉峰．全民健身运动在体育经济发展中的重要性［J］．经济研究导刊，2017，32：50－51．

［32］李柳．健康中国2030与健身休闲运动产业的发展［J］．体育时空，2017，8：105．

［33］杨宝成．"健康中国"战略下运动康复专业人才培养研究［J］．医学教育研究与实践，2017，25（6）：824－827．

［34］吴运明，付国胜．浅析大众运动康复人才发展战略［J］．科学中国人，2015，20：185．

［35］齐大路，方千华．大健康产业视野下我国运动康复专业人才培养改革与创新［J］．武汉体育学院学报，2016，50（12）：71－78．

［36］彭国强，舒盛芳．美国国家健康战略的特征及其对健康中国的启示［J］．体育科学，2016，36（9）：10－19．

［37］岳建军．美国2016—2020年《国民身体活动计划》研究及启示［J］．成都体育学院学报，2017，43（6）：27－33．

［38］张泳华．"Exercise is Medicine"发展现状及对我国启示［J］．广州体育学院学报，2018，38（1）：94－97．

［39］韩哲．我国以体育运动促进健康的主要政策分析［D］．济南：山东体育学院，2016．

［40］王陇德．"健康中国2030"的机遇与挑战［J］．理论与现代化，2018，5：19－21．

［41］彭国强，舒盛芳．美国运动健康促进服务体系及其对健康中国的启示［J］．体育与科学，2016，37（5）：112－120．

［42］王家宏，蔡朋龙，陶玉流，等．我国城市体育服务综合体的发展模式与推进策略［J］．武汉体育学院学报，2017，51（7）：5－13．

［43］连诗亮．运动健康社区服务模式的研究［D］．沈阳：沈阳体育学院，2014．

［44］胡精超．老年人家庭运动健康服务非营利性组织［J］．中国老年学杂志，2016，36（23）：6043－6045．

［45］唐宁浩．移动互联网背景下运动健身类App服务策略研究［D］．重庆：重庆大学，2017．

［46］张全成，葛宏亮．高校校园运动健康促进中心的建构［J］．牡丹江师范学院学报（自然科

学版），2018，3：66－69.

［47］韩哲．我国以体育运动促进健康的主要政策分析［D］．济南：山东体育学院，2016.

［48］吴小彩．健康中国背景下城市推广应用运动处方实践探讨［J］．四川理工学院学报（社会科学版），2018，33（5）：17－28.

［49］蔡敬芳，雷莹莹，司红玉．太极拳运动处方改善当代大学生亚健康的理论研究［J］．武术研究，2018，3（6）：61－63.

［50］胡勇滨．运动处方辅助干预大学生心理健康水平的研究——以杭州医学院为例［J］．当代体育科技，2017，7（25）：24－26.

［51］李加鹏．老年人健康睡眠运动处方研究［J］．内江科技，2011，32（8）：24－24，43.

［52］周萍，李红．上海市3种不同职业群体亚健康状况调查分析及运动处方对策［J］．体育科研，2011，32（4）：50－57.

［53］陈长钊，周琼．运动处方对高中肥胖学生体质健康影响的实验研究［J］．当代体育科技，2017，7（22）：12－13.

［54］赵峻，张荣华，罗林枝，等．美国哈佛医学院课程体系改革对中国医学教育的启示［J］．基础医学与临床，2016，36（6）：865－868.

［55］胥皞，张璐．美国物理治疗专业现状、特点及其对我国运动康复的启示［J］．中国运动医学杂志，2014，33（2）：179－182.

［56］陈楚杰，潘华山，赖秋媛．我国运动医学人才培养现状与发展研究［J］．成都中医药大学学报（教育科学版），2016，18（1）：60－62.

［57］王正珍．第65届美国运动医学年会概述及2018年美国人身体活动指南专家咨询委员会科学报告概要［J］．北京体育大学学报，2018，8：53－59.

［58］丁方凯．有氧运动在预防心血管疾病中的应用［J］．甘肃科技，2005，21（5）：167－168.

［59］张媛媛．体育运动在心血管疾病预防中的应用分析［J］．当代体育科技，2015，5（21）：9－10.

［60］张艳辉．太极拳运动与预防老年人的心血管系统疾病的关系［J］．中国医药导报，2008，5（17）：164.

［61］王正珍，周誉．运动、身体活动与慢性疾病预防［J］．武汉体育学院学报，2013，47（11）：69－75.

［62］徐驰，张政，郑程耀，等．运动与2型糖尿病关联性的Meta分析［J］．赣南医学院学报，2019，39（6）：558－565.

［63］WHO. Global recommendations on physical activity for health. Geneva：World Health Organization，2010.

［64］Patrick K，Pratt M，Sallis RE. The healthcare sector's role in the U. S. national physical activity plan. J Phys Act Health，2009，6（2）：S211－219.

［65］王晓璟，叶鹭萍，杨献军．八段锦运动在冠心病患者PCI术后心脏康复中的应用［J］．心血管病防治知识（学术版），2019，9（14）：33－37.

［66］单菲菲，陈琴，吕建国，等．身体活动与子宫内膜癌关系的病例对照研究［J］．医学信息，2018，31（10）：62－64.

［67］曹三太，侯睿，党锐．以运动疗法为主治疗膝关节骨关节炎的疗效观察［J］．双足与保

健, 2018, 27 (20): 27 - 28.

[68] 崔成林. 爬行运动对预防少儿脊柱疾病的作用研究 [J]. 青少年体育, 2014, 12: 130 - 131.

[69] 吴运明, 付国胜. 浅析大众运动康复人才发展战略 [J]. 科学中国人, 2015, 20: 185.

[70] 齐大路, 方千华. 大健康产业视野下我国运动康复专业人才培养改革与创新 [J]. 武汉体育学院学报, 2016, 50 (12): 71 - 78.

[71] 谭洁, 王如蜜, 张满春, 等. 我国语言治疗师现状的网络调查研究与分析 [J]. 中华物理医学与康复杂志, 2016, 38 (8): 619 - 620.

[72] 王萌, 谈笑, 朱毅. 爱荷华大学交流科学与障碍专业课程设置及启示 [J]. 听力学及言语疾病杂志, 2015, 23 (4): 403 - 405.

[73] 李建军, 刘松怀, 高峰, 等. 我国大陆省会城市综合医院康复服务现状调查分析 [J]. 中国康复理论与实践, 2009, 15 (10): 933 - 937.

[74] 安涛. "体医结合" 相关研究现状分析 [J]. 科技资讯, 2018, 16 (15): 218 - 219.

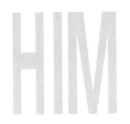

医学与养生的整合

◎王辰　刘辉　尤莉莉　廖艳　王平

随着我国经济社会的不断发展及生活水平的提高，人们对生活品质的要求越来越高，健康意识不断增强，对贯穿生命全周期的养生需求日益增加。

到2050年，我国60岁以上的人口预测在总人口中将占35%，社会老龄化程度将进一步加重，而老年人又是疾病多发群体，老年退行性功能病变、老年慢性病管理及养老问题亟待解决。多项研究显示，中医养生保健服务能够帮助老年人增进身体健康，改善精神状态。因此，为了有效应对慢性疾病及人口老龄化，人们对养生的需求日益增加。

一、医学与养生整合的社会背景

（一）老龄化和疾病谱改变凸显养生需求

随着我国社会经济的发展和医疗卫生的进步，我国人口的疾病谱正在发生变化。人们正面临着新的健康问题，如人口迁移加重了城市人口拥挤、就业竞争等情况，加大了人们的工作、生活压力，相关疾病发病率也随之升高；工业化和生态破坏引起的环境污染加重，环境危害带来的健康问题日益突出；不良生活方式（如吸烟、过量饮酒、饮食结构变化）对人体健康的影响越来越明显。2017年，高血压、吸烟和高盐饮食是我国三大死亡危险因素。其中，吸烟是2017年中国疾病负担的最大危险因素，高血压导致250万中国人死亡。由于生活方式的改变，红肉摄入量增加和体力活动减少，导致中国的糖尿病患病率大幅上升，从2000年到2017年增幅超过50%。1990—2017年，十大主要健康危险因素中增长最快的是超重和肥胖，增长了185%。近30年来，中国传染性疾病、母婴疾病、营养相关疾病负担大幅降低，而慢性非传染性疾病负担增加，居民对养生的需求日益增加。

大健康作为一种全局的理念应运而生，它涉及人的衣食住行和生老病死，强调对生命全过程、全方位的呵护与健康监测。其不仅强调疾病的治疗，也注重健康的维护、疾病的预防和病后的康复，防患于未然，使人们不生病、少生病或延缓发病。日常养生保健的优势养生理念注重个体、个体与社会及个体与自然的统一性和整体性，重视健康的维护和疾病的预防，契合当下社会对健康的需求，符合"健康中国"战略的目标和要求。

（二）认知误区与市场乱象并存

当前养生保健领域有两个最突出的问题，一个是对养生保健的认知存在大量误区，另一个是养生保健市场存在着诸多乱象。

1. 认知误区广泛存在

认知误区不仅包括大量以讹传讹的错误认识，也包括一些似是而非的含混理解。本文以饮食养生中"辟谷法""过午不食""以形补形"为例进行阐述。

辟谷非平人养生法。辟谷指"不食谷物"，亦称"绝谷""却谷""却粒""休粮"等。此处辟通避，即排除、避开。辟谷原为道教求仙方术，古无平人辟谷养生依据。"平人"既指平民，也指健康人，《内经》《难经》均明示"平人绝谷"神无所养则七日而亡，古医籍中辟谷与养生分类别论，道医认为平人辟谷易致病夭寿。食气辟谷无成功实例，其理论依据"气满不思食"原指脾虚气滞纳呆之证，后被道教转指为内丹术"止念"法中意志修炼。服饵辟谷方制作无章法且安全性堪虞，其中甘味超八成及谷物、补益药并用或为"气满不思食"的真正原因。辟谷背离传统中医学"谷肉果菜""五谷为养"古训，又违反现代营养学"食物多样，谷类为主"原则。与有严格适应证、禁忌证、方法、疗程规定和安全性评价的"能量限制"（CRD）等疗法比较，辟谷无优势可言，不具备成为中医养生方法和特色诊疗技术的可行性。

过午不食非中医养生主流观点。网传中医主张"过午不食有益健康长寿"，其实，此说法出自佛教，亦非中医主流观点。最早提及"过午不食"的医家是清初喻昌（1585—1664 年），"释教以过午戒食"，将之作为病后饮食调理的方法之一。喻氏后，多位医家指此说出自佛教而非医学。佛教"过午不食"又称"不非时食"，原为珍惜居士供养和有利清心寡欲而设，一天仅正午（即 12 点）前吃一餐。但"我国汉族禅宗僧人从古有自己耕种的习惯，由于劳动的缘故，晚上非吃东西不行。所以在多数寺庙中开了过午不食的戒，但是被视为'药食'"。如僧人午后会吃含多种药物和食材的茶羹和"代茶饮"。

我们通常所说的"过午不食"并非过午禁食，而是少食并反对夜宵，以预防食后即就寝所致消化不良。中医养生强调"食饮有节"即进餐定时、定量等。每顿少吃但可多餐，过饥后吃很易超量，"食欲少而数，不欲顿多难消""恐觉饥乃食，食必多"。正确的做法是每餐七八分饱，"常如饱中饥，饥中饱"。

以形补形须辩证认知。"以形补形"指吃外形与人体某器官组织相似的食物，可达补益人体该部位目的的观点，如相信吃核桃补脑、吃栗子补肾等。由此引申出的还有"以色补色"和"以脏补脏"，前者如吃红枣、赤小豆补血，后者如吃熊胆补人胆、吃猴脑补人脑等。人们通常认为这是中医食疗特色之一，但实际情况并非如此。

"以形补形"并非国人独有。吞食动物或人内脏及其象征物以治疗相应脏器疾病的观念，起源甚早，流传广泛。"以形补形"自古并非众口一词。古医籍里既有"心补心""肺补肺""肝补肝""肾补肾"之说，也有"肠伤肠""髓伤髓""血伤血"之论，表现出一种辩证思维倾向。"肠伤肠"指烹饪不得法难消化或食用过多会导致腹泻；"髓伤髓"最初指吃羊和猪等动物脑髓会导致男子性功能甚至生育能力下降；"血伤血"指多吃动物血会导致腹泻。

分析民间流传的几则"以色补色"例子，发现不少属今人发挥或附会。如赤小豆皮红，古籍只说它可利水解毒；而红枣在中药教材中被归为"补气"药，现代营养学证实其含铁量并不高，且属非血红素铁，人体吸收率仅5%，可见吃赤小豆和红枣改善缺铁性贫血是养生误区。这说明中医以临床实践和生活经验为认知诊疗基础，虽有原始思维影响但更注重"实证"。再如"以皮补皮"，也是现代人盲目附会。古医籍记载猪皮功效在于"清虚热，治下利、心烦、咽痛"。古籍中能"悦泽皮肤"的是动物油脂，如猪油、羊油，这与现代医学认识不谋而合。囿于认知水平，"以形补形"作为历史上曾经有过的食疗学原则，有它存在的合理性，但现代人如果还执迷或纠结于此，弊大于利。

2. 市场乱象令人触目惊心

泛养生过度市场化。保健品销售、洗浴中心、月子会所都打着养生的旗号，自媒体及某些出于商业利益为目的的、缺乏专业态度的无底线宣传，也造成了若干养生伪命题的出现，如白酒养生、安宫牛黄丸养生等。养生无论在医疗行业，还是在广大人民群众的认识中，都处在无法与医疗相媲美的低阶位置。学界应当起到科学养生的引领作用。养生，要有理念、有态度、有胸怀、有方法，能落实、可考证。以科学证据为基础的医学与养生的整合，是养生事业发展的重要途径。

行业标准与规范的缺失，导致养生市场秩序紊乱。社会办中医养生保健服务的非医疗机构在工商部门注册登记，注册时对提供服务的人员没有明确的资质要求，且对具体服务行为也缺乏有效的日常监管，市场准入条件较低，进入中医养生保健服务市场的企业数量多，但质量良莠不齐。中医养生保健服务技术与服务产品总体不够丰富，同时又存在着提供方式混乱的问题。由于部分中医技术，如推拿、拔罐、刮痧等具有双重属性，既可适用于医疗服务领域，又能应用于养生保健服务领域，两者之间很难明确区分。

准入门槛过低，导致行业内部混乱。《中医药健康服务发展规划（2015—2020年）》和《中医药发展战略规划纲要（2016—2030年）》都明确将发展中医养生保健服务作为首要重点任务之一。做大做强做优中医药健康产业，需要中医养生产业成为中流砥柱，依托中医养生产业大力推进健康行业绿色可持续发展，符合我国当前特有国情。目前各种以中医养生为幌子的乱象肆虐横生，如"神医""大师"四处招摇，绿豆、茄子治百病。据不完全统计，目前国内养生保健市场有2000多万从业人员，而正规中医养生本科专业出身的非常少，其他医学专业出身的也不多。专业人才的匮乏制约着行业的健康发展。由于从事养生相关行业的大量从业人员缺乏相关的专业知识，且这些行业更多的是从商业利益角度出发，造成养生相关行业混乱无序，也造成"养生是个大箩筐，什么都能往里装"的现状，这对中医养生是一种实质性伤害。

（三）行业发展面临多种瓶颈

养生行业制度仍需完善。我国养生产业布局不合理，各种机构良莠不齐，行业制度不完善，医疗机构健康养生产业并没有形成系统的体系。社会健康养生产业的市场法律法规尚不完善，监督不严的现象较为严重。并且行内的标准要求不一，行业监管法律法规不健全，企业资产和销售规模较小，保健品的科技创新较为薄弱，产品结构较为单一。

1）结局评价困难，限制科研发展。养生应当是贯穿全生命期的一种行为和生活方式，技术多样，内容丰富。但养生相关科研的结局评价存在一定困难，导致相关课题研究深入开展受限，特别是通过系统养生，对于生命全周期的影响，其结局评价存在很大的困难，这也直接导致相关科研经费投入较少。目前相关研究集中在保健品研发、运动养生方面，但这并不能代表养生的全貌。科学研究可能需要从方法学上有所创新。突破国家和种族限制的养生相关科研有待推进，看其是否放之四海而皆准。

2）养生学科建设亟待完善。早在20世纪80年代末，南京中医学院、北京中医学院、山东中医学院等多所中医院校曾先后开设中医养生康复学本科专业，但当时我国经济发展和人民的生活水平还处在比较落后的阶段，大众对养生的认识和社会需求不高，毕业生的就业去向不理想，后因国家本科专业目录调整而取消了该专业。近30年来，我国经济飞速发展，人民生活水平极大提高，疾病谱发生变化，老龄化程度加深，人民群众对养生保健的诉求日益高涨，中医养生学迎来了前所未有的发展契机。2016年，南京中医药大学和成都中医药大学在全国率先申办中医养生学专业并顺利获批。2017年，又有云南中医学院、江西中医药大学、山西中医药大学、贵阳中医学院及辽宁中医药大学等5家单位申报并获批。至此，全国共有7所高等中医药院校成为中医养生专业人才的培养基地。不过与当下和将来社会对中医养生专业人才的强烈需求相比，中医养生学专业的培养规模仍需进一步扩大，硕士、博士人才培养方面也需加强假设。目前中医从业者来自不同专业，他们大多没有系统地学习过养生保健学理论，也没有经历过临床实践，导致养生保健行业达不到预期的效果。应鼓励有条件的高校试办中医药健康服务学院，设立中医养生、中医康复、健康管理等专业，加大应用型中医药健康服务专门人才培养。

3）本科养生专业人才现有培养机制需要系统评价标准。养生本科专业的设置是近几年逐渐发展起来的，在健康中国发展纲要出台后，办学趋势骤升。该专业人才培养的定位在哪里，其就业如何，个人未来的发展前景及对行业发展的影响，都需要系统评价标准。以人为本的理念让我们对凡是涉及健康、医疗的行业，都应该持有审慎的态度。养生专业本科毕业生是否有足够的能力以科学的态度对待养生及所从事的相关行业，并推进行业发展，存在一定的讨论空间。

4）以临床为基础的高层次养生人才培养亟待加强。"人吃五谷杂粮没有不生病的"，为了养生而养生在现有社会尚属于稀缺人群，也就是说，年轻没病的人很少去研究养生问题，重视养生往往是年龄较大且已经出现健康问题的人群，这是我们目前的社会现状。那么，经过本科培养阶段临床实习的学生，在面对疾病或潜在疾病人群的时候，是否能够从临床角度出发，准确判断人群目前的健康问题，进而给出建议或采取一定的具体措施，从临床能力方面有大量的上升空间。单纯养生专业本科毕业从事养生相关行业，缺乏临床知识和经验，在行业发展中可能受限，会缺乏对于伪养生知识的鉴别能力，也可能无意间损害了服务对象的健康。培养临床过关的高层次养生人才十分必要，既可以通过将养生本科毕业生强化临床的继续教育方式进行，也可以推动临床能力强的研究生往养生专业方向发展。此外，还需要补充足够的中西医营养、预防、传播学、健康管理等多学科知识，做到养生人才知识结构的系统化，既可以从事科研、临床，也有足够的能力应对市场。

二、医学与养生整合的意义

（一）医学与养生互相补充和促进，共同维护健康

如上所述，医学和养生的主要任务、关注点、观察角度各不相同，整合在一起才能完整覆盖人的健康，实现"防、治和养"。缺失养生，人们就缺少保持健康状态持续性的支持；缺失医学，人们就缺少针对疾病侵袭的抵御手段。缺少其中一个都会造成健康的损失，现代社会的生活方式病就是典型例子。

（二）现代医学证据为养生保健提供了有效鉴别手段

养生领域较为开放，内容丰富，但也存在良莠不齐的问题。近年来，市场上不断有新的养生书籍、相关商品和工具流通，大量养生保健信息在各种渠道传播，学术领域也不断有新的养生原则、方法被总结提出，其中不乏鱼目混珠者，如"绿豆治百病大法""白酒养生法"等一时广受追捧。医学证据则为养生保健方法提供了有力的鉴别工具，扬其经验有效之长，补其缺乏证明之短，避其潜藏危害之险，推广有效的养生保健方法，增强居民对养生的信心。

（三）医学为养生保健发展提供了新的理论、方法和工具

新技术革命的背景下，精准医学、循证医学等新理念方法不断出现，人工智

能、大数据、基因组工具等新技术层出不穷，基础、临床、预防、康复等学科不断丰富更新，这些不仅为养生保健方法的完善提供了机会，更为养生保健方法的创新提供了坚实支撑。

（四）"养与防"及"养与治"日益融合服务老龄社会

在我国人口老龄化形势严峻、疾病谱显著改变的背景下，大健康、全生命期（也称全周期）健康的观念深入人心，卫生健康服务重心前移、关口前移是大势所趋。将重点移至未病前，不仅可大幅降低社会成本，而且会获得更好的防治效果。越来越多的预防医学、临床医学和康复医学知识进入了养生保健的研究和实践中；越来越多的传统养生保健理论精髓，成为医学研究的重要资源和借鉴。这样的整合明显有利于全民健康。

三、医学与养生整合的战略性政策建议研究

（一）医学与养生在政策层面整合的战略建议

推进大养生保健战略，融合中医养生保健知识丰富、西医科学循证的优势，促进全民养生保健产业持续健康发展。建立多部门联席监管体系，及时清理虚假、违规证照，加快养生保健相关行业协会高质量发展，及时查清虚假、不合格协会，切实提高养生保健产业的服务质量与水平。建立养生保健科研与监管部门动态协作机制，实现科学监管。

市场层面的整合。鼓励社会资本平稳有序进入养生保健市场，对有潜力的养生保健项目给予政策扶持。鼓励养生保健企业与高校研究院所开展协作，实现科教与养生保健服务深入融合，提高我国养生保健服务的质量。建立审批监管部门与有关高校、科研院所研讨协作机制，对新兴、疑难类养生保健产品、方法等审批监管事项，实行咨询研讨制度。严厉打击各类市场乱象，重点监管服务质量和执业水平。明确养生机构、方法、产品的审批范围和边界。加大对扰乱养生市场、欺诈坑害养生消费者等行为的处罚力度。有关部门对科学合理的养生保健产品和方法建立白皮书清单，对消费者进行公示，最大限度解决养生保健服务的信息不对称问题。

传播层面的整合。加强针对不同人群、不同疾病养生保健方法的鉴别和推广，搭建权威的养生科普和辟谣平台。建立各类媒体开展养生保健知识传播的监管制度及自我监督机制。推动医院开展养生保健教育，探索疾病防控系统和医院系统建立养生保健部门的机制。

1. 加强养生食品安全的监管

加强对中药饮片及保健品等养生产品的食品安全问题的关注，维护人民的健康权益不受侵害刻不容缓。在这个过程中，国家应该完善相关的法律法规，加强对养生保健服务市场的规范管理；食品监管部门应严格执法并与其他共治主体积

极沟通，开展协作治理完善监管体系；同时，强化企业社会责任，广泛推进失信企业黑名单制度；并加强对消费者的教育，建立统一的食品安全平台，让消费者安心消费。

在企业层面，食品企业作为食品安全社会责任的主体，应该建立起基于食品安全的企业文化，提高自身道德意识，强化社会责任意识，并构建企业社会责任管理体系，充分发挥行业或协会的监督协调作用。

在社会层面，媒体要正面引导，及时曝光不良事件，加强社会各界对于对食品安全的关注和监督。作为消费者，应该提升自身的维权意识，确保自身合理权益不受侵犯。

2. 加大力度整治养生产业引起的环境污染

在巨大的市场潜力和需求下，养生保健服务产业蓬勃发展的同时，也给自然环境带来一定的负面影响。众多现代化中医药企业的工业锅炉使用石化燃料和煤炭，向大气排放的工业废气增加了空气中二氧化硫与粉尘的浓度，造成空气的污染。制药工业的废水如不经处理直接排入江河及地下水体，会导致水体比较严重的污染。为扩大中草药种植面积而滥伐森林、开垦草原、围湖造田等有可能破坏自然生态平衡，造成农田土壤有机质含量下降，水土流失加剧和土地沙漠化、盐碱化区域扩展。中草药种植过程中使用的化肥、农药、污水灌溉，将有可能给土壤造成比较严重的污染，导致湖泊和海域的富营养化加重和渔业资源种群的生态恶化。大量采摘野生植物和狩猎野生动物作为入药原料，将会破坏生态环境和打破物种的平衡。中药原料田间采收后剩下的含纤维素下脚料在田间燃烧既是对生物资源的浪费，还会产生烟雾，造成社会公害。中成药加工过程中产生的废渣，以及消费中医药现代化成果的过程中丢弃的产品包装材料等固体废弃物对大气、水体、土壤、生物等构成二次污染，致使生态环境遭到破坏。即使经水泥固化处理的有害废弃物，也会在水流冲蚀下造成二次污染。被堆存填埋、排放到江河湖泊的固体废弃物，经风化淋蚀，会侵染土壤、水体和大气。若将具有化学毒性、反应性、腐蚀性和放射性的有害废弃物随意排放，将造成对土壤和地下水长期、难于恢复的恶性后果。大气、水体、土壤的污染，使生长在这个环境里的野生动物、植物受到污染，它们又将通过食物链进一步使其他动物和人类受到不良影响。

在政府层面，要加强对环境污染的治理，保护生态环境，促进中医药及养生服务行业的可持续发展。完善相关法律法规，加强政府环境保护执法监督，优化监督机制。加强污染治理力度，完善污染防治设施。采取切实措施减低降尘等大气污染物的排放，改善大气环境质量；严格控制废水、废气、废渣的排放，力争中医药企业废水处理率达到100%；严格控制污染项目的设置，关闭或迁移现有污染影响大、不利于可持续发展的项目。依靠科学技术进步，提倡环保工程研究。

在企业层面，自觉遵守相关法律规范，树立爱护环境的企业文化，强化企业或相关利益者对环境保护的社会危机意识与责任意识。应制定长远、灵活与可操作性的环保责任目标。应采取多元化、开放化与国际化的治污策略，还应建立高效的公共环境污染危机的预警机制。

在社会层面，加强引导环境保护的公众参与，强化公众环境保护的权利和意识。通过多种手段加强公众对环境保护的参与意识，建立民主监督制度，加强民众对地方环境责任程序和规则的监督。

3. 提高全民养生健康服务的可及性

2015 年，国务院办公厅印发的《中医药健康服务发展规划（2015—2020 年)》中指出，中医药是我国独具特色的健康服务资源，应当充分发挥中医药特色优势，加快发展中医药健康服务。明确提出"到 2020 年，实现人人基本享有中医药服务，建立完善覆盖城乡的中医医疗服务网络。全面建成以中医类医院为主体、综合医院等其他类别医院中医药科室为骨干、基层医疗卫生机构为基础、中医门诊部和诊所为补充、覆盖城乡的中医医疗服务网络"。

据 2016 年《全国中医药信息统计摘编》及《中国统计年鉴 2017》中关于各省市的指标数据，中医医院所获得的财政拨款在不同省份之间存在一定的差异。中医医院财政拨款占医疗卫生机构之比最高的省份为内蒙古自治区的 10.39%，最低为辽宁省的 3.78%，平均值为 6.33%，比例最高者是比例最低者的 2.75 倍，极差为 6.61%，说明各省份之间财政在中医类医院与医疗卫生机构的投入比例差别较大。相较于其他类型的医疗机构，中医医院所获财政拨款的比例仍然较低，中西医并重的方针未得到充分的贯彻落实。同时，各地区之间对中医药的重视程度存在较大差异。通过对中医医院的资源评价指标进行分析可以发现，2016 年，每百万人口拥有的中医医院数量以青海省为最高，为 6.46 个/100 万人，其数量为上海市的 7.1 倍，均值为 2.25 个/100 万人。每万人口拥有的床位数量，最高的为北京市，床位数量为 10.48 张/万人；最低的为上海市，床位数量为 3.99 张/万人；平均值为 6.34 张/万人。北京市每万人口拥有的执业医师数量最多，为 7.83 名/万人；最低的为安徽省，执业医师数量为 2.01 名/万人；平均值为 3.62 名/万人，在 31 个省市中，仅有 10 个省市的每万人口拥有的执业医师数超过均值。内蒙古、甘肃和青海地区的这三类评价指标均位于平均水平以上。不同省市在中医卫生资源的配置情况大致相匹配，趋势相近。北京市虽然拥有最高的每万人口床位数和每万人口执业医师（助理）数，但是每百万人口中医类医院数量较少。考虑北京市中医类医院的数量虽然不多，但是每家医院的体量较大，而北京市人口较为密集，因此北京市的每百万人口中医类医院数量较少。数据整体表明，各省在中医资源配置方面存在较大差异。

除此之外，提供中医药服务的基层医疗机构占比虽达到了 96.51%，但存在较多的问题，如基础设施条件差、基层中医药服务网络不健全，服务能力不强、人才素质不高且严重匮乏等问题仍然突出，基层中医药服务能力与城乡居民的要求还有很大差距。

为进一步提高健康服务的可及性，消除地区和城乡之间的差异，在政府层面，应该贯彻落实国家政策，加大对基层医疗机构中医药服务的投入，扶持农村基层中医药事业发展。同时，要鼓励社会力量在基层举办中医医疗机构。进一步改善执业环境，落实价格、税收、土地、重点专科、医保定点和重点学科建设、名老中医师带徒、职称评定等方面的政策，对各类社会资本举办非营利性中医医疗机构给予优先支持。充分运用中医药治疗的知识和技术，逐步使中医药治疗渗透到社区预防、医疗、保健及健康教育等社区卫生服务整个过程，开展相应的治疗系列保健、护理、康复指导服务；配合多功能治疗仪等，推广和应用中医药治疗技术；并大力促进中医药人才建设，以满足中医药可持续发展。

在机构层面，进一步推进中医中药的继承与创新，加强中医药传承和创新，提高中医药资源利用效率。加强对机构在职人员中医药学历教育和继续教育工作，尤其加强基层医疗机构在职人员中医适宜技术的培训，不断完善其知识结构，提高中医药服务水平。提高基层医疗机构的中医医疗服务质量，健全人才对口支援机制，充分发挥三级中医医院对基层的辐射作用。

4. 加大对科学健康养生的宣教力度

中医药素养是人们对中医药知识的理解和运用，以及对中医药社会效应的态度。具体地说，它包含以下几个方面：一是对中医药理论体系特点和哲学基础的理解；二是对中医药概念和术语的理解；三是对中医药社会影响的认识和理解。中医药素养作为中医药文化的一个重要组成部分，不仅体现公众对于中医药知识的掌握程度，更是促进中医药事业全面发展的重要因素。

2010 年，受中医中药中国行组委会委托，零点研究咨询集团发布了《中医药民众认知度调查报告》，报告显示，中医中药中国行活动很有影响力，在民众对于中医药原有的认同基础上，进一步扩大了中医药的影响。统计结果表明，我国民众对于中医药的认知具有"三高"特征：一是高关注度，调查中 90% 民众关注中医药的发展，其中 30% 的人经常关心中医药；二是高接触度，88% 的人有过接触中医药的经历；三是高接受度，53% 的民众看病会考虑首选中医药或中西医整合疗法，而乐于接受中医药服务的民众占到了 89%。"三高"特征显示出中医药拥有坚实的群众基础。报告还显示，民众对于中医药的认识有 4 个"传统"特点：一是民众将中医药看作我国传统的一个重要象征，约有 40% 的民众认为中医药是我国传统医药，34% 的人认为中医药是我国传统文化的重要组成部分，作为中国人应该了解、使用、支持中医药；二是中医药利用传统媒体传播的影响力较大，在现代中医药知识的传播中报纸、刊物等平面媒体扮演了重要角色，电视、广播居次，网络的传播能力较弱；三是民众对于中医药作用的认识较传统，目前对中医药认同度高的领域还是以保健、预防、疗养和部分疑难杂症为主，大多数人认为中医药成本较低，疗效持久，副作用小，但见效较慢；四是中老年人群对中医药的关注度更高，年轻人（尤其是 90 后群体）对于中医药的关注较低。这一特点凸显出,对于青少年进行中医药科普十分重要,科普形式应更有趣味,需多运用网络等符合年轻人特点的传播渠道做科普。

政府和社会在开展养生文化的健康宣教过程中,要加强中医药文化宣传和知识普及,丰富传播内容和方式,积极利用微信、微博等新媒体宣传中医药知识,推动中医药进校园、进社区、进乡村、进家庭,将中医药基础知识纳入中小学传统文化、生理卫生课程,推动大众获得正确的养生知识和形成良好的养生意识。

(二) 医学与养生整合在产业层面的战略建议

1. 扎牢养生市场监管的笼子

(1) 提高准入门槛

养生行业准入门槛低,从业人员良莠不齐,质量难以保证。因此,2018 年 6 月 25 日国家中医药管理局发布关于公开征求《中医养生保健服务规范(试行)》(征求意见稿)意见的通知,《规范(试行)》对提供中医养生保健服务所需具备的专业人员、场所与环境、设备设施等方面提出了具体要求,现在仍在修订中。目前提供中医养生保健服务的非医疗机构主要为工商注册登记的企业,缺少中医药专业资质审查,《规范(试行)》对养生保健机构的专业资质尚未提出具体要求。由于市场准入门槛过低,许多美容院、洗浴会所、理发机构等,都以"中医按摩"为旗号招揽生意,导致进入中医养生保健服务市场的企业良莠不齐。

当前的社会独立养生保健服务机构开展的服务类别五花八门,只要不是明确提出"中医""医疗"等字样,采用推拿、按摩、刮痧、养生、美容、减肥、食疗、足疗、足浴、足部保健、健康咨询等作为经营服务内容的均在工商部门的注册许可之列。社会上许多非医疗机构开展的养生保健服务项目,仅仅是利用公众对养生的迫切需求和普遍较低的公共健康知识,以获取利润为出发点,编制各种名目以牟取利益,并没有按照中医预防保健理论的指导开展规范化养生保健服务。

从业人员方面,《规范(试行)》要求养生保健服务人员应当具有中医养生保健类相关专业背景,或者取得保健调理师等中医养生保健类职业资格,或者接受过较为系统的中医养生保健专业培训,遵守卫生健康和中医药相关法律法规,遵守职业道德。但现实中,养生保健服务人员的整体素质并不符合《规范(试行)》中的要求,一项深圳市的调查显示,养生保健从业人员绝大多数非中医师或中医院校毕业,也未经过正规的专业培训,多数仅靠在养生保健机构内部培训来学习相关技能。在持证方面也是五花八门,有健康合格证、卫生知识培训合格证,也有劳动部门颁发的职业资格证书等。因此,应提高养生行业的准入门槛,具体建议如下:

1) 加强前置审批,提高行业准入门槛。尽快构建中医药管理部门开展前置资质审查与工商行政管理部门登记注册的联合监管机制。但是,中医药管理部门开展前置审查必须符合《行政许可法》的相关规定,该法律又规定,只有法律和行政法规才可以设定行政许可。这就意味着,根据目前的法律框架,中医养生保健机构的前置审批需要法律或者行政法规的授权，否则是无法开展的。而《中医药法》中只对中医医疗机构做出了规范，并未对非医疗性质的中医养生保健机构的资质提出要求。鉴于此，可以探索在《中医药法》配套文件中明确提出中医药管理部门对中医养生保健机构设定行政许可和开展前置审查的相关规定，除行政许可、卫生许可等基本要求外，建议明确中医养生保健行业的准入资质，从中医的角度出发，制定一套科学、专业、具有可操作性的审查标准，以保证中医养生保健机构的质量。

2）制定科学全面的技术标准，规范行业服务行为。在行业主管部门前置审批的前提下，允许相关机构在工商登记时注册非医疗性质的中医按摩、养生、健康咨询调理等中医保健类经营范围（现有机构也允许变更注册），并制定技术标准，严格执行实施，提高准入门槛，规范中医养生保健服务行业的服务行为。

3）提高中医养生保健从业人员的专业素养，规范资质审查管理。《国家中医药管理局关于促进中医养生保健服务发展的指导意见》中，鼓励医疗机构开展对中医养生保健机构从业人员的中医药知识与技能培训。国家中医药管理局关于印发《中医师在养生保健机构提供保健咨询和调理等服务的暂行规定》的通知中，鼓励在养生保健机构提供保健咨询和调理等服务的中医师对养生保健机构从业人员进行中医养生保健知识与技能培训，指导其规范开展中医养生保健服务。中医养生保健的从业人员应定期接受相关机构的检查监督，建立适应中医药健康服务发展的职业技能鉴定体系。

（2）健全法律法规

完善中医养生产业监管相关法律法规。目前，在养生保健监管及行业规范方面的相关法律法规并不健全，中医养生保健产业无法得到相关法律法规的规范和保障，同时政府的监管和执法也缺乏法律依据。政府文件多为规范性文件，立法层次低，虽然具备行政法规的效力，但不能完全等同。目前国家也正在探索和完善相关立法，2016年1月3日颁发的《国家中医药管理局关于促进中医养生保健服务发展的指导意见》对中医养生保健行业的发展目标、服务内容、服务场所的管理、从业队伍建设、服务模式、行业监管等多方面内容提出了具体的规范和要求。建议以此为基础，进一步完善中医养生保健行业的相关法律法规体系，制定高位阶、具有可操作性和指导性的法律法规。由全国人大及其常委会制定法律或者由国务院出台行政法规、发布决定的方式，明确卫生行政部门对养生保健行为的管理职能，从法律和行政法规的层面解决养生保健机构及其从业人员的准入资质问题、服务规范性问题及监管问题，国家卫健委和国家中医药管理局在上位法的规定范围内出台规章和规范性文件，对该行业准入和监督做出具体规定，依法规范行业行为，这样才能有效监管。

通过法律法规明确界定中医养生保健服务内容和范围。在界定中医养生保健服务内容和范围时，一个非常重要的问题是区分治疗与保健的界限，这直接涉及服务对象的安全和健康问题。国家中医药管理局办公室、国家卫计委（现卫健委）办公厅曾联合发文《关于打击非法行医专项行动中有关中医监督问题的批复》，界定"中医诊疗活动"是"以疾病诊断和治疗为目的"，以此区分中医预防保健和中医诊疗。社会独立养生保健服务机构（中医养生保健机构）一般不具备医疗资质，从业人员也没有获得医师执业资格，因此允许其使用的保健方法不能带有治疗的性质。然而事实上，中医的许多疗法或技术本身就兼具治疗与保健的双重功效，如艾灸、推拿用于治疗疾病就属于医疗技术范畴，用于治未病就属于保健技术范畴，医疗服务和保健服务专业判断上的不明确增加了监管难度，所以许多养生保健机构存在非法行医行为。如美容院、理发店以养生保健的名义开展医疗美容手术；按摩店、养生馆等养生保健机构开展针灸等医疗行为，进行相关疾病的诊疗；"养生大师"通过网络炒作、电视论坛、出版书籍等手段打着"中医"的幌子指导患者进行治疗、提供网上诊断和治疗活动。尽管《国家中医药管理局关于促进中医养生保健服务发展的指导意见》明确了中医养生保健服务机构可以开展的项目类型，规定其不得从事医疗和药品销售等活动，但实际操作过程中监督执法人员对于非法行医的判定仍然存在一定难度。所以在此基础上应进一步细化相关标准，对医疗行为和养生保健行为做出明确的区分界定，明确中医养生保健包括哪些具体的项目，细化具体内容。通过细化中医养生保健相关标准，解决非法行医认定难的问题。

（3）完善监督体系

明确卫生行政部门的监管主体地位。由于中医健康养生保健服务范围广，涉及的管理部门多是卫生、工商、质检等相关部门，没有一个主管部门来牵头统筹管理，无法形成权威、科学的全面监管体系，使监管的效力大打折扣。卫生部门按照有关法规监管从业人员的健康、中医养生保健机构的卫生条件与设施、工具的消毒情况；工商行政部门只负责核发工商营业执照，并就经营范围进行监督；质检部门和食品药品监督部门则主要对美容院的产品进行监督。监管主体不明确，缺乏对养生保健服务的专业监管。由于养生保健服务机构存在卫生部门监督管理的盲点，对许多非法行医的行为都是事后进行监管，已经影响到中医药的声誉。应明确卫生行政部门对养生保健行为的管理主导职能、监管方式及相应惩处权限，全面统筹养生产业的监督和管理工作，同时细化卫生、工商和质检等相关部门的职能和责任，建立分工明确、合作互通的监督体系。依照相关行业标准，加强对中医保健服务机构的日常检查和监督，对养生保健机构违规使用中医医疗技术、方法的行为要加大查处力度，对行业中其他机构起到警示作用。

发挥行业自律作用。行业协会作为连接政府和社会的中介组织，有利于形成政社合作监管模式。《国家中医药管理局关于促进中医养生保健服务发展的指导意见》提出，支持建立中医养生保健服务行业组织，提升中医养生保健服务业行业地位，畅通相关政策信息渠道，将适宜行业组织行使的职责委托或转移给行业组织。一是强化行业组织在中医养生保健服务质量、服务费用、服务内容等方面的自律作用，支持行业组织开展服务流程制订、质量鉴定、服务认证、教育培训、会展交流、咨询统计、信息发布、技能竞赛等工作。二是发挥行业组织在从业人员执业行为规范、行业信誉维护等方面的作用。建立中医养生保健机构及其从业人员不良执业记录制度、失信惩戒及退出机制，将中医养生保健机构及其从业人员诚信经营和执业情况纳入统一信用信息平台。三是推动行业组织研究制定中医养生保健服务类规范和标准，逐步建立完善中医养生保健服务标准化体系。充分发挥行业组织在专业领域的优势，形成中医养生保健服务类"行业标准"，在官方标准未出台的阶段，可实施"行业标准"，并在此基础上逐步建立和完善政府相关标准。

2. 严格规范和引导养生产业的发展方向

（1）建立国家养生科学平台

1）建立国家级专家库。2011年，北京市卫生局为了规范养生保健行业，防止"张悟本事件"重演，采取了遴选官方养生保健专家并公布入库名单接受公众监督的办法。专家入库的基本条件是就职或曾就职于北京二级以上医疗机构或疾控中心，本科以上学历，拥有高级专业技术职称。入库专家将享受"出镜特权"和微博加"V"的待遇，被优先推选至网络媒体的健康养生保健科普传播工作中。建议参考北京市做法，成立国家级专家库，严格规范遴选条件，明确公布入选专家名单，使老百姓对专家"有处可循、有据可依"。同时，鼓励国家级专家通过网络、电视或新媒体等渠道进行养生宣传，给予国家级专家更直接对接公众需求的特权，以增强养生保健专家的社会责任及社会服务意识，自觉提升自身的沟通及科普能力。

2）设立科研专项，支持养生科学研究。中医养生学不仅涉及众多具体的养生保健方法，而且经数千年的实践，已形成一套较为完善的养生保健理论体系。中医科学研究工作者不断在学术上进行探索并获得国际认可。以此为基础，应大力加强中医养生学科建设，规范并鼓励科学研究的发展，促进理论思维的建立，树立科研创新意识，深入开展学术探索。建议设立国家养生科研基金专项，支持养生科学循证研究，提高研究的规范化和质量。通过科研专项的设立，加强中医养生保健学科的科研力量，促进学科建设的发展。

3）加快国家级养生科研机构和专业组织建设。建立国家级的养生保健研究机构和专业组织，作为权威机构引领国家养生科学发展，为培养人民群众科学养生行为，普及科学养生知识，促进运用科学养生技术提供指导性纲领。目前，一些高校中设立了专门科研机构。例如，北京大学体育教研部下属的北京大学养生文化研究中心，是一个专门的养生科研机构，其主要研究中华养生文化和方法，并致力于对其进行推广，以惠及包括高校师生在内的更多社会大众。又如，北京中医药大学中医学院的养生学研究所，旨在通过现代药理学、生物学、计算机科学、生物信息学、IT 技术等多学科知识，探索传统中医养生保健理论和方法的物质基础和作用机制，构建现代中医科学养生的理论、技术和方法。可依托这些机构，建立类似"国家医学中心"的"国家养生学中心"，开展战略性、应用性研究。

4）建立国家级养生信息资源库。目前，养生学科涉及的知识较为分散，养生信息通过各层面传播给大众时，存在来源不一致、权威性差的问题。应建立国家级养生信息资源库，汇集权威性信息资源，作为养生科学研究、养生科普宣传的资源库。

（2）畅通养生科学信息渠道

1）设立权威的养生信息发布平台。为规范养生保健信息传播，保证养生保健信息的科学、准确性，畅通养生保健信息获取渠道，应由国家卫健委牵头建立养生保健知识的网站、微博和微信公众平台，或者在综合网站设立预防、养生和保健类频道等权威信息发布平台，向民众提供养生保健信息。各类养生保健信息平台应由各级卫生行政部门、食品药品监督部门和中医药管理部门等联合监督，明确申请提供养生保健信息服务的平台的设立条件、服务内容、禁止事项、监督管理和法律责任等内容，以增强后期执法的可操作性。在保证平台申请设立的严格性与合法性的同时，也要保证平台对公众的开放性，提升民众获得科学养生信息的可及性。

2）充分利用社交媒体开展信息传播。随着信息技术与互联网的发展，以微信为主的社交媒体成为公众获取健康信息的主流渠道之一。微信作为一种互动性更强、传播速度更快的传播方式，获得了众多手机用户和网民的青睐，组织、社会群体乃至每一个人都是一个健康信息的传播者，为健康传播提供了有效渠道，在一定程度上促进了公众健康意识的觉醒和公共卫生水平的提升。因此，合理利用当代科技发展成果、适应社会传播现状，通过社交媒体建立科学养生信息的传播至关重要。与此同时，由于互联网传播的广泛性和及时性，更要关注养生信息的质量问题，提高养生信息的可信度；同时需适应不同人群的素质、理解能力水平、生理发展阶段（尤其是青少年、老年人），要切实注意提升养生信息的可读性，有助于公众正确理解与传播健康信息。

3）加强医疗机构的宣传引导。在防治融合的背景下，医院应从单一的疾病治疗模式，转变为融合预防保健、治疗、养生、康复于一体的综合防治模式。加强医疗机构在预防方面的职能，鼓励专业医护人员进行健康教育，提供符合患者特点的养生保健知识，在患者了解和接受健康保健信息时给予基本指导，使其接触相关养生保健信息时具有基本鉴别能力。为此，应对临床医护人员进行养生保健知识培训，并将其健康教育工作量纳入绩效考核，提高其从事健康教育的积极性。

4）整治虚假养生信息。针对网络宣传中出现的虚假养生信息，要加强网络空间综合治理，强化主管部门属地管理责任，强化互联网平台主体责任。网信、电信、公安等主管部门要加强监管，严厉打击传播虚假信息者。互联网平台要加强巡查，发现虚假信息要采取对应措施。当发现养生谣言出现，或类似不合理宣传出现时，要及时干预，阻止谣言对公众的负面影响。国家卫健委曾组织专家编写了《公众识别与利用网络健康信息建议》，以规范健康科普信息的传播，提高公众的识别和利用网络健康信息的能力。对于保健品的宣传，2019 年 8 月国家市场监管总局正式发布《保健食品标注警示用语指南》和《保健食品原料目录与保健功能目录管理办法》，涉及保健食品上市后监管及市场准入，以提高消费者对保健食品相关信息的关注度、认知度。除此之外，政府部门还应考虑制定保健食品广告审查管理办法，严格对保健食品广告进行审查，处理好保健食品广告的艺术性质与真实性、科学性之间的关系。

（3）加强人才培养，提高从业素质

1）加强基础人才培养。鼓励高校及各职业院校开启中医养生保健人才的培养，促进完善的学科体系建设，为适应社会人才市场需求，逐步系统开展学历教育、继续教育及职业教育，形成连续的人才教育体系。加快培养掌握系统的中西医和中医养生基本理论知识与技能，掌握预防医学、健康管理、营养学等相关学科的知识、方法与技能，能在各级医疗卫生、养生保健相关机构从事中医养生健康服务、人才培养、科学研究和产业发展等工作的复合型专业人才。

2）建立继续教育基地。建立养生保健从业人员培训基地，为广大保健行业从业人员开展岗位专业培训和技能操作培训。针对目前中医养生保健行业的鱼龙混杂的状况，可对养生保健行业的企业及机构进行系统知识技能培训、考核并综合评价，最后遴选出优秀企业与机构作为行业发展领头者和新一批培养基地，同时将企业与机构内的优秀从业人员作为培养基地的"人才后备军"，并建立合理的奖惩制度，以提高从业人员的工作满意度及主观能动性。同时，通过优秀模范的示范作用来引导其他机构规范经营活动，提升服务水平。

3）完善职业技能鉴定制度。制订养生保健技术标准和保健产品的产业标准，建立养生保健从业人员的技能资格鉴定及执业资格认证；推动并鼓励相关行业协会主动承担职业技能鉴定体系建立和标准设立的工作，主动承接执业资格的具体认证工作和评价与监管核查工作；利用行业协会对从业人员的违规行为进行惩戒，建立规范的奖惩制度；联合中医专家和技术人才对后续执业水平进行定期评价，对从业人员进行资格再认定和再培训，有助于政府监控养生保健服务整体水平。

（三）医学与养生整合在科教层面的战略建议

加大养生保健类学术研究占医药卫生类研究资助经费比例。建立专项资助基金，开展基于现代医学科学证据的养生保健评价研究。鼓励高校、科研院所和有关企业，利用最新医学技术工具，推动养生保健创新研发，加强成果上市前的监管。吸取以往养生保健人才的培养经验，将高校培养养生保健人才定位为高层次（研究生及以上），提高养生保健专业研究生报考标准（具有中医或西医本科学历）。加强中西医在养生保健领域的联合攻关和合作交流，探索统一养生保健学科建设。打造多层次养生保健人才培养体系，疏通职业与执业的障碍。规范养生保健专业的继续教育，统一监管审核职业资格，统一发放职业证书。提高养生保健职业准入门槛，加强养生保健执业的监管。

1. 以整合为重点加强养生科研业务

养生"产学研"，其中"产"是应用，"学研"是基础。基础不牢，地动山摇，要想养生产业最终行稳致远，真正服务于"健康中国"战略大局，服务于国民健康事业，加强养生科研业务势在必行。当前养生科研业务存在研究力量分散、研究成果良莠不齐、研究经费不充裕等问题。想要解决这些问题，另起炉灶既不经济，也不现实。因此，以整合为重点加强养生科研业务不失为实效之举，可参考举措如下：

（1）鼓励多学科联合开展高质量的养生保健科学研究

目前，养生科研业务主要以中医药高校及研究机构为主体。中医药类高校及研究机构具有深厚的中医药知识体系的继承和发展，但在循证医学、流行病统计学等学科方面存在先天不足，因此难以将传统的中医药养生知识固定成科学有效的养生证据。如此，既造成了丰富的传统中医、中药知识蒙尘，又极大地打击了相关科研人员的积极性，更有甚者，借此污名化中医、中药。因此，鼓励多学科联合开展高质量的养生保健科学研究，取长补短、强强联合，将新时代养生保健科学研究做扎实。

将传统中医药知识转化成科学共同体认可的科学知识，进一步促进人类健康，最成功的例子莫过于青蒿素。早在1700多年前，葛洪的《肘后备急方》就提到治疗寒热诸疟"青蒿一握。以水二升渍，绞取汁。尽服之"。在此提示下，屠呦呦团队成功从青蒿中分离出青蒿素，并荣获2015年诺贝尔生理学或医学奖。

（2）鼓励中西医协作开展养生保健方法的整合应用

中医养生保健理念由来已久，在西医中对应的则是保健学、营养学等学科。在养生应用层面，中西医协作会产生"1+1>2"的化学反应。研究表明，在儿童保健、老年保健、产妇保健等不同人群方面，以及针对糖尿病、高血压等不同疾病，中西医整合均有较好效果。因此，鼓励中西医协作开展养生保健方法的整合应用，将极大加速各类科学养生保健方法的市场落地。

（3）把好养生保健方法普及的学术关

在各类养生保健方法的普及过程中，务必要把好学术关。从"养生高手"张悟本到"神仙道长"李一，从"排毒教父"林光常到"太医后人"刘弘章，各类坑蒙拐骗层出不穷。一方面是因为市场监管缺位，行业准入门槛低，另一方面是因为国民科学养生知识普及缺失，但归根结底是各类养生保健方法的科学性没有得到确认，以致五花八门的养生方法大行其道，给了不良分子可乘之机。因此，把好各类养生保健方法的科学关就显得尤为重要。整体原则可以参考：将已验证具有科学性的养生方法，写入官方权威的养生指南，鼓励加快市场应用；对于科学性尚未确认但是接受度广的养生方法，采取谨慎态度，留待后续研究确认；对于明确证伪的养生方法，坚决杜绝市场炒作，出清市场。

（4）加大对养生保健研究的经费投入

另一方面，政策层面还需持续加大养生保健研究的经费投入，吸引更多优秀人才从事养生保健的科学研究。虽然在2009年国务院发布的《国务院关于扶持和促进中医药事业发展的若干意见》中提出了"加大对中医药事业投入"，但在各类科学基金项目中养生保健的投入占比较少。以2001—2010年我国儿少卫生与妇幼保健学科国家自然科学基金资助情况为例，虽然资助项目有所增加，从2001—2006年每年2~5项增加到2007—2010年每年9~12项，诸如学生近视发病机制和预防措施等许多重点课题尚未得到资助或很少申请。因此，持续增加对养生保健科研的资金投入依旧迫在眉睫。

2. 分层次推进高校养生人才培养

在第一节中主要探讨的是"产学研"中的"研"，在本节中则主要聚焦在"学"。"学"的关键主要在学校和学生。目前，我国从事养生保健服务的工作人员普遍学历偏低，持有相关专业毕业证书或者人社部门颁发的执业证书的人员较少，极不利于养生行业的持续健康发展。因此，分层次推进高校养生人才培养，优化养生行业人员结构刻不容缓。

（1）明确定位，科学设定养生专业人才的培养目标

育人成才，首先要明确定位，育什么样的才，为谁育才。毫无疑问，当前养生教育体系应该是培育多层次、高质量、足数量的养生专业人才，为"健康中国"战略和全民健康事业源源不断地输入生力军。

具体来说，多层次的内涵包括：一是从专业设置上，在专科、本科和研究生等不同阶段就需要有明确的阶段性要求；二是从行业需求角度要求养生专业人才的素质必须具备多层次和多元化。高质量则是养生专业人才离开学校能够极好地满足各类各级医疗机构对于人才的需求，以及养生行业消费者的需求，做到"产学"无缝衔接。足数量则是指在养生需求井喷的当下，能源源不断输出足够多的养生专业人才到社会。多层次、高质量、足数量，三者缺一不可，缺少任何一个，都不足以落实好"健康中国"战略及全民健康事业。

（2）拓宽基础，将养生保健纳入本、专科医学必修课程

养生最早作为专业出现在高校是以"中医养生康复学"为名，于20世纪80年代末在南京中医学院、北京中医学院、山东中医学院等多所中医院校设立，后来由于毕业生就业不理想等原因被取消。近年来，中医养生专业热度有所回升，有专家学者发文梳理如下："2016年南京中医药大学和成都中医药大学在全国率先申办中医养生学专业并顺利获批。2017年又有云南中医学院、江西中医药大学、山西中医药大学、贵阳中医学院和辽宁中医药大学等五家单位申报并获批。至此，全国共有7所高等中医药院校成为中医养生专业人才的培养基地。"由于恢复时间

尚短，暂时无法判断养生专业是否适合设置在本科阶段。

但在需求端，二级及以上医疗机构普遍存在以下供需矛盾：一方面非常缺乏养生保健专业人才；另一方面，专科层次的人才所掌握的专业知识技能又不能满足岗位要求。因此，可以适当考虑将养生保健知识纳入非养生保健的其他医学专业本专科医学课程中，扩大养生保健的潜在储备人才。

（3）中西整合，系统加强研究生及以上专业人才培养

经过上述分析可以明确，落实多层次、高质量要求的主体是研究生及以上学历教育。延长培养周期，一方面尊重人才成长客观规律，保证人才的质量；另一方面可以避免专科和本科有可能存在的不足以胜任岗位工作要求等情况。将养生保健知识纳入非养生保健的其他医学专业本专科医学课程中，也扩宽了养生保健研究生的生源渠道，为大学毕业后有志于从事养生保健行业的学生提供了进一步深造的机会和渠道。

当前本科设置养生专业的高校仍占少数且设立时间尚短，还需要预留足够的时间和耐心观察社会对于本科养生专业的反馈。一旦出现生源匮乏、毕业生就业困难等问题的话，就无法大面积推广。综合来看，系统加强研究生及以上专业人才的培养，可能是解决当前养生行业高层次人才匮乏困境的有效举措。

（四）医学与养生整合在传播层面的战略建议

1. 建立完整的养生保健宣传教育工作体系

自媒体时代，由于信息传播速度大大加快，带来方便的同时也助长了虚假信息、谣言的生存空间。虚假的养生保健信息给国民的身体健康造成了严重的损害，极大地增加了国家的医疗支出负担。因此，建立完整及时的养生保健宣传教育体系势在必行。

建立完整及时的养生保健宣传教育体系，重点是要强化卫生健康体系的养生保健宣教功能。正规卫生体系对于养生知识宣传的缺失，给了不法分子可乘之机。由于社会经济的发展，国民的养生需求越来越迫切。如果正规卫生健康体系，诸如疾控中心、正规医院、医学院校等，不转变当前被动不积极姿态，国民正规养生需求得不到满足，自然会催生"坑蒙拐骗"现象屡屡发生。

适当出台法律法规政策，夯实疾控中心、医院营养科、社区医疗工作站、乡村医务室等医疗机构宣教科学养生知识的主体责任，切实降低国民获得科学养生知识的门槛，杜绝坑蒙拐骗现象的发生。

加强卫生健康体系的科学养生宣教力度尤为重要，良币一来，劣币自然没有生存空间。

2. 带动形成全民科学的健康文化乃至生活方式

《"健康中国2030"规划纲要》指出"要强化个人健康责任，提高全民健康素养，引导形成自主自律、符合自身特点的健康生活方式，有效控制影响健康的生

活行为因素，形成热爱健康、追求健康、促进健康的社会氛围"。想要形成热爱健康、追求健康、促进健康的社会氛围，单靠正规卫生健康体系的宣传引导是不够的，还需要养生服务机构、主流媒体及个人的力量。政府、养生服务机构、媒体及个人应该明确分工，各司其职，合力打造健康的社会氛围。政府负责发布官方科学养生指南，让民众养生有章可循，政府还应承担起监管责任；养生服务机构应当加强行业自律，共促行业持续健康发展；主流媒体应当主动宣传经过科学验证的养生知识方法，杜绝虚假或者未经验证的养生方法的传播；个人则应当主动提高自身的养生素质，向正规医院或者养生机构咨询养生健康服务，自觉远离没有资质的人员和机构。

只有各方同心协力，共同承担起促进养生行业持续发展的责任，带动形成全民科学的健康文化乃至生活方式也就指日可待。

参考文献

[1] 闻海燕. 市场需求催动养生产业 [J]. 浙江经济，2013，17：9.

[2] 张霄，李超超，郭清. 基于 Andersen 行为模型的社区老年人中医养生保健服务需求调查 [J]. 预防医学，2020，32（1）：9 – 12，17.

[3] 蔡云，马新飞，韩许高，等. 大健康时代背景下中医养生学新专业人才培养的思考 [J]. 中国中医基础医学杂志，2019，25（7）：944 – 946.

[4] 张志哲. 道教文化辞典 [M]. 南京：江苏古籍出版社，1994：822.

[5] 孙思邈. 千金翼方 [M]. 钱超尘，等. 诠译. 北京：学苑出版社，1980：880.

[6] 史菘. 灵枢经 [M]. 北京：人民卫生出版社，2001：69.

[7] 佚名. 难经 [M].//任应秋，李庚韶，严季澜. 十部医经类编. 北京：学苑出版社，2001：4420.

[8] 王怀隐. 太平圣惠方 [M]. 郑金生，汪惟刚，董志珍，校点. 北京：人民卫生出版社，2016：2109 – 2111.

[9] 赵佶. 圣济总录 [M]. 彬本良仲温，校刊. 聚珍版. 北京：人民出版社，重庆：西南师范大学出版社，2011：3305.

[10] 葛洪. 肘后备急方 [M]. 王均宁，点校. 天津：天津科学技术出版社，2013：128.

[11] 葛洪，王明. 抱朴子内篇校释. 2 版 [M]. 北京：中华书局，1985：266 – 267.

[12] 陶弘景. 养性延命录 [M]. 王文宏，崔志光，评注. 北京：中华书局，2012：47.

[13] 孙思邈. 备急千金要方 [M]. 北京：中医古籍出版社，1997：844.

[14] 司马迁. 史记 [M]. 北京：中华书局，1963：2044 – 2048.

[15] 陈寿，裴松之. 三国志 [M]. 北京：中华书局，1983：805.

[16] 陈冲虚. 规中指南 [M]. 上海：上海古籍出版社，1989：1.

[17] 龚居中. 福寿丹书 [M]. 何振中，校注. 北京：中医医药科技出版社，2012：130.

[18] 尹真人高弟. 性命圭旨 [M]. 北京：中央编译出版社，2012：140.

[19] 王冰. 黄帝内经素问 [M]. 北京：人民卫生出版社，2012：178.

[20] 中国营养学会. 中国居民膳食指南（2016 年）[M]. 北京：人民卫生出版社，2016：2.

[21] 秦鉴，柯斌，孟君，等. 禁食疗法的安全性初步评价 [J]. 深圳中西医整合杂志，2009，

19 (1)：41 –42.

[22] 汪园园，秦鉴，柯斌．禁食疗法对情绪的影响分析 ［J］．深圳中西医整合杂志，2010，20 (5)：308 –309.

[23] 陈兆鑫．中医禁食疗法在代谢综合征中的应用研究 ［J］．中医药临床杂志，2017，29 (2)：236 –239.

[24] 杨庆玲．无饥饿禁食疗法治疗脾虚痰浊型肥胖型 2 型糖尿病临床观察 ［D］．济南：山东中医药大学，2016.

[25] 中国超重/肥胖医学营养治疗专家共识编写委员会．中国超重/肥胖医学营养治疗专家共识 ［J］．中华糖尿病杂志，2016，8 (9)：525 –540.

[26] Wilhelmi de Toledo F, Buchinger A, Burggrabe H, et al. Fasting therapy—an expert panel update of the 2002 consensus guidelines ［J］. Forsch Komplementmed, 2013, 20 (6)：434 –443.

[27] Salehi-Abargouei A, Izadi V, Azadbakht L. The effect of low calorie diet on adiponectin concentration：a systematic review and meta-analysis ［J］. HormMetab Res, 2015, 47 (8)：549 –555.

[28] Patterson RE, Laughlin GA, LaCroix AZ, et al. Intermittent fasting and human metabolic health ［J］. J AcadNutr Diet, 2015, 115 (8)：1203 –1212.

[29] 喻昌．寓意草 ［M］.//陈熠，主编．喻嘉言医学全书．北京：中国中医药出版社，1999：394.

[30] 曹庭栋．老老恒言 ［M］．王振国，刘瑞霞，整理．北京：人民卫生出版社，2006：10.

[31] 王孟英．潜斋简效方 ［M］.//盛增秀，主编．王孟英医学全书．北京：中国中医药出版社，1999：493.

[32] 赵朴初．佛教常识答问 ［M］．上海：上海辞书出版社，1999：91.

[33] 陆羽．茶经 ［M］．宋一明，译注．上海：上海古籍出版社，2009：39.

[34] 王焘．外台秘要 ［M］．高文柱，校注．北京：学苑出版社，2011：463.

[35] 章穆．调疾饮食辩 ［J］．北京：中医古籍出版社，1987：270 –271.

[36] 张仲景．伤寒论 ［M］．王叔和，撰次．钱超尘，等．整理．北京：人民卫生出版社，2005：80.

[37] 凌一揆．中药学（高等医药院校教材）［M］．上海：上海科学技术出版社，1984：216.

[38] 杨月欣，王光亚，潘兴昌．中国食物成分表.2 版 ［M］．北京：北京大学医学出版社，2009：68.

[39] 王士雄．随息居饮食谱 ［M］．北京：人民卫生出版社，2005：64.

[40] 陶弘景．本草经集注 ［M］．尚志钧，尚元胜．辑校．北京：人民卫生出版社，1964：342.

[41] 李时珍．本草纲目 ［M］．王育杰，整理.2 版．北京：人民卫生出版社，2009：2182.

[42] 张丽容．中西医整合在儿童保健中的应用 ［J］．内蒙古中医药，2017，36 (20)：63.

[43] 赵清霞，张先庚，张洪，等．中西医护理结合养老模式的实践研究 ［J］．辽宁中医杂志，2012，39 (5)：927 –929.

[44] 陈意如．中西医整合医院产妇产后中医保健知识的需求与对策 ［J］．中医药管理杂志，2019，27 (1)：19 –20.

[45] 王志光．中西医整合治疗 2 型糖尿病 64 例临床观察 ［J］．中国民族民间医药，2020，29 (7)：102 –104.

［46］吕海永，全春花．中西医治疗高血压肾病的研究进展［J］．吉林医学，2020，41（4）：956 – 958.

［47］闫玉慧．中医养生保健事业发展现状及人才需求［J］．中医药管理杂志，2020，28（2）：14 – 17.

［48］戴霞，郭栋．新形势下中医养生学本科专业建设及人才培养的思考［J］．中国中医药现代远程教育，2019，17（2）：27 – 29.